常见疾病临床护理技术

任泽香　张　哲　赵艳艳　王俊娜　冯汝霞　吴文平◎主编

吉林科学技术出版社

图书在版编目（CIP）数据

常见疾病临床护理技术 / 任泽香等主编. -- 长春：
吉林科学技术出版社，2022.4
ISBN 978-7-5578-9245-6

Ⅰ．①常… Ⅱ．①任… Ⅲ．①常见病－护理 Ⅳ.
①R47

中国版本图书馆 CIP 数据核字 (2022) 第 091565 号

常见疾病临床护理技术

主　　编　任泽香　等
出 版 人　宛　霞
责任编辑　许晶刚
封面设计　济南皓麒信息技术有限公司
制　　版　济南皓麒信息技术有限公司
幅面尺寸　185mm×260mm
开　　本　16
字　　数　305 千字
印　　张　12.75
印　　数　1-1500 册
版　　次　2022 年 4 月第 1 版
印　　次　2023 年 3 月第 1 次印刷

出　　版　吉林科学技术出版社
发　　行　吉林科学技术出版社
地　　址　长春市福祉大路 5788 号
邮　　编　130118
发行部电话/传真　0431—81629529　　81629530　　81629531
　　　　　　　　　　　　　81629532　　81629533　　81629534
储运部电话　0431-86059116
编辑部电话　0431-81629510
印　　刷　三河市嵩川印刷有限公司

书　　号　ISBN 978-7-5578-9245-6
定　　价　98.00 元

编　委　会

主　编　任泽香（临沂市人民医院）

张　哲（聊城市眼科医院）

赵艳艳（宁津县人民医院）

王俊娜（山东省曹县人民医院）

冯汝霞（滨州市无棣县柳堡镇卫生院）

吴文平（青岛市市立医院）

目　　录

第一章　护理管理

第一节　无菌技术

一、基本概念

(1)无菌技术是指在医疗和护理操作过程中,保持无菌物品不被污染,防止一切微生物侵入或传播给他人的一系列操作技术和管理方法,是预防医院内感染的一项重要的基本措施。

(2)无菌物品是指经过物理或化学方法灭菌后,未被污染的物品。

(3)无菌区是指经物理或化学方法灭菌处理而未被污染的区域。

(4)非无菌区(物)是指未经灭菌处理或经灭菌处理后被污染的区域(物)。

二、无菌技术操作原则

1.环境要求

无菌操作环境应清洁、宽敞、定期消毒,物品布局合理,操作前30min应停止清扫及更换床单等,减少走动,避免尘埃飞扬。

2.工作人员要求

着装符合无菌操作要求。操作前整洁衣帽,修剪指甲,洗手,戴好帽子、口罩,必要时穿无菌衣、戴无菌手套。

3.操作要求

(1)应明确无菌区、非无菌区和无菌物品。

(2)操作者应面向无菌区,身体应与无菌区保持一定距离;手臂应保持在腰部或操作台面以上,不可跨越无菌区;避免面对无菌区谈笑、咳嗽、打喷嚏。

(3)取放无菌物品时,应使用无菌持物钳;未经消毒的手,不触及无菌物品;无菌物品一经取出,即使未用,也不可放回无菌容器内;无菌物品不得在空气中暴露过久。

(4)无菌物品疑有或已被污染,不可再用,应予更换或重新灭菌。

(5)1套无菌物品只供1位患者使用1次,防止交叉感染。

4.物品管理要求

(1)无菌物品须与非无菌物品分别放置,并有明显标志。

(2)无菌物品应存放于无菌包或无菌容器中,不可暴露于空气中,无菌包或无菌容器外需标明物品名称、灭菌日期,存放在清洁、干燥、固定的地方,并按失效期先后顺序摆放。

(3)定期检查无菌物品的保存情况,在未被污染的情况下,有效期为 7d,过期或受潮应重新灭菌。

三、无菌技术基本操作法

(一)无菌持物钳的使用

1.种类

临床上常用的无菌持物钳有卵圆钳、三叉钳和长镊子、短镊子四种。

(1)卵圆钳有直头和弯头两种。主要用于夹取刀、剪、镊、治疗碗、弯盘等,不能持重,不能夹取较大无菌物品。

(2)三叉钳下端较粗为三叉形,呈弧形向内弯曲,常用于夹取瓶、罐、盆、骨科器械等较大或较重物品。

(3)镊子尖端细小,轻巧方便,适用于夹取针头、棉球、纱布等较小的物品。

2.存放方法

存放无菌持物钳的容器宜用不锈钢制品,口径宽大,配有带弯月形缺口的盖,深度、大小与持物钳的型号比例适当。一般选用容器口边缘高于持物钳关节轴 5cm 或镊子的 2/3 左右,每个容器只能放置 1 把无菌持物钳。无菌持物钳的存放有湿式保存和干式保存两种方法。

(1)湿式保存无菌持物钳法:持物钳经灭菌后浸泡在盛有消毒液的无菌广口有盖容器内,消毒液应浸过持物钳关节轴以上 2~3cm 或镊子的 1/2 处。

(2)干式保存无菌持物钳法:无菌持物钳灭菌后放于干燥的无菌广口容器内。

3.目的

(1)能正确使用无菌持物钳。

(2)尽量使持物钳前端不污染。

4.评估

(1)操作环境是否整洁宽敞。

(2)需夹取的无菌物品是否放置合理。

(3)根据夹取物品的种类选择合适的持物钳。

5.准备

(1)护士准备:着装整洁,举止大方,剪指甲,洗手,戴口罩。

(2)用物准备:无菌持物钳及存放容器。

(3)环境准备:光线充足,操作区宽敞,操作台清洁、干燥。

6.实施

(1)检查开盖

①检查有效日期。

②操作者将浸泡无菌持物钳的容器盖打开,不可在盖闭合时从盖孔中取、放无菌持物钳。

(2)取持物钳

①手持无菌持物钳上 1/3,闭合钳端,将钳移至容器中央,钳端向下垂直取出,关闭容器盖。

②取放时不可触及容器口缘及液面以上的容器内壁,以免污染。

(3)正确使用:使用时保持钳端向下,在持物者胸、腹部水平移动,不可过高或过低。防止消毒液倒流而污染钳端。

(4)及时放回:用后闭合钳端,垂直放回容器,浸泡时松开轴节,盖好容器盖。

7.注意事项

(1)无菌持物钳只能用于夹取无菌物品,不能夹取油纱布或进行换药、消毒等操作。

(2)使用无菌持物钳时,手不可触及无菌持物钳的浸泡部分,钳端不可高举。

(3)到远处取无菌物品时,应将无菌持物钳放入容器内一同搬移,就地使用。

(4)无菌持物钳如被污染或疑有污染,不可放回容器内,应重新消毒灭菌。

(5)无菌持物钳及其容器应定期消毒。浸泡存放时一般病房每周更换1次,手术室、门诊换药室、注射室等使用频繁的科室每日更换1次,同时更换消毒液。干燥存放应4～6h更换1次。

8.评价

(1)遵守无菌操作原则。

(2)取放无菌持物钳方法正确。

(3)使用过程中保持钳端向下,未被污染。

(二)无菌容器使用法

1.目的

存放无菌物品并使其在一定时间内保持无菌状态。

2.评估

(1)操作环境是否整洁、宽敞、安全。

(2)无菌容器准备是否合理。

3.准备

(1)护士准备:着装整洁,举止大方,剪指甲,洗手,戴口罩。

(2)用物准备:无菌持物钳、无菌容器内盛无菌物品。

(3)环境准备:光线充足,操作区宽敞,操作台清洁、干燥。

4.实施

(1)检查开盖

①检查无菌容器标记及灭菌日期。

②打开无菌容器盖,盖内面向上放于稳妥处或拿在手中,防止盖内面触及非无菌区。

(2)夹取物品

①用无菌持物钳夹取无菌物品。

②无菌持物钳及无菌物品均不能触及无菌容器的边缘。

(3)用毕盖严

①用毕立即将容器盖由近向远盖严。

②避免容器内无菌物品在空气中暴露过久而造成污染。

5.注意事项

(1)移动无菌容器时,应托住其底部,手不可触及无菌容器内边缘。

(2)无菌物品一经从无菌容器中取出,虽未使用,也不可再放回无菌容器内。

(3)无菌容器应定期灭菌,一般每周1次;已经打开过的无菌容器,使用时间最长不超过24h。

6.评价

(1)遵守无菌操作原则。

(2)无菌持物钳及无菌物品未触及容器边缘及外面,手未污染无菌容器及无菌物品。

(三)无菌包使用法

1.目的

存放无菌物品并使包内物品在一定时间内保持无菌状态。

2.评估

(1)操作环境是否整洁、宽敞。

(2)无菌包准备是否正确。

3.准备

(1)护士准备:着装整洁,举止大方,剪指甲,洗手,戴口罩。

(2)用物准备:无菌持物钳及存放容器、无菌包、治疗盘、灭菌指示卡、化学指示胶带、签字笔。

(3)环境准备:光线充足,操作区宽敞,操作台清洁、干燥。

4.实施

(1)包扎法

①将需灭菌的物品放于包布中央,用包布一角盖住物品,左右两角先后盖上,并将角尖向外翻折,盖上最后一角后,以"十"字形扎妥,用化学指示胶带贴妥,贴上注明物品名称及灭菌日期的标签,灭菌后备用。

②灭菌物品放于质厚、致密、未脱脂的双层纯棉布包内,有效期一般为7d。

(2)开包法

①核对检查

a.核对无菌包名称、灭菌日期,检查灭菌效果及有无潮湿、破损。

b.超过有效期及包布潮湿、破损不可使用。

②解开系带

a.将无菌包放于清洁、干燥、平坦处,解开包系带,打成活结,按原折顺序逐层打开无菌包。

b.如是双层包布,则内层包布要用无菌持物钳打开,不可用手。

c.不可放在潮湿处,以免因毛细现象而污染。

③查指示卡

a.检视灭菌指示卡有无变色。

b.如未变色不可使用。

④夹取物品

a.用无菌持物钳夹取所需物品,放于准备好的无菌区内。

b.手不可触及包布内面,不可跨越无菌面。

⑤一字还原:如包内物品未用完,按原折痕包好,将带以"一"字形包扎。

⑥记录签名

a.注明开包日期、时间及剩余物品,签名。

b.剩余物品如未被污染可在24h内使用。

(3)投物品于无菌区

①如需将包内物品全部取出,也可将包托在手上打开,另一手将包布四角抓住,稳妥地将包内物品放在无菌区内。

②投放时,手托包布,使无菌面朝向无菌区。

5.注意事项

(1)打开无菌包时,手不可触及包布的内面,操作时手臂勿跨越无菌区。

(2)无菌包过期、潮湿或包内物品被污染时,须重新灭菌。

(3)打开过的无菌包,如包内物品一次未用完,在未被污染的情况下,有效期为24h。

6.评价

(1)遵守无菌操作原则。

(2)包扎无菌包方法正确。

(3)打开、关闭无菌包时,手未触及或跨越包布内面。

(四)铺无菌盘法

1.目的

将治疗巾铺在清洁、干燥的治疗盘内,形成一个无菌区,用于短时间放置无菌物品。

2.评估

(1)操作环境是否整洁、宽敞,治疗盘是否清洁、干燥。

(2)无菌治疗巾是否在有效期内。

3.准备

(1)护士准备:着装整洁,举止大方,剪指甲,洗手,戴口罩。

(2)用物准备:无菌持物钳、无菌治疗巾包、治疗盘、记录卡、签字笔。

(3)环境准备:光线充足,操作区宽敞,操作台清洁、干燥。

4.实施

(1)核对检查:核对无菌治疗巾包的名称、灭菌效果,有无潮湿及破损,是否在有效期内。

(2)开包取巾:打开无菌包,检视灭菌指示卡,用无菌持物钳夹取无菌治疗巾。

(3)一字还原:①将无菌包按原折痕包好,将带以"一"字形包扎,并注明开包日期、时间、剩余物品,签名。②治疗巾折叠法。a.横折法:将治疗巾横折1次后,纵折1次,然后重复1遍,适用于单层底铺盘法。b.纵折法:纵折2次,再横折2次,开口边向外,适用于双层底铺盘法。

(4)铺无菌盘:①单层铺盘:双手捏住无菌巾一边外面两角,轻轻抖开,双折铺于治疗盘上,将上层折成扇形,边缘向外,治疗巾内面构成无菌区。②手不可触及无菌巾内面。③放入无菌物品,拉平扇形折叠层,盖于物品上,边缘对齐,将开口处向上折2次,两侧边缘各向下折1次,露出治疗盘边缘。④双层铺盘:双手捏住无菌巾一边外面两角,轻轻抖开,从远到近,3次折成双层底,上层呈扇形折叠,开口边向外,无菌面向上。⑤放入无菌物品,拉平扇形折叠层,盖于物品上,边缘对齐。⑥铺好的无菌盘如不立即使用,应注明铺盘时间。

(5)记录签名:①记录铺盘日期、时间、内容物,签名。整理治疗台及用物。②保持物品无菌。注明铺盘时间,4h内有效。

5.注意事项

(1)铺无菌盘的区域及治疗盘保持清洁、干燥,以免潮湿污染。

(2)操作者的手、衣袖及其他非无菌物品不可触及无菌面,操作中不跨越无菌区。

(3)无菌盘不宜放置过久,有效期不超过4h。

6.评价

(1)遵守无菌操作原则。

(2)无菌巾放置的位置恰当,放入无菌物品后上下两层边缘对齐;无菌区内物品放置有序,取用方便。

(3)操作中手臂未跨越无菌区,无菌巾内面未被污染。

(五)无菌溶液取用法

1.目的

保持无菌溶液在一定时间内处于无菌状态。

2.评估

(1)操作环境是否整洁、宽敞、安全。

(2)无菌溶液的名称、浓度、有效期、质量。

3.准备

(1)护士准备:着装整洁,举止大方,剪指甲,洗手,戴口罩。

(2)用物准备:无菌溶液、启瓶器、弯盘、盛装无菌溶液的容器、消毒液、棉签、签字笔。

(3)环境准备:光线充足,操作区宽敞,操作台清洁、干燥。

4.实施

(1)核对检查

①取无菌溶液瓶,擦净瓶外灰尘,确保符合要求方可使用。

②核对溶液名称、剂量、浓度、有效期,检查瓶盖无松动,瓶身无裂痕,倒转瓶体对光检查溶液无沉淀、混浊、变色、絮状物。

(2)开启瓶盖:用启瓶器打开瓶盖,不可污染瓶口。

(3)备好容器:备好无菌治疗碗,放于合适处。

(4)消毒瓶口

①用拇指和食指或双手拇指将瓶塞边缘向上翻起,常规消毒瓶塞边缘与瓶口接缝处,一手持溶液瓶,一手食指和中指套住瓶塞盖将其拉出。

②手不可触及瓶塞的塞入部分和瓶口,以防溶液被污染。

③如为非外翻胶塞,常规消毒瓶口、瓶塞及手指,用已消毒的手指松动并捏住瓶塞边缘

取出。

(5)冲洗瓶口:手不能触及瓶口、瓶塞内面。

(6)倒取溶液

①使瓶签朝向掌心,倒少量溶液旋转冲洗瓶口。

②冲洗后,再由原处倒出溶液至无菌容器中,再次核对无误。

③倒液高度适当,瓶口距容器 5～6cm,以免液体飞溅污染无菌区。

④倒毕,如无菌溶液一次未取完,立即塞好瓶塞、消毒。

(7)整理用物:翻转盖好瓶塞,按要求分类整理用物。

(8)洗手记录

①洗手,在瓶签上注明开瓶日期、时间,签名。

②剩余溶液如未污染 24h 内可再使用。

5.注意事项

(1)倒溶液时,溶液瓶应与无菌容器保持一定距离,不可触及无菌容器,不可将无菌敷料、器械直接伸入瓶内蘸取,也不可将无菌敷料接触瓶口倾倒溶液。

(2)翻转盖住瓶塞时,手不可触及瓶塞盖住瓶口的部分。

(3)已倒出的无菌溶液,即使未使用也不可再倒回瓶内,以免污染剩余的无菌溶液。

6.评价

(1)遵守无菌操作原则。

(2)无菌溶液未污染。

(六)戴、脱无菌手套法

1.目的

确保医疗和护理操作的无菌效果,保护患者免受感染。

2.评估

(1)无菌手套的大小、质量、有效期。

(2)操作目的、操作环境是否符合无菌操作原则。

3.准备

(1)护士准备:着装整洁,举止大方,剪指甲,洗手,戴口罩。

(2)用物准备:无菌手套、弯盘。

(3)环境准备:操作环境清洁,符合无菌操作要求。

4.实施

(1)核对检查:检查并核对无菌手套号码、灭菌日期,包装是否完好,有无潮湿,选择大小合适的手套。

(2)取出手套:按无菌包的打开法打开手套包,取出滑石粉,涂抹双手,涂滑石粉时避开无菌区。

(3)戴手套

①分次提手套法:一手提起手套袋口处外层,另一手伸入袋内,捏住手套反折部分取出,对准五指戴上。

②用未戴手套的手同法提起另一袋口,已戴手套的手指插入另一手套的反折内面取出手套,同法将手套戴好。戴手套时,防止手套外面触及任何非无菌物品。

③一次提取手套法:两手同时提起手套袋开口处上层,分别捏住两只手套的反折部分,取出手套。

④将两只手套掌心相对,先戴一只手,再用已戴好手套的手指插入另一只手套的反折内面,同法将手套戴好。

⑤一次性手套戴法:检查手套袋封口处的生产日期、有效期及手套型号。从标记处撕开手套包,取出手套包,放操作台面上,戴上手套。

(4)调整手套

①戴手套的方法可选用上述的任何一种。

②将手套反折部翻上套在工作衣袖口上,双手推擦手指与手套贴合。进行无菌操作(必要时用无菌生理盐水冲净手套上的滑石粉),未操作时双手置胸前,不可触及工作服等,以免污染。

(5)脱手套:操作完毕,用一手捏住另一手套的外口翻转脱下,将手套的内面翻在外面,再以脱下手套的手插入另一手套内,将其往下翻转脱下。

(6)清洁消毒

①勿使手套外面接触皮肤,手套上有血迹或污染严重时,应先在消毒液中浸泡。

②将手套浸泡在消毒液中或将用过的手套丢入医用垃圾袋内,洗手,将手套灌满消毒液。

5.注意事项

(1)手套外面是无菌区,应保持其无菌。未戴手套的手不可触及手套的外面,已戴手套的手不可触及未戴手套的手及另一手套的内面。

(2)戴手套时或无菌操作中发现手套破损,疑似或已污染,应立即更换。

(3)脱手套时,应从手套口往下翻转脱下,不可强拉手指和手套的边缘,以免损坏。如手套上有污迹,应先冲净手套表面污物,再脱下浸泡。

6.评价

(1)遵守无菌操作原则。

(2)滑石粉未洒落于手套及无菌区内。

(3)戴、脱手套时未污染,未强行拉扯手套。

第二节　隔离技术

隔离是将传染源(传播者)和高度易感人群安置在指定地点和特殊环境中,暂时避免和周围人群接触,对前者采取传染源隔离,防止传染病病原体向外传播,对后者采取保护性隔离,保护高度易感人群免受感染。隔离的目的是控制传染源、切断传播途径、保护易感人群。

隔离是预防和控制医院内感染的重要措施之一,护理人员必须高度重视,认真做好隔离工作,并对患者及家属做好健康教育,使其自觉遵守隔离制度,积极配合各种隔离措施。

一、隔离病区的管理

(一)隔离区域的设置和划分

1.隔离区域的设置

隔离病区与普通病区分开,远离食堂、水源和其他公共场所。相邻病区楼房相隔大约30m,侧面防护距离为10m,以防空气对流传播。病区设多个出入口,以便工作人员与患者分门进出,病区内配置卫生、消毒设备。

2.传染病区隔离单位的设置

(1)负压隔离病房:传染病负压隔离病房由病室、缓冲间、卫生间和空调通风系统组成。主要用于烈性和重大传染病的救治。①病房:每个病房为一个独立系统,配备负压通风过滤系统、监护通信设备、中心供氧吸引系统、风淋装置、双门密闭传递窗、紧急自然通风窗等。病室根据需要设置床位数量,朝向走廊一侧安装密闭玻璃窗,便于观察患者情况。②缓冲间为医护人员到病室的通过间。其内设有感应式流动水洗手设施、脚踏式污染防护用品收集器具及免接触手消毒器、风淋装置。缓冲间的双门为连锁门,开一道门进入缓冲间,只有在第一道门关闭后,才能打开另一道门。

(2)隔离单位:隔离单位分单人隔离室和同室隔离两种。①单人隔离室:患者有独立的环境与用具,凡未确诊、发生混合感染或危重且具有强烈传染性的患者,均应住单独隔离室。②同室隔离:为了充分利用病室,可将同一病种的患者安排在同一病室内,但病原体不同的患者,应分室收治。

3.隔离区域的划分及隔离要求

隔离区域内按传染患者所接触的环境分为清洁区、半污染区和污染区。

(1)清洁区,是指未被病原微生物污染的区域,如配膳室、治疗室、更衣室、值班室及库房等工作人员使用的场所。此区的隔离要求:患者及患者接触过的物品不得进入清洁区;工作人员接触患者后需刷手、脱去隔离衣及鞋后,方可进入清洁区。

(2)半污染区,是指凡有可能被病原微生物污染的区域,如医护办公室、病区内走廊、化验室等。此区的隔离要求:患者或穿隔离衣的工作人员通过走廊时,不得接触墙壁、家具等;各类检验标本有一定的存放盘和存放架,检验后的标本及容器等应严格按要求分别处理。

(3)污染区,是指被病原微生物污染的区域,如病房、患者洗手间、浴室和污物处理间等。此区的隔离要求:污染区的物品未经消毒处理,不得带到他处;工作人员进入污染区时,应穿隔离衣、戴口罩和帽子,必要时换隔离鞋(套)、戴护目镜和手套,离开该区前,脱隔离衣、鞋,并消毒双手。

(二)隔离原则

1.一般消毒隔离

(1)隔离环境要求:根据隔离种类,病室门口和病床应有隔离标志。若无负压隔离病房,病室门口备有浸消毒液的脚垫、消毒泡手用具、隔离衣悬挂架(柜或壁橱)及避污纸。

(2)对工作人员要求:工作人员进入隔离室应按规定戴口罩、帽子,穿隔离衣。穿隔离衣前,备齐所用物品,各种护理操作应有计划并集中执行,以减少穿脱隔离衣的次数和刷手频率。穿好隔离衣后,只能在规定的范围内活动。一切操作均须严格执行隔离规程,接触患者或污染物品后必须消毒双手。离开隔离室时要脱隔离衣、鞋,消毒双手。

(3)病室及空气消毒:病室及空气每日须用紫外线照射或用消毒液喷洒消毒1次。每日晨间护理后,用消毒液擦拭病床及床旁桌椅。

(4)污染物品的处理要求:患者的衣物、信件、票证等须消毒后方可送出;患者的排泄物、分泌物、呕吐物及各种引流液应按规定消毒处理后方可排放;患者接触过或落地物品应视为污染物,消毒后方可给他人使用;需送出病区处理的物品,放于有明显标志的污物袋内。

(5)严格执行陪伴和探视制度:必须陪伴和探视时,应向患者、陪伴者、探视者宣传和解释有关知识,根据隔离种类采取相应的隔离措施,并使其遵守隔离要求和制度。

(6)加强隔离患者心理护理:了解患者的心理情况,在执行隔离要求的同时,关心、帮助患者。向患者及其家属解释隔离的必要性和暂时性,以取得其信任与合作。

(7)掌握解除隔离的标准:传染性分泌物经3次培养,结果均为阴性或确定已渡过隔离期,经医生开出医嘱后方可解除隔离,解除隔离的患者沐浴更衣后方可离开。

2.终末消毒处理

终末消毒处理是指对出院、转科或死亡患者及其所住病室、用物、医疗器械等进行的消毒处理。

(1)患者的终末处理:患者出院或转科前应沐浴,更换清洁衣服后方可离开。个人用物须经消毒处理后方可带出。如患者死亡,须用消毒液擦拭尸体,并用浸透消毒液的棉球填塞口、鼻、耳、肛门等孔道,并用一次性尸单包裹尸体,放入注明"传染"标记的不透水的袋子内火葬。

(2)病室的终末处理:被服类放入污物袋注明隔离用物,先消毒再清洗;关闭病室门窗、打开床旁桌、摊开棉被、竖起床垫,用消毒液熏蒸或紫外线照射或喷雾消毒,消毒后通风;用消毒液擦拭家具、地面;体温计浸泡消毒;血压计、听诊器熏蒸消毒。

二、隔离的种类和措施

传染病按传播途径不同,采取不同的隔离措施。

(一)严密隔离

严密隔离适用于经飞沫、分泌物、排泄物直接或间接传播的烈性传染病,如霍乱、鼠疫、严重急性呼吸综合征(SARS)、禽流感等。隔离的主要措施如下。

1.隔离病室要求

患者应住负压隔离病房。无此设施者住单间病室,室外挂有明显隔离标志,通向走廊的门窗须关闭,室内用具力求简单,耐消毒。

2.对工作人员要求

工作人员接触患者必须戴工作帽、口罩,穿隔离衣和隔离鞋,必要时戴橡胶手套。

3.污染物品的处理要求

患者的分泌物、呕吐物、排泄物应严格消毒处理,污染敷料应装袋标记后,焚烧处理。

4.病室及空气消毒

室内空气、地面、物品表面用消毒液喷洒或紫外线照射消毒,1d 1 次。患者出院或死亡,其病室必须进行终末消毒。

5.对患者及探视者的要求

禁止患者离开病室,禁止探陪。如需去其他科室检查或转送,应做好隔离安排;探视者需进入隔离室时应经值班人员同意并采取相应的隔离措施。

(二)呼吸道隔离

呼吸道隔离适用于经空气中的飞沫传播的疾病,如肺结核、流行性脑脊髓膜炎、百日咳、流行性感冒、腮腺炎、麻疹等。隔离的主要措施如下。

1.对隔离病室及患者的要求

相同病原菌感染者可同住一室,有条件时尽量使隔离室远离其他病室。通向走廊的门窗需关闭,出入应随手关门。患者离开病室须戴口罩。

2.对工作人员要求

进入病室须戴工作帽、口罩,并保持口罩清洁、干燥,必要时穿隔离衣、戴手套。接触患者或污染物品后,须消毒双手。

3.污染物品的处理要求

为患者准备专用痰杯,口鼻分泌物须经消毒处理后方可丢弃。

4.病室及空气消毒

室内空气用紫外线照射或消毒液喷洒,1d 2 次。

(三)肠道隔离

肠道隔离适用于被患者的排泄物直接或间接污染食物或水源而引起传播的疾病,如伤寒、甲型肝炎、细菌性痢疾等。通过隔离可切断粪-口传播途径。隔离的主要措施有如下。

1.对隔离病室及患者的要求

不同病种患者最好能分室居住,如同居一室,须做好床边隔离,每一病床应加隔离标记,患者不可互相交换物品,以防交叉感染。病室设纱门、纱窗,做好防蝇、灭蝇、灭蟑螂工作。

2.对工作人员要求

接触不同病种患者时,须分别穿隔离衣,接触污染物时戴手套。

3.污染物品的处理要求

患者的食具、便器各自专用,严格消毒,剩余的食物或排泄物均应消毒处理后才能倒掉。被粪便污染的物品随时装袋,做好标记后集中消毒或焚烧处理。

(四)接触隔离

接触隔离适用于经体表或伤口直接或间接接触而感染的疾病,如破伤风、狂犬病、气性坏疽等。隔离的主要措施如下。

1.对隔离病室及患者的要求

患者住单间病室,不允许接触他人。相同病原引起感染的患者可同居一室。

2.对工作人员要求

接触患者时须戴口罩、帽子、手套,穿隔离衣;工作人员的手或皮肤有破损者应避免接触患者,必要时戴橡胶手套。接触患者或污染物品后,护理另一患者前,离开病室前均必须消毒双手。

3.污染物品的处理要求

凡患者接触过的一切物品,如被单、衣物、换药器械等均应先灭菌,然后再按清洁、消毒或灭菌程序进行处理。被患者污染的敷料应装袋标记后集中焚烧处理。

(五)血液、体液隔离

血液、体液隔离适用于经直接或间接接触血液、体液而传播的传染性疾病,如乙型肝炎、艾滋病、梅毒、登革热等。隔离的主要措施如下。

1.隔离病室要求

同种病原体感染者可同室隔离,必要时单人隔离。

2.对工作人员要求

为防止溅血,工作人员应穿隔离衣,戴口罩、手套,必要时戴护目镜。工作人员注意洗手,严防被注射针头等利器刺破,若手被血液、体液污染或可能污染,应立即用消毒液洗手,护理另一个患者前及离开隔离室前也应洗手。

3.污染物品的处理要求

被患者血液或体液污染的物品,应装袋标记后集中消毒或焚烧。被血液或体液污染的室内物品的表面,立即用消毒液喷洒或擦拭消毒。患者用过的针头应放入防水、防刺破并有标记的容器内,直接送焚烧处理。

4.对血液、体液标本要求

送检标本应有醒目标志,以引起重视。

(六)昆虫隔离

昆虫隔离适用于以昆虫为媒介而传播的疾病,如乙型脑炎、流行性出血热、疟疾、斑疹伤寒等。根据昆虫种类采取隔离措施如下。

1.隔离病室要求

隔离病室应设有防蚊设备,如蚊帐、纱门、纱窗等。

2.对患者要求

斑疹伤寒的患者在入院时要灭虱;流行性出血热的患者入院须沐浴更衣,并将其衣服煮沸或高压消毒灭菌。

(七)保护性隔离

保护性隔离又称反向隔离,是以保护易感人群作为制定措施而采取的隔离,适用于免疫力低下或极易感染的患者,如严重烧伤、白血病、早产儿、肝脏移植及免疫缺陷患者等。隔离的主要措施如下。

1.隔离病室要求

设专用隔离室,患者住单间病室隔离,室外悬挂明显的隔离标志。

2.接触患者要求

进入病室须先洗手,戴帽子、口罩、手套,穿隔离衣及鞋。凡患呼吸道疾病者或咽部带菌者,均应避免接触患者。

3.物品要求

未经消毒处理的物品不可带入隔离室。

4.病室及空气消毒

病室内地面、家具应严格消毒,空气应用循环风紫外线消毒器进行消毒。严格保护性隔离患者可住层流洁净室。

三、隔离技术基本操作

(一)口罩、帽子使用法

1.目的

(1)保护患者和工作人员,防止飞沫污染无菌物品或清洁物品。

(2)帽子可防止工作人员的头屑飘落、头发散落或被污染。

2.评估

(1)操作环境是否整洁、宽敞、明亮。

(2)帽子、口罩是否清洁干净。

3.准备

(1)护士准备:着装整洁,举止大方,剪指甲,洗手。

(2)用物准备:工作帽、口罩、医用污物袋。

(3)环境准备:操作环境是否整洁、宽敞、明亮,备有穿衣镜。

4.实施

(1)戴工作帽:以清洁的手取出合适、清洁的帽子戴上,遮住全部头发。

(2)戴口罩法:以清洁的手取出清洁的口罩,使口罩罩住口鼻,将上下两端的 4 条带子分别系于头后及颈后,松紧合适,口罩下端应遮住下颌。

(3)摘下保存:①口罩使用完毕,以清洁手及时取下并将污染面向内折叠,放入胸前小口袋或小塑料袋内。②口罩使用后立即取下,不能挂在胸前,口罩如有污染或潮湿应立即更换。

(4)用毕处理:离开污染区前将口罩、帽子放入特定污物袋内,以便集中处理。

5.注意事项

(1)戴口罩时应盖住口鼻,帽子应将头发全部遮住,不可用污染的手触摸口罩。

(2)口罩暂时不用时应取下,不能挂在胸前。纱布口罩应勤换洗,使用 2~4h 更换;一次性口罩使用不得超过 4h。口罩潮湿应立即更换。接触严密隔离患者后应立即更换口罩。

6.评价

(1)戴口罩、帽子方法正确。

(2)取下的口罩放置妥当。

(3)保持口罩、帽子的清洁、干燥。

(二)手的消毒与清洁法

1.目的

保护工作人员及患者,避免污染清洁的物品,防止交叉感染。

2.评估

(1)手被污染的程度。

(2)患者目前隔离的种类。

3.准备

(1)护士准备:着装整洁,举止大方,剪指甲,卷袖过肘。取下手表及手上饰物。

(2)用物准备:流动洗手设备、洗手液、清洁小毛巾、已消毒的手刷。

(3)环境准备:操作环境整洁、宽敞、明亮,物品放置合理。

4.实施

(1)卫生洗手法

①湿润双手:打开水龙头,湿润双手。

②取洗手液:取适量洗手液均匀涂抹在整个手掌、手背、手指和指缝。

③揉搓双手:按七步洗手法揉搓双手的掌心、手背、指缝、手指关节、拇指、指尖、腕上10cm,揉搓时间不少于15s。

④流水冲净:用流水冲净泡沫,使污水从前臂流向指尖,避免溅湿工作服。

⑤擦干双手:用纸巾、小毛巾擦干双手,或用干手器吹干,小毛巾清洁、干燥,每日消毒。

(2)刷手法

①湿润双手:打开水龙头,湿润双手。

②按顺序刷手:用刷子蘸洗手液按前臂、腕部、手背、手掌、手指、指缝、指甲顺序彻底刷洗,刷30s,换另一只手,刷洗范围应超过被污染的范围。

③流水冲净:用流水冲净泡沫,使污水从前臂流向指尖;按上述程序再刷一遍,共刷2min。刷手时避免隔离衣污染水池或水溅到身上。

④关水擦手:关闭水龙头,取小毛巾擦干双手,避免双手接触水龙头。

(3)浸泡消毒法

①浸泡双手:双手浸泡于消毒液中,消毒液浸没肘部及以下。

②擦洗双手:用小毛巾按顺序反复擦洗双手2min。

③清洗擦干:用清水洗净后擦干。

5.注意事项

(1)按照污染的种类选择合适的消毒液,手刷要每日消毒。

(2)刷洗范围应超过被污染的范围。

(3)刷手时,身体应与洗手池保持一定距离,以免污水溅到隔离衣上或隔离衣污染洗手池边缘(或消毒盆)。

(4)流水洗手时腕部要低于肘部,使污水从前臂流向指尖,防止水流入衣袖,避免弄湿工作服。

6.评价

(1)未污染清洁的手刷、洗手液。

(2)按顺序刷洗,隔离衣未浸湿。

第三节 护理质量管理

一、概述

质量是医院的生命线,是医院管理永恒的主题。护理质量是医院质量的重要组成部分,在医疗护理服务效果中占有重要的地位。护理质量管理是护理管理的核心工作,是一个不断完善、持续改进的过程。建立护理质量体系,实施有效的质量管理和持续质量改进,是管理现代化的标志,是为患者提供安全、优质服务的重要保证,也是提高医院核心竞争力的重要举措。

(一)基本概念

1.质量

质量又称品质。在管理学中,质量是指产品或服务满足规定要求的优劣程度。国际标准化组织(ISO)对质量的定义:质量是反映实体满足明确和隐含需要的能力特性总和。质量一般包括规定质量、要求质量和魅力质量三层含义。规定质量是指产品或服务达到预定标准;要求质量是指产品或服务的特性满足了顾客的要求;魅力质量是指产品或服务的特性超出了顾客的期望。

2.护理质量

指护理人员为患者提供各项服务的效果,即符合规定要求、满足患者明确和隐含需要的优劣程度。所谓符合规定是指护理人员的工作行为符合国家和行业相关法律法规、职业道德规范、各项操作技术规程。明确的需要是指患者明确提出的,需要护理人员解决的问题,隐含的需要是指存在的,但患者没有明确提出的需要。

3.质量管理

质量管理是组织为使产品质量或服务能满足不断更新的质量要求和顾客需求而开展的策划、组织、实施、控制、检查、审核和改进等有关活动的总和。质量管理是以达到质量标准为基础,其目标是满足和超越顾客期望。质量管理发展先后经历了质量检验(QC)、统计质量管理(SQC)、全面质量管理(TQC)和质量管理国际规范化(ISO9000)四个阶段。

4.护理质量管理

指按照护理质量形成的过程和规律,对构成护理质量的各环节和要素进行计划、组织、协调和控制,以保证护理服务达到规定的标准,满足和超越患者需要的活动过程。

(二)护理质量管理的基本任务

1.建立质量管理体系

指实施护理质量管理所需的组织结构、程序、过程和资源,建立、实现护理质量方针和目标而持续运行的体系。其基本要素包括质量体系结构、管理者职责、人员和物质资源、与护理对象的沟通等。根据医院的功能和任务,护理部成立护理质量管理委员会或护理专业发展委员会,各科室在护士长领导下成立相应的质量管理小组,形成院、科护理质量管理网络,对医院护理质量进行全面管理。

2.进行质量教育

护理人员对质量管理的认识和态度直接影响护理服务的优劣。护理管理者应加强质量教育,不断提高护士品质,树立质量意识,提高自我管理水平和业务技术水平,为患者提供安全、优质的护理服务。

3.制定护理质量标准

护理质量标准是规范护士行为、评价护理质量的依据。只有建立科学的护理质量标准,才能保证护理服务质量。

4.进行全面质量控制

在护理质量控制过程中,对所有影响质量的因素、环节进行全面的质量控制;建立质量可追溯机制,在质量出现偏差或发生质量缺陷时能追查原因。

5.持续改进护理质量

持续质量改进是指不断地根据现有的质量标准去发现问题、修正问题、提升质量,然后再提出更高的或新的标准的循环活动。持续质量改进是质量管理的灵魂,树立第一次就把工作做好、不能安于现状、要追求卓越的意识,力争对护理质量进行持续改进。

(三)护理质量管理的原则

1.以患者为中心的原则

一切以患者为中心是医院管理的准则,患者是否满意是护理管理的最终目的。护理人员直接为患者服务,护理过程中的每项工作、每个环节都关系到患者的安全。为此,护理管理者必须坚持患者第一的原则,时刻关注患者的需求,以及对现有护理服务的满意程度,并进行持续的质量改进,最终满足患者的期望。

2.预防为主的原则

预防为主的原则贯穿于护理工作的始终,护理人员在其工作中的每一个程序都必须符合标准要求,实行自我控制为主、逐级控制为辅,将可能发生的质量问题消灭在萌芽状态;当发生质量问题时,认真分析出现问题的原因,并制定切实有效的改进措施,将不良影响和损害降到最低。

3.标准化的原则

质量标准化是护理质量管理的基础工作,是护理管理的法规。制定并不断完善各项规章制度、各级人员岗位职责、各种操作规程、各类工作质量标准和检查质量标准等,使各级人员有章可循,有据可依。

4.持续改进的原则

随着社会的进步,患者的需求在不断地变化,对护理质量的要求也越来越高。因此,护理管理必须坚持持续质量改进,通过不断地发现问题、提出问题、解决问题,以达到持续质量改进的目的,满足和超越患者的需求。

二、护理质量管理标准

(一)护理质量标准的概念

1.标准

标准是为一定范围内获得最佳秩序,对活动或结果规定共同和重复使用的规则、准则和特性文件。标准以科学技术和实践经验为基础,经有关方面一致认定,由公认的机构批准,以特定形式发布,具有一定的权威性。我国的标准分4级:国家标准、行业标准、地方标准和企业标准。《中华人民共和国护士管理办法》《综合医院分级护理指导原则》《基础护理服务工作规范》《常用临床护理技术服务规范》等都是正式颁布的国家标准。

2.护理质量标准

护理质量标准是依据护理工作内容和特点、流程、管理要求、护理人员及患者特点、需求而制定的护理人员必须遵守的准则、规定、程序和方法。护理质量标准是护理管理的重要依据,建立科学的、系统的和先进的护理质量标准,有利于提高护理质量和护理管理水平。

(二)护理质量标准分类

护理质量标准依据使用范围分为护理管理质量标准和护理业务质量标准,根据使用目的分为方法性标准和衡量性标准,根据管理过程结构分为要素质量标准、过程质量标准和终末质量标准。

1.要素质量标准

要素质量是构成护理工作质量的基本要素。内容包括:①人员配备,如编制人数、职称、学历构成等。②环境、物资和设备,如仪器设备质量、药品质量、器材配备、环境质量(设施、空间、环境管理)等。③护士技能,可开展业务项目及合格程度的技术质量,如基础护理技术操作质量、专科护理技术操作质量等。④管理制度,如排班、值班传呼等时限质量,规章制度等基础管理质量。

2.过程质量标准

过程质量又称环节质量,是指各种要素通过组织管理所形成的工作能力、服务项目和工作程序质量。包括管理工作及护理业务技术活动过程,如执行医嘱、观察病情、患者管理、技术操作、护理文件书写、心理护理、健康教育等。

3.终末质量标准

终末质量是指患者所得到的护理效果的综合质量。如皮肤压疮的发生率、一级护理合格率、护理技术操作合格率、差错发生率及住院满意度、出院满意度等患者对医疗护理服务的满意度调查结果等。

(三)常用的护理质量标准

医院常用的护理质量标准包括护理技术操作质量标准、临床护理质量标准、护理文件书写质量标准及护理管理质量标准四大类。

1.护理技术操作质量标准

护理技术操作质量标准包括基础护理技术操作标准和专科护理技术操作标准。每项护理技术操作质量标准包括总标准和分标准。

(1)总标准:"以患者为中心"贯穿于护理工作的始终;严格执行"三查七对";操作正确、及时、安全、节力、省时、省物;严格执行无菌原则及操作程序,操作熟练。

(2)分标准:准备质量标准,包括护理人员自身准备、患者准备、环境准备和物品准备;过程质量标准,即操作过程的各个步骤;终末质量标准,即操作完成时所达到的效果。

计算公式：

$$护理技术操作合格率 = \frac{护理技术操作考核合格护士人数}{考核护士总人数} \times 100\%$$

2.临床护理质量标准

临床护理质量标准包括特级护理质量标准和一级护理质量标准、急救物品管理质量标准、基础护理质量标准。举例如下。

（1）特级护理质量标准：设专人24h护理，备齐急救药品、物品并能随时使用；严密观察病情，并做好特护记录；制订并执行护理计划，正确、及时做好各项专科护理和基础护理，患者无并发症。

（2）一级护理质量标准：按病情需要准备急救用品，制订并执行护理计划，每小时巡视，密切观察病情变化，并做好记录。做好晨、晚间护理，保护皮肤清洁无压疮。

（3）急救物品管理质量标准：急救物品及药品、器材完好，完整无缺处于备用状态；急救物品的管理做到"三及时"（及时清理、及时补充、及时检查维修）、"五固定"（定专人保管、定期检查核对、定点放置、定期消毒、定量供应）。急救物品合格率为100%。

3.护理文件书写质量标准

护理文件包括体温单、医嘱执行单、护理记录单、手术护理记录单等。护理记录书写时要遵循客观、真实、可靠、准确、及时、完整的原则，字迹清晰、端正，无错别字，不能用刮、粘、涂等方法掩盖或去除原字迹。

计算公式：

$$护理文件书写合格率 = \frac{护理文件书写合格份数}{护理文件抽查总份数} \times 100\%$$

4.护理管理质量标准

护理管理质量标准包括护理部管理质量标准、病房护理工作质量标准、门诊护理工作质量标准、手术室质量标准和供应室工作质量标准。举例如下。

（1）护理部管理质量标准：认真落实国家有关法律法规和卫生行业的相关规章制度，专业技术人员具备相应的岗位任职资格，依法执业；护理人员的数量与梯队结构合理，满足保证护理质量的需求；护理管理制度健全，定期检查和质量控制，达到规定的质量要求。

（2）手术室质量标准：严格执行无菌操作规程，无菌手术感染率＜0.5%；有严格的消毒隔离制度并认真贯彻；每月定期对手术室空气、物体表面、医护人员的手及无菌物品进行微生物监测；有严格消毒隔离制度，并认真执行；工作人员的衣、帽、鞋按要求穿戴；手术室清洁、安静，有定期清扫制度；高压灭菌达到无菌要求；巡回护士和手术护士遵守岗位工作制度，工作无差错。

（四）制定护理质量标准的原则

1.科学性原则

制定的护理质量标准不仅要符合法律法规和规章制度的要求，还要遵循护理工作规律，反映护理工作的本质，有利于规范护士行为，促进护理学科的发展。

2.实用性原则

从客观实际出发，根据现有的人力、物力、时间、任务等条件，制定既基于事实又略高于事实的质量标准和具体指标。标准是护理工作的导向,应该经过努力才能达到。

3.可衡量性原则

制定护理质量标准时要尽量用数据来表达,对一些定性标准尽可能将其转化为可计量指标,便于统计、分析和评价。

4.严肃性和相对稳定性原则

制定具有科学性、先进性的护理质量标准,一经审核,必须严肃认真地执行,并且要保持各项标准的相对稳定性和执行的连续性。

三、护理质量管理方法

质量管理需要一套科学合理的工作方法,即按照科学的程序和步骤进行质量管理活动,才能达到提高质量的良好效果。护理质量管理的方法有 PDCA 循环、品管圈、SS 法、根因分析法、失效模型与效应分析、以患者满意度为导向的护理质量管理方法等,其中 PDCA 循环是临床护理质量管理最基本的方法之一。

(一)PDCA 循环

1.PDCA 循环的概念

PDCA 循环管理,又称"戴明环",是美国质量管理专家爱德华·戴明于20世纪50年代初提出。PDCA 是英语 plan(计划)、do(实施)、check(检查)和 action(处理)四个词的缩写。它是在全面质量管理中反映质量管理客观规律和运用反馈原理的系统工作方法。

2.PDCA 循环的步骤

每一次 PDCA 循环都要经过 4 个阶段、8 个步骤,如表 1-3-1 所示。一个 PDCA 循环解决一部分问题,尚未解决的问题或新出现的问题进入下一个循环。它是一个多次重复的过程,只有起点,没有终点。

表 1-3-1 PDCA 循环

阶段	步骤
计划阶段	第 1 步,分析质量现状、找出存在的质量问题
	第 2 步,分析产生质量问题的原因或影响因素
	第 3 步,找出影响质量的主要因素
	第 4 步,针对影响质量的主要原因研究对策,制定相应的管理制度或具体的改进措施
实施阶段	第 5 步,组织有关护理人员根据第一阶段制订的计划付诸实际行动
检查阶段	第 6 步,根据计划的要求,对实施情况进行检查,将实际结果与预期目标相对比分析,寻找和发现计划执行中的问题并进行改进
处理阶段	第 7 步,对检查结果进行分析、评价和总结,将成果纳入标准和规范中,防止不良结果的再次发生
	第 8 步,把尚未解决的问题或新发现的问题转入下一个 PDCA 循环,为制订下 轮循环计划提供资料

3.PDCA循环的特点

(1)完整性、统一性和连续性。PDCA循环作为科学的工作程序,其4个阶段的工作具有完整性、统一性和连续性的特点。在实际应用中缺少任一环节,该循环都不可能取得预期的效果,只能在较低水平重复。如无计划或计划不周、有实施无检查、有问题未转入下一个PDCA循环,工作质量就难以提高。

(2)大环套小环,小环保大环,相互联系,相互促进。整个医院质量体系是一个大的PDCA循环,大循环所套着的层层小循环即为各部门、各科室及病区的质量体系。护理质量管理体系是医院质量体系中的一个小的PDCA循环,而每个护理单元的质量控制小组又是护理质量管理体系中的小循环。医院运转的绩效,取决于各部门、各环节的工作质量,而各部门、各环节必须围绕医院的方针目标协调行动。因此,大循环是小循环的依据,小循环是大循环的基础。

(3)不断循环,不断提高。PDCA循环不是简单在同一水平上的重复循环,每次循环都能解决一些问题,都能使质量提高一步;接着确定新的目标和计划,进入新的循环,使质量呈螺旋式上升,使管理工作从前一个水平上升到更高一个水平。

4.运用PDCA循环的基本要求

(1)PDCA循环周期制度化:循环管理要达到制度化,首先应明确规定循环周期,周期时间不宜过长或过短,一般以月周期为宜;其次必须按循环周期作为管理制度运转,不可随意搁置、停顿。

(2)PDCA循环管理责任制:PDCA循环能否有效转动,关键在于责任到人。首先是确定循环管理的主持人,其次是组织有关人员参加。

(3)PDCA循环管理标准规范化:制定循环管理的有关标准、制度,定期进行循环管理成绩考核,实现PDCA循环运作的程序化。

(二)品管圈

1.品管圈的含义

品管圈(QCC),又称质量控制圈、质量小组、QC小组等,是由同一工作现场的人员自动自发地进行品质管理活动所组成的小组。它以PDCA循环为基础,强调领导、技术人员和员工三者相结合,实现个人与组织共同成长的活动。

2.品管圈活动的基本步骤

品管圈活动方法依序以组圈(工作岗位上的伙伴)、主题选定、活动计划拟定、现况把握、目标设定、解析、对策拟定、对策实施与检讨、效果确认、标准化(修订和增订标准)、检讨与改进步骤进行。

3.品管圈的活动原则

(1)圈成员来自同一单位或同一科室,是自愿的,且可以轮换。

(2)品管圈每周开会1次或每月开会2次,如遇有特殊问题则随时开会,每次30min。圈长要注意主持会议定书技巧,引导全体成员发言。

(3)圈成员应学习掌握发现问题、解决问题的技巧,不断提高品质管理的能力和水平。

(4)品管圈的活动要得到护理管理者的支持,管理者要重视品管圈质量管理的成果。

四、护理质量缺陷及管理

护理质量缺陷是引发医疗纠纷的重要原因,如何防范护理质量缺陷是护理管理者必须思考的问题。护理管理者要认真学习《医疗事故处理条例》,充分理解领会其要求,并在实践中执行,预防缺陷的发生或及时采取补救措施,把患者的痛苦和损失降到最低。

(一)护理质量缺陷的相关概念

护理质量缺陷是指在护理工作中由于各种原因导致令人不满意的现象与结果发生,或给患者造成损害的统称。一切不符合护理质量标准的现象都属于质量缺陷。护理质量缺陷表现为患者不满意、护理纠纷、护理差错、医疗事故。

1.患者不满意

指患者得到的服务结果小于期望的恰当服务且超出容忍区所形成的一种心理状态。一般有两种反应:一种是不抱怨,继续接受服务或直接退出服务;另一种是抱怨,如果问题得到迅速、有效地解决,就会维持或提高患者原有满意度,否则就会发生纠纷。

2.护理纠纷

指患者或其家属对护理过程、内容、结果、收费、服务态度等不满而发生的争执,或是同一护理事件护患双方对其原因及结果、处理方式或轻重程度产生分歧发生争议。

3.护理差错

指护理活动中,由于责任心不强、工作疏忽、不严格执行规章制度、违反医疗卫生管理法律、行政法规、部门规章和诊疗护理规范、常规,过失给患者身体健康造成一定的损害,延长了治疗时间,但未造成严重后果,未构成医疗事故的。护理差错分严重护理差错和一般护理差错。严重护理差错是指在护理工作中,由于责任或技术原因发生错误,虽给患者造成身心痛苦或影响了治疗工作,但未造成严重后果和构成事故。一般护理差错是指在护理工作中由于责任或技术原因发生的错误,造成了患者轻度身心痛苦或无不良后果。

4.医疗事故

按照《医疗事故处理条例》,医疗事故是指医疗机构及其医务人员在医疗活动中,违反医疗卫生管理法律、行政法规、部门规章和诊疗护理规范、常规,发生过失造成患者人身损害的事故。

(1)医疗事故分级:根据对患者人身造成的损害程度,医疗事故可分四级。

一级医疗事故:造成患者死亡、重度残疾。

二级医疗事故:造成患者中度残疾、器官组织损伤导致严重功能障碍。

三级医疗事故:造成患者轻度残疾、器官组织损伤导致一般功能障碍。

四级医疗事故:造成患者明显人身损害的其他后果。

(2)医疗事故构成要素:主体是医疗机构及其医务人员;发生在医疗护理活动中;行为的违法性;过失造成"人身损害"后果;过失行为和损害后果之间存在因果关系。

(3)不属于医疗事故的情形:①在紧急情况下为抢救生命而采取紧急医疗措施造成不良后果;②由于患者病情异常或者患者体质特殊而发生医疗意外的;③在现有条件下发生无法预料

或者不能防范的不良后果;④无过错输血感染造成不良后果;⑤因患方原因延误诊疗导致不良后果;⑥因不可抗力造成不良后果。

(4)医疗事故中医疗过失行为责任程度的判定:《医疗事故处理条例》规定,医疗事故中医疗过失行为责任程度分为完全责任、主要责任、次要责任和轻微责任。完全责任是医疗事故损害后果完全由医疗过失行为造成。主要责任是医疗事故损害后果主要由医疗过失行为造成,其他因素起次要作用。次要责任是医疗事故损害后果主要由其他因素造成,医疗过失行为起次要作用。轻微责任是医疗事故损害后果绝大部分由其他因素造成,医疗过失行为起轻微作用。

(二)护理质量缺陷的影响因素

1.管理因素

(1)规章制度不健全:护理工作的规章制度不健全,职责划分不清,缺乏质量管理的监督系统。如未建立健全查对制度、交接班制度、岗位责任制度,各种技术操作规程或在实施护理指导过程中执行制度不到位、监督管理不得力,以致发生护理缺陷。

(2)管理者缺乏经验:护理管理者的管理水平有限,缺乏工作经验、管理不力、监督不严,以致护理管理工作混乱。如抢救设备不齐全或损坏、抢救药品的管理不当,贻误抢救时机。

2.护理人员因素

(1)经验不足:护理工作中,护士的业务不熟悉、技术操作不规范、观察病情不到位、处理问题不及时等,可能发生护理缺陷。

(2)责任心不强:有的护理人员缺乏良好的医德医风,对患者缺乏同情心和责任心,工作态度不端正。如不能按时巡视病房,患者病情变化未能及时发现,延误病情,从而造成严重后果。

(3)违反操作规程:没有严格执行"三查七对"的制度及无菌技术,护理记录不完整及护理病案涂改。

3.护理服务的基础条件

(1)物品或设备因素:设备维修管理、保障供应不力,未定期维修保养和保持完整的备用状态;医院没有严格按照国家招标的要求和程序采购卫生材料,所采购的卫生材料质量不符合国家标准,导致患者发生不良反应。

(2)病区环境因素:医院的噪声、潮湿、昆虫、老鼠、放射源的保管不当等都可能造成护理缺陷。

(3)护理人员数量:护理工作量、医疗护理人员的配置等是发生护理质量缺陷的客观原因。护理工作量大,护士超负荷工作,必然造成接收信息迟缓、精力分散。如节假日由于在班人员少、任务重,护理人员缺乏安全意识,没有遵守交接班制度,容易发生护理缺陷。

(三)护理质量缺陷的处理

1.患者投诉的处理

当患者不满意而投诉时,一要耐心接待,认真受理并做好记录;二要做出适当的处理,如解释说明、向患者道歉等;三要及时采取适当有效的措施,如对投诉问题进行调查、了解原因、评估问题的严重性、分清责任;四要采取长效纠正措施,防止问题再次发生。

2.护理差错的处理

发生护理差错后,当事人应立即报告科室护士长及科室领导,科室护士长应在24h内填写报表上报护理部;护士长在一定时间内组织护理人员认真讨论发生差错的原因,分析、提出处理和改进措施;护理部根据科室报告的材料,进行核实调查,做出原因分析,帮助科室找出改进的方法和措施;对发生护理差错的当事人,可根据发生问题情节的严重程度,给予批评教育、经济处罚或行政处罚。科室及护理部应进行差错登记,定期对一定阶段的差错统计分析。

3.护理事故的处理

发生护理事故后,当事人应立即报告科室护士长及科室领导,科室护士应立即上报护理部,护理部应随即报告给医院相关负责人;派专人妥善保管有关的各种原始资料和物品,需要时封存病历;各种有关记录、检验报告及造成事故的可疑药品、器械等,不得擅自涂改销毁;立即进行调查核实和处理,把护理事故造成的损害减小到最低程度,并上报上级卫生管理部门;对发生护理事故的当事人,根据发生问题情节的严重程度给予处理,情节严重者给予处分、经济处罚、辞退或按《医疗事故处理条例》中的规定处理。

(四)护理质量缺陷的预防和控制

护理质量缺陷的控制关键在预防。预防为主的思想是整个护理质量管理的核心。

1.完善规章制度

(1)建立护理质量控制指挥和分层质量控制的管理制度。护理部、总护士长、护士长层层进行质量监督监控,尤为重要的是护士的自我监控。明确各自职责,定期分析判断,发现问题及时纠正,人人参与护理质量管理。

(2)建立健全护理安全管理制度、突发事件应急预案等及各类安全管理制度。本着预防第一的原则,重视事前控制,对容易出现差错的人、环境、环节、时间、部门要做持续的改进。护理人员严格遵守执行安全管理制度,使护理安全工作走向制度化、标准化、规范化。

(3)健全各项技术操作规程。各级护理人员必须严格执行各项技术操作规程,使各项操作程序化和规范化。

(4)建立健全护理不良事件上报制度和流程。提倡真实反映临床中存在和发现的各种不良事件隐患,如压疮、管道脱落、坠床、跌倒。鼓励不良事件上报。积极发现可能存在的各种隐患,提出可行的改进措施,起到预防为主的有效作用。

(5)严格执行和落实差错事故上报处理制度。不隐报、瞒报,各级护理人员要认真对待发生的问题,积极改进。正确评价护理差错的发生情况,不能简单地以差错多少评价一个护理单元的工作优劣,要做多原因分析,要从个人原因和责任找问题,也要从护理组织管理指导和领导等多方面寻求原因,吸取经验教训,有效防范护理缺陷的发生。

2.加强素质培养

(1)增强安全意识。护理人员对安全重要性的认识是预防质量缺陷的前提。护理部要经常对护理人员进行安全教育,时刻树立患者第一、安全第一的观念,让每个护理人员充分认识质量和安全对于护理专业可持续发展的重要性,自觉遵循以质量求发展的护理质量管理方针,以高度的责任感,主动为患者提供安全、细致、温馨的优质服务。

(2)增强法治观念。用法制教育、案例分析增强护理人员的法律意识和法治观念,自觉遵守法律法规,防范由于法治观念不强造成的护理质量缺陷。同时要把法律当成维护自身的合法权益,认真学习相关法律知识,让法律成为护理人员的守护神。

(3)提高专业水平。在实际工作中,有很多护理质量缺陷源于护理人员的技术水平低、临床专科经验缺乏。因此,护理人员要不断学习和培训,提高专业技能和业务水平。建立健全不同层次人员的在职教育,充分利用业务学习、护理查房、技术训练等形式反复进行提高业务技能的稳定性,促使护理人员自觉按照工作职责及质量标准进行工作。鼓励在职护士的深造学习,提高护士学历层次,为患者提供高质量的护理服务。

3.加强薄弱环节的管理

对容易发生护理质量缺陷的薄弱环节和关键环节要加强监督和指导,发现问题及时处理。如对实习护士的带教要保证质量,防止带教不尽力而发生护理缺陷;对新护士值班、节假日护士值班、病房患者多又有抢救患者时,要经常监督和指导,切实抓好各项护理工作的落实。护理质量控制要做到:对容易出差错的人要多查,对容易出差错的时间段要多查,对容易出差错的环节要多查,对容易出差错的药物要多查,对容易出差错的部门要多查。

4.建立评价机制

针对护理人员的工作,加强质量控制的力度,把每月质量考核结果与科室、个人的绩效分配结合,同时与管理责任挂钩,充分发挥经济杠杆作用。对于发现隐患及不良事件及时上报、纠正差错、对质量促进表现突出的科室和个人给予奖励。

5.坚持全面质量管理思想

全面质量管理的思想强调质量第一、用户第一、预防为主,用数据说话,运用 PDCA 循环的护理管理的基本方法,对护理质量和安全持续改进。

五、护理质量评价

我国医院护理质量管理经历了由定性管理到定量管理、由经验管理到科学管理的发展过程。科学的质量评价不仅有利于维护患者的利益,对劣质服务进行惩处和改进,同时也有利于维护医院与医务人员的利益,使优质服务得到肯定。然而由于护理工作面临的情况复杂,不可控因素多,如何建立起更加科学、客观、可信、有效的护理质量评价方法,是值得卫生主管部门和医院管理者共同深入探讨的问题。

1.护理质量评价

护理质量的评价是护理管理中的控制工作。评价一般指衡量所定标准或目标是否实现或实现的程度如何,即对一项工作成效大小、工作好坏、进展快慢、对策正确与否等方面做出判断的过程。评价贯穿在工作的全过程中,而不应仅在工作结束以后。护理质量评价的意义在于:①说明护理工作的价值,证明和使人确认提供给患者的是有质量的护理;②衡量工作计划是否完成,并按预定的目标或方向进行,工作进展的程度和达到的水平;③根据提供护理服务的数量、质量,评价护理工作需要满足患者需求的程度、未满足的原因及其影响因素,为管理者改进和提高护理质量提供参考;④通过比较评价,选择最佳方案,达到肯定成绩,纠正偏差,持续改进提高的目的。

在进行护理质量评价时应遵循两项原则：实事求是的原则，即评价应尊重客观事实，将实际执行情况与制定的标准进行比较，而标准应是评价对象能够接受的，并在实际工作中能够衡量的；评价标准适当的原则，即确定的标准应适当，不能过高或过低，并具有可比性。

医院护理质量评价指标是说明医院护理工作中某项现象数量特征的科学概念和具体数值表现的统一体，它由一个名称和一个数值组合而成，护理质量的评价和比较可在医院之间进行，也可在同一医院内的不同科室之间进行。一项护理质量评价指标只能反映医院护理工作的某个或某些侧面，只有当不同来源和用途的各个方面护理质量评价指标有序地集合在一起，形成护理质量评价指标体系，才能对医院的全面护理质量发挥评价作用。

指标及指标体系是管理科学的产物，也是进行质量管理最基本、最重要的手段。护理质量评价指标对医院护理工作起着关键的导向性作用。各医院现行的护理质量评价指标主要参照《综合医院分级管理标准》、全国"百佳"医院评审标准、《医疗护理技术操作常规》，以及各省、自治区、直辖市卫生部门制定的医疗护理评价指标。军队医院还同时参照《军队医院护理质量主要评价指标》《军队医院分级管理办法和评审标准》。

《军队医院护理质量主要评价指标》将护理质量评价指标分为工作效率、工作质量和管理质量三类。工作效率指标主要反映护理工作的负荷程度，包括特级护理床日用率、一级护理床日用率两项；工作质量指标主要反映临床护理和环节质量，包括基础护理质量合格率、特护及一级护理质量合格率、年度压疮发生数、护理技术操作合格率四项；管理质量指标重点控制护理管理过程，包括服务态度优良率、病区管理合格率、急救物品器材准备合格率、五种护理文书书写合格率、陪护率、年度护理事故发生数、年度严重护理差错发生率、年度护理差错发生率、护理人员年培训率、护理人员考核合格率十项。

在《综合医院分级管理标准》中设置了11项护理质量评价指标，与《军队医院护理质量主要评价指标》基本相同，不同的是设置了责任制护理和整体护理开展病房数、常规器械消毒灭菌合格率、一人一针一管执行率等指标。

随着国家和军队护理学科水平的不断提高和发展以及医学模式的转变，人们的健康观、服务观、质量观都发生了较大的改变，原有的评价指标有待进一步调整和扩大。自倡导整体护理工作模式以来，对传统的护理质量管理和评价工作提出了新的要求。我国各大医院的护理管理者积极探讨整体护理的理论与实践，不断完善整体护理质量评价标准。

2.护理质量评价指标的设置原则

护理质量评价指标的设立是一项复杂的系统工程。要紧紧围绕进行护理质量评价的目的来设置。一项质量指标就是一项原则、程序、标准、评价尺度或其他能保证提供高水平护理的测量手段，是反映护理工作质量特性的科学概念和具体素质的统一体。因此，每一项指标的设置都应建立在科学、充分的论证和调研，以及对收集的数据进行准确统计分析的基础上，指标的设置除了遵循科学性原则外，还应遵循以下原则。

（1）实用性和可操作性：确定的指标应能切实反映护理质量的核心，能合理解释护理质量现象，同时应考虑质量管理的成本因素。指标的概念和原理要便于理解，指标的计算公式、运算过程也要简单实用。

（2）代表性和独立性：选择能反映目标完成程度的指标，如患者满意度较好地反映了服务水平、技术水平和管理水平,具有一定的代表性。指标还应具有独立的信息,互相不能替代。

(3)确定性和灵敏性:指标必须客观、确定、容易判断,不会受检查人员的主观因素影响。某些需要现场检查判定结果的指标,如基础护理合格率、病区管理合格率、护理文书合格率,由于评价结果容易受检查人员主观因素的影响,故确定性较差,必须通过合理设计调查和正确的统计学处理,以提高其确定性。对于需要通过向患者发放调查问卷才能取得数据的指标,如患者满意度,只有经过严格设计的调查工具、方式和统计方法取得的数值才具有说服力。指标还应有一定的波动范围,以区别质量的变化。如抢救物品完好率多为100%,其灵敏度较差,起不到比较评价的作用。

评价指标的筛选可选用:专家咨询法;基本统计量法;聚类分类法,即将评价指标分类,选择出具有代表性的指标,以减少评价信息的交叉重复;主成分分析法,即将多个相关评价指标合成转化为数个相互独立的主成分,并保留大部分信息;变异系数法,即选择CV值中的指标,筛除迟钝和过于敏感的指标。

3.护理质量评价指标体系的构成

护理质量评价指标体系按管理层次可分为医院间评价指标体系和医院内评价指标体系。医院间评价指标体系适用于上级卫生管理部门了解和评价各医院护理质量水平和状况,为辅助决策提供依据;医院内评价指标体系适用于医院了解和评价各科室护理单元的护理质量水平和状况,奖优罚劣,提高医院护理服务水平。

传统的护理质量评价指标主要侧重临床护理质量,即执行医嘱是否及时、准确;护理文书、表格填写是否正确、清晰;生活护理是否周到、舒适、整洁、安全;有无因护理不当而给患者造成的痛苦和损害等。随着整体护理模式的广泛应用和护理工作内涵与功能的扩展,护理质量评价也应由上述狭义的概念发展为广义概念。

有研究者于1968年首次提出质量评价的3个层次,即卫生服务系统的基本框架是结构质量、过程质量和结果质量的动态构成。我国则按管理流程分为要素质量、环节质量和终末质量。

(1)要素质量评价:要素质量是指构成护理工作的基本要素,主要着眼于评价执行护理工作的基本条件。评价内容如下。

①机构和人员:建立健全与等级医院功能、任务和规模相适应的护理管理体系。可设置2~3级质控组织,即护理部专职质量监控组;总护士长级质量监控组;护士长级质量监控小组,定期进行质量控制与改进活动。护理人员编配合理,在数量和质量上符合规定标准,如护理人员占全院卫生技术人员构成比(1:2),医护比(1:2)、床护比(1:0.4),医院和病区主管护师以上人员构成比、大专以上学历人员构成比、具有执业资格护士构成比等。

②环境、物质和设备:反映医院设施、医疗护理活动空间、环境卫生检查、护理装备水平及物资设备等合格程度。如各护理单元是否安全、整洁、舒适、便捷,床单位设备齐全,护士站离重患者单元的距离、加床数以及常规物品器械消毒灭菌合格率、每年引进护理新仪器设备总值或护理仪器设备占全院构成比、护理仪器设备完好率、急救物品完好率等。

③知识及技术:反映护理业务功能与水平、开展的技术服务项目及执行护理技术常规的合格程度。如护理人员"三基"水平达标率、护理人员年考核合格率、护理人员年培训率、开展整

体护理病房构成比、年发表论文数、年科研成果或革新项目数等。

④管理制度:护理工作有计划并按计划落实,规章制度健全并严格贯彻执行,护理资料齐全并尽量达到计算机管理,如年计划目标达标率。

(2)环节质量评价:环节质量管理注重在护理工作的过程中实施控制,将偏差控制在萌芽状态,属前馈控制。目前国内医院进行护理环节质量评价最常用的指标主要包括以下两类:患者护理质量指标,如基础护理合格率、特级与一级护理合格率、患者对护理工作满意度等;护理环境和人员管理指标,如病区管理合格率、消毒隔离管理合格率、急救物品准备完好率、陪护率、护理表格书写合格率、一人一针一管执行率、护理技术操作合格率。部分医院还增加了一些反映护理观察和诊疗处置及时程度的指标,如护理处置及时率、巡视病房及时率、输液患者呼叫率等。

长期以来,国内医院将环节质量管理作为质量监控的重点,并取得了一定的经验。主要采用的检查和评价方法为若干名护理专家现场检查某医院一定数量的病区和患者,对照相应的检查项目和标准扣分,被检查项目达到标准分数记为合格,未达到标准分数记为不合格,最后统计合格率。

(3)终末质量评价:终末质量是患者所得到的护理效果的综合反映,终末质量评价是对患者最终的护理效果的评价,属于传统的事后评价或反馈控制。这些指标的主要特点是从患者角度进行评价。常用指标包括年度压疮发生数、年度护理事故发生次数、年度严重护理差错发生率、年度护理差错发生率、抢救成功率、出院患者对护理工作满意度、患者投诉数、护患纠纷发生次数等。有研究者认为护理效果的评价应从对患者产生的结果和对医院的影响两方面进行分析,前者包括临床护理效果、患者满意率和健康教育效果;后者包括对医院质量、医院形象和医院经济效益等方面的影响。

为了全面反映护理服务的质量要求,一般采用要素质量、环节质量和终末质量相结合的评价,三者的关系应是:着眼于要素质量,以统筹质量控制的全局;具体抓环节质量有效实施护理指导;以终末质量评价进行反馈控制。

4.护理质量评价方法

护理质量评价是一项系统工程。评价主体由患者、工作人员、科室、护理部、医院及院外评审机构构成;评价客体由护理项目、护理病例、护士、科室和医院构成系统;评价过程按搜集资料—资料与标准比较—做出判断的系统过程实施。按护理质量评价的对象分类的评价方法如下。

(1)以护理项目为评价对象:护理项目是质量评价的基本单元,传统的护理质量评价主要将护理项目作为评价对象,如特护及一级护理质量、护理技术操作合格率、健康教育的实施效果等。

(2)以病例为评价对象:整体护理的开展,实现了护理工作模式由功能制护理到以患者为中心的转变,而护理质量评价尚未很好地关注对整体病例的评价,即根据病例分型识别和评价患者的护理需要程度。有以下 6 种分型:①病情分型,区分患者的危重程度;②自理能力分型,识别需要生活照顾的患者;③心理状态分型,把握有心理服务需要和有纠纷倾向的患者;④经济地位分型,把贫困患者与社会名流区分出来;⑤护理指导分型,把不同护理等级和使用高新技术与风险技术的患者区分出来;⑥满意度分型,把不满意的患者区分开来。根据上述病例分型,建立重点病例报告制,病历质量评价标准和评价表,评价整体护理质量。

(3)以病种为评价对象:病种质量评价是一个群体质量评价层次,主要病种的护理质量在一定程度上可反映专科和医院的护理质量水平。目前国内医院护理质量评价采用的指标信息较混杂,以整体病例为评价单位,则实施过程又过细。病种质量评价体现了宏观与微观的结合,且为非随机性抽样检查,有较好的可靠性和代表性,因此正日益受到重视,但至今尚未引进国内护理管理领域。

(4)以患者满意度为评价对象:全面质量管理就是要达到让所有"顾客"满意,达到他们的期望。患者满意度评价方法,旨在从患者的角度评价医疗护理质量。由患者做出满意度评价是一种市场行为,对患者评价的重视程度,是医院市场观念的标志。从患者的观点看,护理效果质量是评价质量的主要内容,建立在患者对服务过程主观描述基础上的满意度测评,对于管理者评价护理质量非常重要,越来越受到重视。在英国,患者满意度调查已经被提议作为一项常规的审计内容。

满意度测评可以在住院患者中进行,需要专人定期访问住院医院,对一个医院来说操作性尚可,但对上级卫生主管部门来说,则较难做到。同时,住院患者的疾病转归尚未明确,有的人病情仍较重,在接受调查、回答问题或填写问卷时往往有顾虑,使调查结果与实际情况有较大出入,影响评价结果的客观、真实和公正,选择出院患者作为调查对象,可较好地避免上述问题,已被上级卫生主管部门和院内评价时采用。收集信息可采用问卷调查、电话咨询、设立意见簿、出院随访等测评方法。

满意度测评的步骤:①确定目标及评价的目的。②根据评价的目的和评价方法的优缺点选择适当的方法。③设计数据收集工具。调查表是常用的方法,必须经过周密的设计,保证其信度和效度。调查内容既要全面深入,又要简洁方便,以开放式问题作为选择。问题答案选项按标准满意度问卷调查表的 Likert 五级设计法,按各选项以 25 分的间距在 0~100 分的范围设计 5 个选项,分别为"非常好""较好""一般""较差""极差",使各医院问卷调查指标值的离散度加大,更利于进行院间评价。④数据收集与储存。调查表的发放与回收采用"双盲法",即由患者经治科室或医院的上级业务主管部门确定调查问卷的内容,患者填妥调查表后直接寄往发信机关,由上级医疗管理机关对调查表进行分析评价,以保证数据来源的真实性和准确性。⑤数据分析和报告,数据分析可从描述和深入分析两方面处理;报告时层次要清楚,重点应突出。⑥信息转化,对评价结果做出快速反应是持续质量改进的基本前提。

第四节　护理安全管理

一、概述

医院安全管理直接关系到医院优质医疗服务的实现,医院社会信誉度、患者权利的维护,社会的安定和医务人员的自身安全。护理安全管理是医院安全管理的一部分,是护理质量管理的重要内容。正确认识护理风险的重要性,增强法治意识,采用有效的方法和手段降低医疗护理风险,保证患者安全和护理人员安全,是所有护理管理者必须高度关注的问题。

(一)护理安全的基本概念

1.医院安全

医院安全是指患者在接受医疗服务过程中和医务人员在实施医疗中不受到任何意外的伤害,如摔倒、坠床、医院感染、差错、事故、财物丢失、职业伤害甚至危及生命等。

2.医院安全管理

传统的医院安全管理包括消防、人身安全、财产安全及突发性事件处理等。随着"以患者为中心"的医学模式的建立和患者自主意识的提高,医院安全管理有了更多、更新、更高的要求,涉及医院空间动态规划、信息系统安全、设备仪器保养和耗材物资补充等因素,贯穿诊疗过程、感染管理、血液安全、用药安全、手术安全、膳食供应等多个环节,包括患者从入院到出院的整个过程的人、事、物、信息等全部要素,其中预防和减少患者及医护人员在诊疗过程中的不良事件是关键。

3.护理安全

护理安全是指在护理服务的全过程中,不发生允许范围以外的不幸或损失的风险。护理安全包括护理主体的安全(护士安全)和护理对象的安全(患者安全)。

4.护理安全管理

护理安全管理是指实施一系列与安全及职业健康相关的各种行动措施与工作程序,防范安全事故,消灭安全隐患,创建安全的医疗护理环境。它包括患者安全管理和护士职业防护。

(二)护理安全与护理风险的关系

护理风险是一种职业风险,就是从事护理服务的职业具有一定的发生频率并由该职业者承受的危险,包括政治风险、经济风险、法律风险和人身风险。护理安全与护理风险有因果关系:护理风险意识低,护理风险增加,护理安全系数低;反之,护士风险意识强,护理风险降低,护理安全系数高,护理安全得到保障。因此,护理管理者要确保护理安全,必须首先提高护理人员的护理风险意识。

(三)影响护理安全的因素

1.患者因素

护理是一项护患双方参与的活动,护理活动的正常开展需要患者及其家属的密切配合和支持。患者年龄、本身的道德素质、文化修养、心理素质、对疾病的认识及承受力,所患疾病的危险性、复杂性、医疗护理技术难度等都会影响患者的情绪及行为,继而产生安全隐患。如高龄老年人和低龄儿童,感觉、肢体功能障碍的患者极易发生烫伤、误吸、意外走失、跌倒和坠床等突发意外事件;患者私自离开医院,不配合医护人员的管理和各种诊疗护理操作、缺乏医疗常识、对自己疾病认识不足、擅自调节滴速等也会产生安全隐患。

2.护士因素

护理人员因素包括主观和客观两方面,主要内容如下。

(1)护士法治观念薄弱,缺乏自我保护意识。如没有及时履行告知义务;不注意保护患者隐私;不坚持原则,盲目执行口头医嘱等。

(2)工作不认真,不遵守护理规章制度。如交接班不认真、无菌操作不严格、用药或输液时未认真执行"三查七对"、巡视和观察不及时而出现的患者病情变化、发生意外或死亡等。

(3)业务水平不高,技术操作不熟练。如业务知识缺乏、工作经验不足;技术水平低或不熟练,与他人配合较差;不重视学习和业务技术培训对新技术的应用及新设备的使用掌握不熟练;单独上班时不能完成较复杂的操作;对患者病情观察不仔细,不能及时、准确、有效地抢救患者。

(4)护理记录单中存在大量安全隐患。如主客观资料书写不清楚;护理记录真实性、及时性、准确性不够;护理记录和医疗病程记录不符等。

(5)护患沟通不够。如轻视人性化服务,不主动与患者及家属交谈;护患交流的信息时间过少,缺乏患者迫切想了解的有关病情、用药、治疗、预后、护理安排及主管医生护士的姓名;患者用药咨询、住院账目查询时,护士语言失度、解释工作不到位、缺乏沟通技巧等。

(6)带教不严。如临床教师不重视实习生带教工作,缺乏严格的监督和指导,导致护生基础理论薄弱、操作能力差、擅自单独做治疗等。

3.环境因素

(1)医院基础设施、设备性能及物品配置欠完善。如地面、地板、瓷砖不防滑、走廊无扶手,消防通道堵塞、消防设备不全,病床无护栏、输液升降失控,水管、电线老化,冷热水无标识等。

(2)环境污染。如由于消毒隔离不严而导致的院内交叉感染,以及无保护装置导致的射线损伤等。

(3)病房治安问题。如失火、盗窃等。

4.管理因素

(1)体制不健全。医院规章制度不健全不完善、约束力不强、监控不严、督查不力,有制度未能严格落实,三基三严落实不到位,缺乏有效的职业道德教育和安全教育等。

(2)护士人力配置不够。随着医疗保险制度的普及,各级医院患者明显增加,床位使用率不断提高,护士缺编,新聘合同护士多、产假、婚假多,床护比不够,导致护士工作量大、不分昼夜、超负荷工作,临床护士在过度疲惫下易发生护理安全问题。

(3)抢救设备准备不足或未处于备用状态。抢救设备在管理上要求定数量、定点安置、定专人管理、定期消毒灭菌及定期检查维修,以确保抢救时使用。如呼吸机、监护仪、除颤仪、微量泵未及时保养维修等都会给抢救工作带来不安全后果或使意外事件发生。

(4)物品准备不足或未处于备用状态。护理物品数量不足、质量不好;设备性能差、不配套,都会影响护士技术的正常发挥,增加护理不安全的风险系数。如输液器漏液、注射器漏气、负压吸引器无负压等。

(5)紧急意外及关键环节预见性不足。临床护理工作中可能发生许多紧急突发事件,如特殊患者出现躁动、脾气暴躁、有自杀倾向、性格变异等,危重患者的转送与交接、生活不能自理患者的搬运与转送、夜间和节假日患者的交接等关键的工作环节预见性不足或应对不及时。

二、患者安全管理

患者安全源于希波克拉底的箴言"最重要的是不要带来伤害",是医院管理永恒的主题,也是一个备受全球关注的大众健康议题。患者安全管理的目标就是要通过构建一种能使临床失误发生率最小、临床失误拦截率最大的健康服务系统,可在最大程度上规避、预防和改善健康服务导致的患者不良结果或损伤。从国际患者安全运动的最新经验和医疗机构的管理实践来看,患者安全已经不仅仅局限于具体医疗机构组织范围内,而是一个国家层面的管理问题。患者安全概念的外延广泛,可涉及护理工作中的患者安全、医疗工作中的患者安全和医院管理中的患者安全。本节仅讨论护理工作中的患者安全。

(一)患者的常见安全问题

1.医院感染控制问题

医院感染在广义上来讲,是指患者在入院时和入院前不存在,而在住院期间遭受病原体侵袭引起的感染或是出院后出现的症状,是患者安全的严重威胁。在医院内,最易感染的部位分别为消化道、呼吸道、切口感染、泌尿道。

2.环境安全问题

环境安全是保障患者健康与康复的基础。环境安全包括患者床单的安全,安全用水、用气、用电,消防安全,医院内患者的活动安全,医院内公共设施安全,医院辐射环境安全,不可控突发事件如地震等。环境安全问题需要管理者用标准化程序应对,也需要临床护士在其工作中的维护。

3.用药安全问题

合理规范用药、正确实施给药、关注药物配伍禁忌、药品质量及效期管理、用药观察等各个环节都与患者安全密切相关。作为临床用药的主要实施者,临床护士和护理管理者应高度重视用药安全的管理工作。

4.设备器具的安全问题

作为直接为患者进行检查和治疗的医疗设备,如果其使用安全发生了任何问题,轻者导致财产损失,重者可能会威胁患者生命,将会导致严重的医疗纠纷。常见的设备器具的安全问题有质量问题、违法违规重复使用、缺乏有效监管、人为恣意扩大使用的适应证、医疗设备缺乏维护和定期保养等。

5.违背法律和护理规程问题

医疗护理的相关法律法规、护理技术规范和操作流程以及医院内的各项规章制度都是每一位护士开展护理服务的标准和指南,必须不折不扣严格执行。恣意、人为地更改、超越或违背临床护理诊疗技术规范;违反《护理条例》,无执照从事护理工作等都是非法行护的行为。

(二)患者安全管理的策略

1.营造患者安全文化

患者安全的管理不仅是一个管理方法和形式,而且应该是一种意识,是深入人心的一种用来指导工作实践的思维模式和工作态度。因此,它不仅仅涉及护士和护理管理者,还涉及医院中所有的部门,包括最高管理层。通过领导的重视和支持,各个部门共同的努力以及长期的灌输和培养,患者安全才能成为一种自觉和主动的文化意识。

营造患者安全的文化需要管理者转变安全管理的理念,从责备犯错误的个体到把错误作为促进安全的机会。作为护理管理者,要不断提高自己科学分析问题和解决问题的能力,从学习和责任两个系统来分析,其中,学习系统主要针对事件而言,关注发生什么、发生原因以及如何防范;责任系统则针对个人,关注这些人是否关注系统的安全问题,能否胜任安全工作,能够通过系统分析,寻求护理安全管理的改进,如增加人员配置、改变排班方式、加强护理安全关键点的控制、悬挂警示牌等。

2.健全护理安全管理体系

对一切不安全事件如护理差错事故、护理投诉事件、护理意外事件、并发症等进行分析、评估和预警,对护理服务全过程的动态监测,对纠偏措施的制定、落实和跟进等,这一过程涉及信息收集、信息报告、信息公示、预警信息发布等一系列环节和方面,需要有健全的护理安全管理体系做保障。

健全护理安全管理体系,首先需要成立护理部-科护士长-护士长三级护理质量安全管理结构:护理部成立护理质量安全管理委员会,负责全院患者安全管理及质量标准的制定、实施和监督,负责各个部门之间的协调和沟通等;科护士长成立分管片区内的护理质量安全控制小组;各病区成立科内护理质量安全控制小组。明确制定"部-科-区"的职责和工作标准:护理部每季度组织护理质量控制和安全护理不良事件分析讨论会,利用根本原因分析法对护理不良事件进行深入分析,剖析产生不良事件的个人原因及系统原因,并进行有效改进;科护士长每月组织护士长对所分管科室的护理质量和安全进行分析、评估,制定防范措施;病区每周对护理质量进行自我控制,组织护理风险分析会,对本科内的风险进行分析、评估,查看各项质量标准落实情况。其次,各级管理者需要采取科学的质量管理方法,如 PDCA 循环、质量管理圈活动等,从而持续改善患者的质量安全问题。最后,还要建立和完善医护团队的沟通机制,加强护患沟通管理,严格落实各项患者安全的规章制度,使患者安全管理工作落到实处。

3.进行护理风险预警评估

护理活动犹如一把双刃剑,为患者治疗疾病,改善健康状况的同时,也可能遭受各种损伤。患者安全管理就是将护理行为导致患者遭受不幸或损伤的可能性,即护理风险降低到最小。而识别风险是这一管理工作的前提和基础,即采用系统化的方法,对人员、设备、材料、药品、环境、流程、规章和制度等因素进行判断、归类,鉴定,掌握护理工作各个环节的风险所在。护理风险识别的主要方法:①呈报护理风险事件,正确收集相关的信息;②积累临床护理资料,全面掌握风险控制规律;③分析护理工作流程,科学预测护理风险防范。由于护理服务过程中患者流动、设备运转和疾病护理等都是一个动态的过程,所以识别护理风险的实质是对护理风险的一个动态监测过程。

护理风险明确后,各级管理者从各自的角度、各自的职责任务出发,对人员、物品、器械、环境、制度流程等各方面的风险进行具体分析,评估其风险的严重程度和发生频率,确定风险级别,做好预警,并制定有效的防范措施,如建立护理规章制度和护理质量标准,组织护士相关学习和培训,制定风险应急预案及演练,进行护理巡查和督导,加强信息沟通交流等。此外,管理者还要对风险防范措施的执行情况进行检查,对高风险项目定期进行结果分析,评价和改进护理风险防范措施。这样才能使护理安全管理模式逐渐向预警防范与积极干预的前馈控制管理模式转变。

4.加强安全教育和培训

护理安全管理的对象是护理风险,而护理风险作为一种职业风险,意味着任何护士在工作中都可能会遇到,因此护理安全管理是一个持续不断的教育和干预过程。除了护士的学习和培训外,我们还需要针对患者及家属开展不同形式的安全教育,鼓励他们也参与安全管理。护士教育和培训的重点除了安全意识、敬业精神、制度规范、法律法规等外,还应该将重点放在以下四个方面(又称4C)。

(1)同情:护士必须对患者、对同事乃至对自己都具有同情之心。对患者持同情之心有利于建立良好的护患关系。

(2)沟通:除了与患者及家属沟通外,护士还应与医生及其他有关人员进行充分沟通,良好的沟通机制是确保患者安全的重要因素。

(3)能力:过硬的护理业务能力和沟通交流能力能够赢得患者及其他相关人员的尊重和信赖;风险的预知能力和应对能力能够防范风险和减少损失。

(4)表格化:护理记录是患者病案的重要组成部分,许多医疗纠纷都与缺乏适宜的护理记录有关。护理记录主要反映患者的病情和生命体征变化以及护理措施落实等情况,为了记录的规范、完整和省时,应提倡记录的表格化。

5.应用患者安全技术

患者安全技术是指用来帮助医护人员减少临床失误和增进患者安全的各类技术的总称。目前,护理工作中应用得最多的患者安全技术包括:

(1)个人数字化辅助设备:如PDA移动护士工作站、医师移动查房等,实现床边生命体征录入、护理评估和护理记录等。

(2)条形码系统:如二维条码腕带识别系统、口服药、输液、检验、治疗等二维码扫描系统、检验条形码管理系统等。

(3)全自动口服药品摆药机:实现口服药自动摆药、自动分装、独立包装、自动打印及二维条码识别等综合功能于一体。

(4)计算机医生工作站和护士工作站:实现医嘱的开具、转抄、打印、执行、核对、校正等功能综合电子处理化;医疗及护理病历实时电子化书写,并实现与影像、检验系统的联网操作。

(5)各类报警技术:如检验危急值在医生、护士工作站实时报警;护理病历生命体征预警报警技术。

(6)患者监护系统:电子监护系统的集束化管理、全智能电子监护系统的管理等,可随时接收每个患者的生理信号,如脉搏、体温、血压、心电图等,定时记录患者情况构成患者日志。

6.进行护理安全事件分析

护理安全事件分析的目的是预防或杜绝类似错误问题的再次发生。常用的方法如下。

(1)根本原因分析:根本原因分析(RCA)是指由多学科的专业人员,针对选定的安全事件进行详尽地回溯性调查的一种分析技术,以揭示患者安全事故或严重的临床接近失误的深层原因,并提出改进和防范措施。RCA的工作要点主要包括:①问题(发生了什么):按照时间顺序排列护理过程中的各种活动和现象,通过还原现场,识别发生了什么事、事件发生的过程等;②原因(为什么发生):针对已发生的事件,运用科学的方法识别为什么会发生患者安全事故,通过分析造成问题的可能原因,直至确定根本原因;③措施(什么办法能阻止再次发生);多学科的专业人员从不同的专业角度提出意见和建议,识别什么方法能够阻止问题再次发生,什么经验教训可以吸取,或者一旦发生医疗机构可以做什么。

(2)重大事件稽查:重大事件稽查(SEA)是指医疗团队中的人员定期对不良/优良的医疗或护理事件进行系统的、详细的分析,以寻求改进和提高的过程。SEA 和 RCA 之间不是一种相互排斥的关系,SEA 的结果可能提示存在于组织水平上的安全隐患,然后决定是否进行RCA。SEA 的工作要点主要包括:①确定将要稽查的重大医疗或护理事件,并收集相关信息;②举行 SEA 事件讨论会,讨论并做出相关事件的决定;③系统化记录事件的前因后果和发生发展过程;④采取措施。

三、护士职业安全管理

医院是以患者为服务对象的特殊工作场所,是病原微生物聚集的地方,医务人员在工作中面临着巨大的职业安全风险。护理工作由于其工作场所、工作对象、工作内容、工作时间等的特殊性,职业伤害的发生率高,发生类别多,发生后的危害程度大,护士职业已被公认为是高风险职业。因此,医疗卫生单位要进一步加强对职业防护的重视,完善防护设施条件,做好标准防护;护理人员要强化执业安全防护意识.掌握职业防护知识和技能,严格执行相关的制度和操作规程,有效减少职业安全问题。

(一)相关概念

1.护士职业危害

护士职业危害是指护士在从事护理工作的过程及其环境中产生或存在的,对护士的健康、安全及工作能力可能造成不良影响的一切要素或条件的总称。

2.护士职业防护

护士职业防护是指采取科学的管理措施和技术措施,消除或改善护理工作过程中危及护士人身安全或健康的不安全环境、不安全场所和不安全行为、不安全设备和设施,防止伤亡事故和职业危害,或将其所受伤害降到最低程度,保障护士在护理工作过程中的安全与健康的总称。

(二)护士职业危害因素

护理学的任务决定了护士工作的场所通常是在医疗、预防、保健、采供血及计划生育技术服务等机构,特定的工作场所使护理面临许多不安全的职业危害因素。其主要包括4个方面。

1.生物性因素

生物因素是指在医疗护理活动过程中,患者所携带的病原微生物如乙型肝炎病毒(HBV)、丙型肝炎病毒(HCV)和人类免疫缺陷病毒(HIV)、结核分枝杆菌、梅毒螺旋体等,通过各种传播途径导致医务人员获得相关感染的因素。HBV、HCV、HIV 是对医务人员危害最大的 3 种病原体。

2.物理性因素

物理性因素包括锐器物、噪声、电离辐射、机械振动、长期负重等。如护士在护理工作过中,长时间处于不当体位或经常使用不合理的工具等,使其运动系统长期处于过度紧张状态可造成腰肌劳损、下肢静脉曲张、腰椎间盘突出症。国内外多项研究显示,针刺伤是造成护士皮肤损伤主要的职业损伤类型之一。

3.化学性因素

化学性因素包括工作中所接触的有毒化学物质,如各种抗肿瘤药物、化学消毒剂、麻醉药气体等。护士职业性接触抗肿瘤药物可导致胎儿流产、骨髓抑制、致癌、致畸的危险。

4.心理性因素

心理性因素是指护士工作中心理方面存在或受到的危害因素,如护士因长期夜班生活不规律、工作超负荷、工作得不到患者及其家属理解等导致心理压力过大。

(三)标准预防

标准预防由美国职业安全卫生管理局(OSHA)颁布的预防血源性传播性疾病的指导方法,是预防经血液、体液传播疾病的重要手段。

1.标准预防的概念

标准预防是基于患者的血液、体液、分泌物(不包括汗液)、非完整皮肤和黏膜均可能含有感染性因子的原则,针对医院所有患者和医务人员采取的一组预防感染措施,包括手卫生、穿戴合适的防护用品、处理患者环境中污染的物品与医疗器械。标准预防强调将所有患者的血液、体液、分泌物、排泄物均视为有传染性,均需进行隔离,既要防止血源性疾病传播,也要防止非血源性传播;强调患者和医务人员的双向防护,降低医务人员与患者、患者与患者之间交叉感染的危险性。

2.标准预防的措施

(1)医务人员在接触患者的血液、体液、分泌物、排泄物及破损的黏膜、皮肤前均应戴手套,操作完毕应立即洗手。

(2)在诊疗护理不同患者时应洗手,如患者发生喷溅时应戴眼罩、口罩,并穿隔离衣或防护服。

(3)操作过程中应遵循先清洁后污染的原则,如换药时应先处理清洁伤口再处理污染伤口。

(4)患者喷溅物污染医疗仪器或设备时应立即消毒处理,重复使用的医疗仪器和设备用于下一患者时,根据规范要求进行清洁消毒或灭菌处理。

(5)患者使用后的污染床单、被服、衣裤等应在指定地点清点,避免尘埃飞扬,污染环境空气、物体表面等。

(6)对有引发他人传染可能的患者应尽量安置单人房间。

(7)在进行侵袭性诊疗护理操作过程中,应遵守安全注射标准和原则。

(8)根据《医疗废物管理条例》分类处置医疗废物。

(9)患者健康教育内容中增加呼吸卫生(咳嗽)礼仪策略,注意打喷嚏或咳嗽时遮住口鼻或戴口罩,减少因呼吸道分泌物播散空气中引起飞沫传播疾病的感染机会。

(四)护士职业防护措施

医院应建立和完善护理安全管理体系,强化职业安全教育,结合医院的实际情况制定相应的预防与控制措施,规范护理工作流程的各个环节,进行定期或不定期检查,分析和解决存在的问题,并及时纠正处理,确保护士安全。护士的职业防护措施主要包括如下。

1.针刺伤预防

规范操作行为、执行安全操作标准是降低针刺伤发生率,确保护理职业安全的重要环节。①树立标准预防的观念。接触患者的血液、体液时,护士应自觉采取防护措施如戴手套、口罩、帽子,穿隔离衣等。②护士在进行注射,抽血,输液等操作时,行动要特别小心,以免刺伤别人或自己;操作后应安全处理针头,不要徒手分离针头或将扔下的针头重新插到输液管等;不给针头套帽,一定要套回时,应单手套法,禁止双手回套针帽。③用持物钳持物,不可用手直接接触使用过的针头、刀片。任何时候都不用弯曲、损伤的针器,绝对不用手处理破碎的玻璃。④针头或锐器使用后立即扔进锐器收集箱中,有明显的生物危险品警告标志。⑤为不配合的患者注射或输液时应该有别人帮助。⑥护理操作过程中,要保证充足的光线,并特别注意防止被针头、缝合针、刀片等锐器刺伤或划伤。

2.消毒灭菌剂预防

戊二醛消毒液应存放于有盖的容器内,且室内通风良好,以减少与有害气体的接触,接触戊二醛应戴橡胶手套,防止消毒液溅入眼内或吸入;甲醛消毒灭菌应在无菌箱中进行,消毒后开窗通风,去除残留的甲醛气体等。

3.化疗药物预防

①配制抗肿瘤药物的区域应为相对独立的空间,宜在Ⅱ级或Ⅲ级垂直层流生物安全柜内配制。②使用抗肿瘤药物的环境中可配备溢出包,内含防水隔离衣、一次性口罩、乳胶手套、面罩、护目镜、鞋套、吸水垫及垃圾袋等。③配药时操作者应戴双层手套(内层为PVC手套,外层为乳胶手套)、一次性口罩;宜穿防水、无絮状物材料制成、前部完全封闭的隔离衣;可佩戴护目镜;配药操作台面应垫以防渗透吸水垫,污染或操作结束时应及时更换。④给药时,操作者宜戴双层手套和一次性口罩;静脉给药时宜采用全密闭式输注系统。⑤所有抗肿瘤药物污染物品应丢弃在有毒性药物标识的容器中。

4.麻醉废气的管理

包括降低麻醉药污染,加强麻醉废气排污设备及工作人员自身防护。如选择密闭性能好的麻醉机进行定期检测,防止气源管道漏气;加强麻醉废气排污设备管理,加强工作人员自身防护,特别是孕期或哺乳期妇女的自身防护。

5.噪声预防

对仪器和设备定期检查、检修、上润滑剂,尽量减少推拉次数,以减少噪音;对新建工作间应从声学设计角度考虑隔音设备。

6.精神缓解

注重培养护士对挫折的承受能力,指导护士用积极有建设性的行动应对压力;鼓励护士学习心理学,摆脱心理困扰,以更大热情投入工作;建立和扩展良好的社会支持系统,给护理人员创造一个舒心的工作环境等。

第二章　内科护理

第一节　脑血管疾病的护理

一、短暂性脑缺血发作

短暂性脑缺血发作(TIA)是指颅内血管病变引起的一过性、短暂性、局灶性或可逆性神经功能障碍。症状一般持续10~15min,多在1h内恢复,最长不超过24h,可反复发作,不遗留神经功能缺损的症状和体征。TIA发作好发于老年人,男性多于女性。临床研究结果表明:症状持续3h以上的TIA患者有影像学及病理学改变,故目前对TIA发作时间的限定尚存争议。伴有大脑半球症状的TIA和伴有颈动脉狭窄的患者,70%预后不佳,2年内发生脑卒中的概率是40%。一般椎-基底动脉系统TIA发生脑梗死的较少,年轻的TIA患者发生脑卒中的危险较低,单眼视觉症状的患者预后较好。

(一)病因与发病机制

主要的病因是动脉粥样硬化、动脉狭窄、心脏病、血液成分改变及血流动力学变化等。

1.微栓子形成

微栓子主要来源于动脉粥样硬化的不稳定斑块或附壁血栓的破碎脱落、瓣膜性或非瓣膜性心源性栓子及胆固醇结晶等。微栓子阻塞小动脉常导致其供血区域脑组织缺血,当栓子破碎或溶解移向远端时,血流恢复,症状缓解。此型TIA的临床症状多变,发作频度不高,数周或数月发作1次,每次发作持续时间较长,可达数十分钟至2h。

2.血流动力学改变

基本病因可能是由各种原因(如动脉硬化和动脉炎等)所致的颈内动脉系统或椎-基底动脉系统的动脉严重狭窄,在此基础上血压急剧波动导致原来靠侧支循环维持的脑区发生一过性缺血。此型TIA的临床症状比较刻板,发作频度较高,每天或每周可有数次发作,每次发作持续时间多不超过10min。

3.其他因素

如锁骨下动脉盗血综合征,某些血液系统疾病,如真性红细胞增多症、血小板增多、各种原因所致的严重贫血和高凝状态等。

(二)临床表现

TIA症状取决于受累血管的分布。

1.颈动脉系统 TIA

常表现为单眼或大脑半球症状。视觉症状表现为一过性黑矇、雾视、视野中有黑点等;大脑半球症状多为一侧面部或肢体的无力或麻木。一过性单眼盲是颈内动脉分支眼动脉缺血的特征性症状,优势半球缺血时可有失语。

2.椎-基底动脉系统 TIA

通常表现为眩晕、头晕、构音障碍、发作性跌倒、共济失调、复视、眼球震颤、交叉性运动或感觉障碍、偏盲或双侧视力障碍。一侧脑神经麻痹,对侧肢体瘫痪或感觉障碍为椎-基底动脉系统 TIA 的典型表现。

(三)实验室检查

CT 或 MRI 检查大多正常,部分病例(发作时间>60min)于弥散加权 MRI 可见片状缺血灶。CTA、MRA 及 DSA 检查可见血管狭窄、动脉粥样硬化斑。TCD 检测可发现颅内动脉狭窄,并可进行血流状况评估和微栓子监测。血常规和生化检查也是必要的,神经心理学检查可能发现轻微的脑功能损害。

(四)治疗

1.病因治疗

确诊 TIA 后应针对病因进行积极治疗,如控制血压,治疗心律失常、心肌病变,稳定心脏功能,治疗脑动脉炎,纠正血液成分异常等。

2.药物治疗

(1)抗血小板聚集剂:可能减少微栓子的发生,对预防复发有一定疗效。常用药物有:阿司匹林 75~150mg/d;双嘧达莫,每次 25~50mg,3 次/d 天;噻氯匹定、氯吡格雷和奥扎格雷。

(2)抗凝治疗:对伴有心房颤动、频繁发作的 TIA,或发作持续时间长,每次发作症状逐渐加重,同时又无明显的抗凝治疗禁忌者(无出血倾向、无严重高血压、无肝肾疾病、无溃疡病等),可及早进行抗凝治疗。首选肝素 100mg 加入生理盐水 500mL 中静脉滴注,20~30 次/min;根据凝血活酶时间(APTT)调整肝素剂量,维持治疗前 APTT 值的 1.5~2.5 倍为完全抗凝标准,5d 后可改口服华法林或低分子肝素钠腹壁皮下注射。

(3)钙通道阻滞药:钙通道阻滞药可扩张血管,阻止脑血管痉挛,如尼莫地平 20~40mg/d。

(4)中医药治疗:常用川芎、丹参、红花等药物。

(5)外科手术和血管内介入治疗:经血管造影确定 TIA 是由颈部大动脉病变如动脉硬化斑块引起明显狭窄或闭塞者,为了消除微栓塞,改善脑血流量,建立侧支循环,可考虑外科手术和血管内介入治疗(一般颈动脉狭窄>70%,患者有与狭窄相关的神经系统症状,可考虑颈动脉内膜切除术或血管内介入治疗)。

(五)护理措施

1.常规护理

(1)一般护理:发作时卧床休息,注意枕头不宜太高,以枕高 15~25cm 为宜,以免影响头部的血液供应;转动头部时动作宜轻柔、缓慢,防止颈部活动过度诱发 TIA;平时应适当运动或体育锻炼,注意劳逸结合,保证充足睡眠。

（2）饮食护理：指导患者进食低盐低脂、清淡、易消化、富含蛋白质和维生素的饮食，多吃蔬菜、水果，戒烟酒，忌辛辣油炸食物和暴饮暴食，避免过分饥饿。合并糖尿病的患者还应限制糖的摄入，严格执行糖尿病饮食。

（3）心理护理：帮助患者了解本病治疗与预后的关系，消除患者的紧张、恐惧心理，保持乐观心态，积极配合治疗，并自觉改变不良生活方式，建立良好的生活习惯。

2.专科护理

（1）症状护理

①对肢体乏力或轻偏瘫等步态不稳的患者，应注意保持周围环境的安全，移开障碍物，以防跌倒；教会患者使用扶手等辅助设施；对有一过性失明或跌倒发作的患者，如厕、沐浴或外出活动时应有防护措施。

②对有吞咽障碍的患者，进食时宜取坐位或半坐位，喂食速度宜缓慢，药物宜压碎，以利吞咽，并积极做好吞咽功能的康复训练。

③对有构音不清或失语症的患者，护士在实施治疗和护理活动过程中，注意言行不要有损患者自尊，鼓励患者用有效的表达方式进行沟通，表达自己的需要，并指导患者积极进行语言康复训练。

（2）用药护理：详细告知药物的作用机制、不良反应及用药注意事项，并注意观察药物疗效情况。血液病有出血倾向，严重的高血压和肝、肾疾病，消化性溃疡等均为抗凝治疗禁忌证。肝素50mg加入生理盐水500mL静脉滴注时，速度宜缓慢，10～20滴/min，维持24～48h。

（3）安全护理

①使用警示牌提示患者，贴于床头呼吸带处，如小心跌倒、防止坠床。

②楼道内行走、如厕、沐浴有人陪伴，穿防滑鞋，卫生员清洁地面后及时提示患者。

③呼叫器置于床头，告知患者出现头晕、肢体无力等表现及时通知医护人员。

3.健康指导

（1）保持心情愉快、情绪稳定，避免精神紧张和过度疲劳。

（2）指导患者了解肥胖、吸烟酗酒及饮食因素与脑血管病的关系，改变不合理饮食习惯，选择低盐、低脂、充足蛋白质和丰富维生素饮食。少食甜食、限制钠盐，戒烟酒。

（3）生活起居有规律，养成良好的生活习惯，坚持适度运动和锻炼，注意劳逸结合，对经常发作的患者应避免重体力劳动，尽量不要单独外出。

（4）按医嘱正确服药，积极治疗高血压、动脉硬化、心脏病、糖尿病、高脂血症和肥胖症，定期监测凝血功能。

（5）定期门诊复查，尤其出现肢体麻木乏力、眩晕、复视或突然跌倒时应随时就医。

二、脑梗死

脑梗死（CI）又称缺血性脑卒中，包括脑血栓形成、腔隙性脑梗死和脑栓塞等，是指因各种原因导致脑部血液供应障碍、缺血、缺氧所致的局限性脑组织的缺血性坏死或软化。临床上最常见的有脑血栓形成、脑栓塞和腔隙性梗死。

脑血栓形成(CT)是脑梗死最常见的类型,约占全部脑梗死的60%。是在各种原因引起的血管壁病变基础上,脑动脉主干或分支动脉管腔狭窄、闭塞或血栓形成,引起脑局部血流减少或供应中断,使脑组织缺血、缺氧性坏死,出现局灶性神经系统症状和体征。

脑栓塞是由各种栓子(血流中异常的固体、液体、气体)沿血液循环进入脑动脉,引起急性血流中断而出现相应供血区脑组织缺血、坏死及脑功能障碍。只要产生栓子的病原不消除,脑栓塞就有复发的可能。213的复发发生在第1次发病后的1年之内。脑栓塞急性期病死率与脑血栓形成大致接近,死因多为严重脑水肿引起的脑疝、肺炎和心力衰竭等。有10%～20%在10d内发生第2次栓塞,再发时病死率更高。约2/3患者留有偏瘫、失语、癫痫发作等不同程度的神经功能缺损。

腔隙性梗死是指大脑半球或脑干深部的小穿通动脉,在长期高血压基础上,血管壁发生病变,最终管腔闭塞,导致缺血性微梗死,缺血、坏死和液化的脑组织由吞噬细胞移走形成空腔,主要累及脑的深部白质、基底节、丘脑和脑桥等部位,形成腔隙性梗死灶。

(一)病因与发病机制

1.脑血栓形成

(1)脑动脉粥样硬化:是脑血栓形成最常见的病因,它多与主动脉弓、冠状动脉、肾动脉及其他外周动脉粥样硬化同时发生。但脑动脉硬化的严重程度并不与其他部位血管硬化完全一致。高血压常与脑动脉硬化并存、两者相互影响,使病变加重。高脂血症、糖尿病等则往往加速脑动脉硬化的进展。

(2)脑动脉炎:如钩端螺旋体感染引起的脑动脉炎。

(3)胶原系统疾病、先天性血管畸形、巨细胞动脉炎、肿瘤、真性红细胞增多症、血液高凝状态等。

(4)颈动脉粥样硬化的斑块脱落引起的栓塞称为血栓栓塞。

在颅内血管壁病变的基础上,如动脉内膜损害破裂或形成溃疡,在睡眠、失水、心力衰竭、心律失常等情况时,出现血压下降、血流缓慢,胆固醇易于沉积在内膜下层,引起血管壁脂肪透明变性、纤维增生、动脉变硬、纡曲、管壁厚薄不匀、血小板及纤维素等血液中有形成分黏附、聚集、沉着、形成血栓。血栓逐渐扩大,使动脉管腔变狭窄,最终引起动脉完全闭塞。缺血区脑组织因血管闭塞的快慢、部位及侧支循环能提供代偿的程度,而出现不同范围、不同程度的梗死。

脑部任何血管都可发生血栓形成,但以颈内动脉、大脑中动脉多见。血栓形成后,血流受阻或完全中断,若侧支循环不能代偿供血,受累血管供应区的脑组织则缺血、水肿、坏死。经数周后坏死的脑组织被吸收,胶质纤维增生或瘢痕形成,大病灶可形成中风囊。

2.脑栓塞

脑栓塞的栓子来源可分为心源性、非心源性、来源不明性三大类。

(1)心源性:为脑栓塞最常见的原因。在发生脑栓塞的患者中约一半以上为风湿性心脏病二尖瓣狭窄并发心房颤动。在风湿性心脏病患者中有14%～48%的患者发生脑栓塞。细菌性心内膜炎心瓣膜上的炎性赘生物易脱落,心肌梗死或心肌病时心内膜病变形成的附壁血栓脱落,均可成为栓子。心脏黏液瘤、二尖瓣脱垂及心脏手术、心导管检查等也可形成栓子。

(2)非心源性:主动脉弓及其发出的大血管动脉粥样硬化斑块与附着物及肺静脉血栓脱

落,也是脑栓塞的重要原因。其他如肺部感染、败血症引起的感染性脓栓;长骨骨折的脂肪栓子;寄生虫虫卵栓子;癌性栓子;胸腔手术、人工气胸、气腹以及潜水员或高空飞行员所发生的减压病时的气体栓子;异物栓子等均可引起脑栓塞。

(3)来源不明性:有些脑栓塞虽经现代先进设备、方法进行仔细检查仍未能找到栓子的来源。

3.腔隙性梗死

主要病因为高血压导致小动脉及微小动脉壁脂质透明变性,管腔闭塞产生腔隙性病变。有资料认为舒张压增高对于多发性腔隙性梗死的形成更为重要。病变血管多为 $100\sim200\mu m$ 的深穿支,如豆纹动脉、丘脑穿通动脉及基底动脉中央支,多为终末动脉,侧支循环差。

(二)临床表现

1.脑血栓形成

(1)本病好发于中老年人,多见于 $50\sim60$ 岁以上的动脉硬化者,且多伴有高血压、冠心病或糖尿病;年轻发病者以各种原因的脑动脉炎为多见;男性稍多于女性。

(2)通常患者可有某些未引起注意的前驱症状,如头晕、头痛等;部分患者发病前曾有 TIA 史。

(3)多数患者在安静休息时发病,不少患者在睡眠中发生,次晨被发现不能说话,一侧肢体瘫痪。病情多在几小时或几天内发展达到高峰,也可为症状进行性加重或波动。多数患者意识清楚,少数患者可有不同程度的意识障碍,持续时间较短。神经系统体征主要决定于脑血管闭塞的部位及梗死的范围,常见为局灶性神经功能缺损的表现如失语、偏瘫、偏身感觉障碍等。

(4)临床分型。根据起病形式可分为以下几种。

①可逆性缺血性神经功能缺损:此型患者的症状和体征持续时间超过 24h,但在 $1\sim3$ 周完全。恢复,不留任何后遗症。可能是缺血未导致不可逆的神经细胞损害,侧支循环迅速而充分地代偿,发生的血栓不牢固,伴发的血管痉挛及时解除等。

②完全型:起病 6h 内病情达高峰,为完全性偏瘫,病情重,甚至出现昏迷,多见于血栓-栓塞。

③进展型:局灶性脑缺血症状逐渐进展,阶梯式加重,可持续 6h 至数日。临床症状因血栓形成的部位不同而出现相应动脉支配区的神经功能障碍。可出现对侧偏瘫、偏身感觉障碍、失语等,严重者可引起颅内压增高、昏迷、死亡。

④缓慢进展型:患者症状在起病 2 周以后仍逐渐发展。多见于颈内动脉颅外段血栓形成,但颅内动脉逆行性血栓形成亦可见。多与全身或局部因素所致的脑灌流减少有关。此型病例应与颅内肿瘤、硬膜下血肿相鉴别。

2.脑栓塞

(1)任何年龄均可发病,风湿性心脏病引起者以中青年为多,冠心病及大动脉病变引起者以中老年居多。

(2)通常发病无明显诱因,安静与活动时均可发病,以活动中发病多见。起病急骤是本病的主要特征。在数秒钟或很短的时间内症状发展至高峰。多属完全性脑卒中,个别患者可在数天内呈阶梯式进行性恶化,为反复栓塞所致。

(3)常见的临床症状为局限性抽搐、偏盲、偏瘫、偏身感觉障碍、失语等,意识障碍常较轻且很快恢复。严重者可突起昏迷、全身抽搐,可因脑水肿或颅内压增高,继发脑疝而死亡。

3.腔隙性梗死

多见于中老年,男性多于女性,半数以上的患者有高血压病史,突然或逐渐起病,出现偏瘫或偏身感觉障碍等局灶症状。通常症状较轻、体征单一、预后较好,一般无头痛、颅高压和意识障碍,许多患者并不出现临床症状而由头颅影像学检查发现。

腔隙状态是本病反复发作引起多发性腔隙性梗死,累及双侧皮质脊髓束和皮质脑干束,出现严重精神障碍、认知功能下降、假性球麻痹、双侧锥体束征阳性、类帕金森综合征和尿便失禁等。

(三)实验室检查

1.血液检查

血常规、血生化(包括血脂、血糖、肾功能、电解质)血流动力学、凝血功能。

2.影像学检查

(1)CT检查:是最常用的检查,发病当天多无改变,但可除外脑出血,24h以后脑梗死区出现低密度灶。脑干和小脑梗死CT多显示不佳。

(2)MRI检查:可以早期显示缺血组织的大小、部位,甚至可以显示皮质下、脑干和小脑的小梗死灶。

(3)血管造影CTA、MRA、DSA:可以发现血管狭窄、闭塞及其他血管病变,如动脉炎、脑底异常血管网、动脉瘤和动静脉畸形等,可以为脑卒中的血管内治疗提供依据。其中DSA是脑血管病变检查的金标准,缺点为有创,费用高,技术要求条件高。

3.TCD

对判断颅内外血管狭窄或闭塞、血管痉挛、侧支循环建立程度有帮助,还可用于溶栓监测。

4.放射性核素检查

可显示有无脑局部的血流灌注异常。

5.心电图检查

作为确定心肌梗死和心律失常的依据。超声心电图检查可证实是否存在心源性栓子,颈动脉超声检查可评价颈动脉管腔狭窄程度及动脉硬化斑块情况,对证实颈动脉源性栓塞有一定意义。

(四)治疗

脑梗死患者一般应在卒中单元中接受治疗,由多科医师、护士和治疗师参与,实施治疗、护理康复一体化的原则,以最大限度地提高治疗效果和改善预后。

1.一般治疗

主要为对症治疗,包括维持生命体征和处理并发症。主要针对以下情况进行处理。

(1)血压:缺血性脑卒中急性期血压升高通常不需特殊处理,除非收缩压>220mmHg(29.3kPa)或舒张压>120mmHg(16kPa)及平均动脉压>130mmHg(17.3kPa)。如果出现持续性的低血压,需首先补充血容量和增加心排血量,如上述措施无效,必要时可应用升压药。

(2)吸氧和通气支持:轻症、无低氧血症的患者无需常规吸氧,对脑干卒中和大面积梗死等病情危重或有气道受累者,需要气道支持和辅助通气。

(3)血糖:脑卒中急性期高血糖较常见,可以是原有糖尿病的表现或应激反应,当超过11.1mmol/L 时应予以胰岛素治疗,将血糖控制在 8.3mmol/L 以下。

(4)脑水肿:多见于大面积梗死,脑水肿通常于发病后 3～5d 达高峰。治疗目标是降低颅内压、维持足够脑灌注和预防脑疝发生。可应用 20％甘露醇 125～250mL 1 次静点,6～8h 1 次;对心、肾功能不全者可改用呋塞米 20～40mg 静脉注射,6～8h 1 次;可酌情同时应用甘油果糖 250～500mL/次静点,1～2/d;还可用七叶皂苷钠和白蛋白辅助治疗。

(5)感染:脑组织患者(尤其存在意识障碍者)急性期容易发生呼吸道、泌尿系感染等,是导致病情加重的重要原因。患者采用适当体位,经常翻身叩背及防止误吸是预防肺炎的重要措施,肺炎的治疗主要包括呼吸支持(如氧疗)和抗生素治疗;尿路感染主要继发于尿失禁和留置导尿,尽可能避免插管和留置导尿,间歇导尿和酸化尿液可减少尿路感染,一旦发生应及时根据细菌培养和药敏试验应用敏感抗生素。

(6)上消化道出血:高龄和重症脑卒中患者急性期容易发生应激性溃疡,建议常规应用静脉抗溃疡药(H_2 受体拮抗药);对已发生消化道出血者,应进行冰盐水洗胃、局部应用止血药(如口服或鼻饲云南白药、凝血酶等);出血量多引起休克者,必要时需要输注新鲜全血或红细胞成分输血。

(7)发热:由于下丘脑体温调节中枢受损、并发感染或吸收热、脱水引起,可增加患者死亡率及致残率。对中枢性发热患者应以物理降温为主,必要时予以人工亚冬眠。

(8)深静脉血栓形成:高龄、严重瘫痪和心房纤颤均增加深静脉血栓形成的危险性,也增加了发生肺栓塞的风险。应鼓励患者尽早活动,下肢抬高,避免下肢静脉输液(尤其是瘫痪侧)。对有发生血栓形成风险的患者可预防性药物治疗,首选低分子肝素 4000U 皮下注射,1～2 次/d。对发生近端深静脉血栓形成、抗凝治疗症状无缓解者应给予溶栓治疗。

(9)水电解质平衡紊乱:脑卒中时由于神经内分泌功能紊乱、进食减少、呕吐及脱水治疗常并发水电解质紊乱,主要包括低钾血症、低钠血症和高钠血症。应对患者常规进行水电解质监测并及时加以纠正,纠正低钠血症和高钠血症均不宜过快,防止脑桥中央髓鞘溶解和加重脑水肿。

(10)心脏损伤:脑卒中合并的心脏损伤是脑心综合征的表现之一,主要包括急性心肌缺血、心肌梗死、心律失常及心力衰竭。脑卒中急性期应密切观察心脏情况并及时治疗。慎用增加心脏负担的药物,注意输液速度及输液量,对高龄患者或原有心脏病者甘露醇用量减半或改用其他脱水药,积极处理心肌缺血、心肌梗死、心律失常或心功能衰竭等心脏损伤。

(11)癫痫:如有癫痫发作或癫痫持续状态时可给予相应处理。脑卒中 2 周后如发生癫痫,应长期抗癫痫治疗。

2.特殊治疗

包括早期溶栓治疗、抗血小板治疗、抗凝治疗、血管内治疗、细胞保护治疗和外科治疗等。

(1)早期溶栓:脑血栓形成发生后,尽快恢复脑缺血区的血液供应是急性期的主要治疗原则。早期溶栓是指发病后 6h 内采用溶栓治疗使血管再通,可减轻脑水肿,缩小梗死灶,恢复梗死区血液灌流,减轻神经元损伤,挽救缺血半暗带。

①重组组织型纤溶酶原激活剂(rt-PA)：可与血栓中纤维蛋白结合成复合体,后者与纤溶酶原有高度亲和力,使之转变为纤溶酶,以溶解新鲜的纤维蛋白,故rt-PA只引起局部溶栓,而不产生全身溶栓状态。其半衰期为 3～5min,剂量为0.9mg/kg(最大剂量 90mg),先静脉滴注10%(1min),其余剂量连续静脉滴注,60min 滴完。

②尿激酶：是目前国内应用最多的溶栓药,可渗入血栓内,同时激活血栓内和循环中的纤溶酶原,故可起到局部溶栓作用,并使全身处于溶栓状态。其半衰期为 10～16min。用100 万～150 万 U,溶于生理盐水 100～200mL 中,持续静脉滴注 30min。

③链激酶：它先与纤溶酶原结合成复合体,再将纤溶酶原转变为纤溶酶,半衰期为 10～18min,常用量 10 万～50 万 U。

(2)抗血小板治疗：常用抗血小板聚集剂包括阿司匹林和氯吡格雷。未行溶栓治疗的急性脑梗死患者应在 48h 内服用阿司匹林,但一般不在溶栓后 24h 内应用阿司匹林,以免增加出血风险。一般认为氯吡格雷的疗效优于阿司匹林,可口服 75mg/d。

(3)抗凝治疗：主要包括肝素、低分子肝素和华法林。一般不推荐急性缺血性脑卒中后急性期应用抗凝药来预防脑卒中复发、阻止病情恶化或改善预后。但对于长期卧床,特别是合并高凝状态有形成深静脉血栓和肺栓塞的趋势者,可以用低分子肝素预防治疗。对于心房纤颤者可以应用华法林治疗。

(4)脑保护治疗：包括自由基清除药、阿片受体阻滞药、电压门控性钙通道阻断药、兴奋性氨基酸受体阻断药和镁离子等,可通过降低脑代谢、干预缺血引发细胞毒性机制减轻缺血性脑损伤。

(5)血管内治疗：包括经皮腔内血管成形术和血管内支架置入术等。对于颈动脉狭窄＞70%,而神经功能缺损与之相关者,可根据患者情况考虑行相应的血管内介入治疗。

(6)外科治疗：对于有或无症状、单侧重度颈动脉狭窄＞70%,或经药物治疗无效者可以考虑进行颈动脉内膜切除术,但不推荐在发病 24h 进行。幕上大面积脑梗死伴严重脑水肿、占位效应和脑疝形成征象者,可行去骨瓣减压术;小脑梗死使脑干受压导致病情恶化时,可行抽吸梗死小脑组织和颅后窝减压术。

(7)其他药物治疗：降纤治疗可选用巴曲酶,使用中注意出血并发症。

(8)中医药治疗：丹参、川芎嗪、葛根素、银杏叶制剂等可降低血小板聚集、抗凝、改善脑血流、降低血液黏度。

(9)康复治疗：应早期进行,并遵循个体化原则,制订短期和长期治疗计划,分阶段、因地制宜地选择治疗方法,对患者进行针对性体能和技能训练,降低致残率,增进神经功能恢复,提高生活质量。

(五)护理措施

1.基础护理

保持床单位清洁、干燥、平整;患者需在床上大小便时为其提供隐蔽、方便的环境,指导患者学会和配合使用便器;协助定时翻身、叩背;每天温水擦浴 1～2 次,大小便失禁者及时擦洗,保持会阴部清洁;鼓励患者摄取充足的水分和均衡的饮食,饮水呛咳或吞咽困难者遵医嘱予鼻饲;保持口腔清洁,鼻饲或生活不能自理者协助口腔护理;养成定时排便的习惯,便秘者可适当运动或按摩下腹部,必要时遵医嘱使用缓泻药;协助患者洗漱、进食、沐浴和穿脱衣服等。

患者卧床时上好床栏,走廊、厕所要装扶手,方便患者坐起、扶行;地面保持平整,防湿、防滑;呼叫器和经常使用的物品置于床头患者伸手可及处;患者穿防滑软底鞋,衣着宽松;步态不稳或步态不稳者有专人陪伴,选用三角手杖等辅助工具。

告知患者不要自行使用热水瓶或用热水袋取暖。

2.疾病护理

观察意识、瞳孔、生命体征的变化;观察有无头痛、眩晕、恶心、呕吐等症状以及偏瘫、失语等神经系统体征的变化;观察有无癫痫发作,记录发作的部位、形式、持续时间;观察有无呕血或黑粪。

正确摆放患者的良肢位,并协助体位变换以抑制患侧痉挛;加强患侧刺激以减轻患侧忽视:所有护理工作及操作均在患者患侧进行,床头柜置于患侧,与患者交谈时在患者患侧进行,引导患者将头转向患侧;根据病情指导患者进行床上运动训练:如 Bobath 握手、桥式运动、关节被动运动、坐起训练;恢复期可指导患者进行转移动作训练、坐位训练、站立训练、步行训练、平衡共济训练、日常生活活动训练等;患者吞咽困难,不能进食时遵医嘱鼻饲流食,并做好胃管的护理;饮水呛咳的患者选择半流或糊状食物,进食时保持坐位或半坐位,进餐时避免分散患者注意力;如果患者出现呛咳、误吸或呕吐,立即让患者取头侧位,及时清除口鼻分泌物和呕吐物,预防窒息和吸入性肺炎。

失语或构音障碍的患者应鼓励其采取不同方式向医护人员或家属表达自己的需要,可借助卡片、笔、本、图片、表情或手势等进行简单有效的交流;运动性失语者尽量提一些简单的问题让患者回答"是""否"或点头、摇头表示,与患者交流时语速要慢;感觉性失语的患者与其交流时应减少外来干扰,避免患者精神分散;听力障碍的患者可利用实物或图片与其交流;对于有一定文化,无书写障碍的患者可用文字书写法进行交流;护士可以配合语言治疗师指导患者进行语言训练。

加强用药护理:使用溶栓抗凝药物时应严格把握药物剂量,密切观察意识和血压变化,定期进行神经功能评估,监测出凝血时间、凝血酶原时间,观察有无皮肤及消化道出血倾向,有无头痛、急性血压升高、恶心、呕吐和颅内出血的症状;有无栓子脱落引起的小栓塞,如肠系膜上动脉栓塞可引起腹痛,下肢静脉栓塞可出现皮肤肿胀、发红及肢体疼痛、功能障碍等;使用钙通道阻滞药如尼莫地平时,因能产生明显的扩血管作用,可导致患者头部胀痛、颜面部发红、血压降低等,应监测血压变化,控制输液滴速,一般小于每分钟 30 滴,告知患者和家属不要随意自行调节输液速度;使用低分子右旋糖酐时应密切观察有无发热、皮疹甚至过敏性休克的发生。

大脑左前半球受损可以导致抑郁,加之由于沟通障碍,肢体功能恢复的过程长,日常生活依赖他人照顾,如果缺少家庭和社会支持,患者可能产生焦虑或抑郁,而焦虑和抑郁情绪阻碍了患者的有效康复,从而严重影响患者的生活质量。因此应重视对精神情绪变化的监控,提高对抑郁、焦虑状态的认识,及时发现患者的心理问题,进行针对性心理治疗(解释、安慰、鼓励、保证等),以消除患者思想顾虑,稳定情绪,增强战胜疾病的信心。

3.健康指导

(1)疾病知识和康复指导:指导患者和家属了解本病的基本病因、主要危险因素和危害,告知本病的早期症状和就诊时机,掌握本病的康复治疗知识与自我护理方法,帮助分析和消除不利于疾病康复的因素,落实康复计划;鼓励患者树立信心,克服急于求成心理,循序渐进,坚持锻炼,增强自我照顾的能力;鼓励家属关心体贴患者,给予精神支持和生活照顾,但要避免养成患者的依赖心理。

(2)合理饮食:进食高蛋白、低盐低脂、低热量的清淡饮食,多吃新鲜蔬菜、水果、谷类、鱼类和豆类,戒烟、限酒。

(3)日常生活指导:适当运动,如慢跑、散步等,每天 30min 以上,合理休息和娱乐;日常生活不要依赖他人,尽量做力所能及的家务;患者起床、坐起或低头系鞋带等体位变换时动作宜缓慢,转头不宜过猛过急,洗澡时间不宜过长,平时外出时有人陪伴,防止跌倒;气候变化时注意保暖,防止感冒。

(4)预防复发:遵医嘱正确服用降压、降糖和降脂药物;定期门诊检查,了解血压、血糖、血脂和心功能情况,预防并发症和脑卒中复发。当患者出现头晕、头痛、一侧肢体麻木无力、讲话吐词不清或进食呛咳、发热、外伤时应及时就诊。

三、脑出血

脑实质内的出血称为脑出血。虽然脑出血可来源于脑内动脉、静脉或毛细血管的坏死、破裂,但以动脉出血最为多见而重要。在所有脑卒中患者中,脑出血占 10%～20%,脑出血患者中 80%发生于大脑半球,其余 20%发生于脑干和小脑。

(一)病因及发病机制

高血压是脑出血的最常见的和主要病因。一般认为单纯的血压升高或脑血管病变都不足以引起血液外溢。脑出血的发病是在原有高血压病和脑血管病变基础上,血压进一步骤升所致。其发病原理可能与下列因素有关。

(1)高血压使脑小动脉中形成微动脉瘤。这种微动脉瘤多见于 50 岁以上的患者,主要分布于基底神经节豆纹状动脉供应区及脑桥。大脑白质和小脑中亦可发生。在血压骤升时,微动脉瘤可能破裂而引起脑出血。

(2)高血压引起的脑小动脉痉挛可能造成其远端脑组织缺氧、坏死,发生点状出血和脑水肿。这一过程若持久而严重,坏死、出血区融合扩大即成大片出血。

(3)脑动脉的外膜和中层在结构上远较其他器官的动脉为薄弱,可能是脑出血比其他内脏出血多见的一个原因。

(4)高血压可加重、加速或引起脑小动脉玻璃样变或纤维样坏死。这一病变使脑动脉管壁中发育得最完善的内膜大为削弱。高血压可促使这种有病变的小动脉内膜破裂形成夹层动脉瘤,继而破裂出血。

(5)此外,有人认为脑内静脉循环障碍和静脉破裂也与脑出血的发病有关。

(二)临床表现

脑出血常发生于 50 岁以上的患者,多有高血压病史。在活动中或情绪激动时突然起病,少数在安静状态下发病。患者一般无前驱症状,少数可有头晕、头痛及肢体无力等。发病后症状在数分钟至数小时内达到高峰。患者常突感头痛、头胀,随之呕吐,可很快出现意识和神经功能障碍,并进行性加重。发病时血压常明显升高,常超过200/100mmHg(26.6/13.3kPa)。临床表现的轻重主要取决于出血量和出血部位。不同出血部位的临床表现如下。

1.基底节区出血

基底节区出血约占全部脑出血的70%,其中以壳核出血最为常见,其次为丘脑出血。由于此区出血常累及内囊,并以内囊损害体征为突出表现,故又称内囊区出血;壳核又称内囊外侧型,丘脑又称内囊内侧型出血。

(1)壳核出血:是豆纹动脉尤其是其外侧支破裂所致。表现为对侧肢体轻偏瘫,偏身感觉障碍和同向性偏盲("三偏"),优势半球出血常出现失语。凝视麻痹,呈双眼持续性向出血侧凝视。也可出现失用、体像障碍、记忆力和计算力障碍、意识障碍等。大量出血患者可迅速昏迷,反复呕吐,尿便失禁,在数小时内恶化,出现上部脑干受压征象,双侧病理征,呼吸深快不规则,瞳孔扩大固定,可出现去脑强直发作以至死亡。

(2)丘脑出血:是丘脑膝状动脉和丘脑穿通动脉破裂所致。临床表现与壳核出血相似,亦有突发对侧偏瘫、偏身感觉障碍、偏盲等。但与壳核出血不同处为偏瘫多为均等或基本均等,对侧半身深浅感觉减退,感觉过敏或自发性疼痛;特征性眼征表现为眼球向上注视麻痹,常向内下方凝视、眼球会聚障碍和无反应性小瞳孔等;可有言语缓慢而不清、重复言语、发音困难、复述差、朗读正常等丘脑性失语及记忆力减退、计算力下降、情感障碍、人格改变等丘脑性痴呆;意识障碍多见且较重,出血波及丘脑下部或破入第Ⅲ脑室可出现昏迷加深、瞳孔缩小、去皮质强直等中线症状。本型病死率较高。

(3)尾状核头出血:较少见,临床表现与蛛网膜下隙出血相似,常表现为头痛、呕吐,有脑膜刺激征,无明显瘫痪,可有对侧中枢性面、舌瘫。有时可因头痛在CT检查时偶然发现。

2.脑干出血

脑干出血约占10%,绝大多数为脑桥出血,偶见中脑出血,延髓出血极为罕见。由于脑干为生命中枢,本部位出血病死率极高。

(1)脑桥出血:多由基底动脉脑桥支破裂所致,出血灶位于脑桥基底部和被盖部间,小量出血者出血常先自一侧脑桥开始,表现突然头痛、呕吐,轻度意识障碍,出血侧面瘫和对侧肢体弛缓性偏瘫(交叉性瘫痪)。头和双眼转向非出血侧,呈"凝视瘫肢"状。如为大量出血(血肿>5mL),波及两侧脑桥,则出现双侧面瘫和四肢瘫痪,发病后患者很快进入昏迷状态。双下肢出现病理反射;少数为痉挛性或呈去脑强直,眼球正中位固定或双眼偏向一侧,为针尖样瞳孔,对光反射迟钝或消失,此征为脑桥出血特征症状。持续高热(≥39℃),伴全身多汗,因出血阻断丘脑下部对体温的调节。由于脑干呼吸中枢受影响,常出现呼吸节律障碍和呼吸困难。多于发病48h内死亡。

(2)中脑出血:极少见,如单侧出血表现为病灶同侧动眼神经瘫痪,病灶对侧偏瘫(Weber综合征)。出血量大者很快出现意识障碍、四肢迟缓性瘫痪,可迅速死亡。中脑导水管闭塞可引起颅内压增高和脑积水。

(3)延髓出血:罕见,多由动静脉畸形或海绵状血管瘤引起。轻者可表现为不典型的Wallenberg 综合征。重症可突然意识障碍,血压下降,呼吸节律不规则,心律失常,继而死亡。

3.小脑出血

小脑出血约占脑出血的10%。多由小脑齿状核动脉破裂所致。首发症状为急剧眩晕,伴有剧烈后头部疼痛及频繁呕吐,而无肢体瘫痪。早期意识清楚或有轻度意识障碍,有眼震、站立和步态不稳,向患侧倾倒,肢体共济失调,吞咽及发音困难,四肢锥体束征。如出血量较大则出现瞳孔散大,中枢性呼吸困难,乃至枕骨大孔疝死亡。少数暴发性大量出血患者发病迅速,短期内昏迷,出现脑干受压征、眼肌麻痹和小脑扁桃体下疝或急性脑积水表现,预后极为不良。

4.脑叶出血

脑叶出血占脑出血的5%~10%,常由脑动静脉畸形、Moyamoya病、血管淀粉样病变、肿瘤等所致,高血压性脑出血少见。多为活动状态下突然发病,出现头痛、呕吐、不同程度意识障碍,昏迷少见。脑叶出血者常表现癫痫,可在发病时或病程中发生。不同部位出血表现有较大差别:

(1)额叶出血:前额疼痛、呕吐、痫性发作较多见;对侧偏瘫、共同偏视、精神异常、智力减退等;优势半球出血时可出现 Broca 失语。

(2)顶叶出血:偏瘫较轻,而对侧偏身感觉障碍显著;对侧下象限盲;优势半球出血时可出现混合性失语,左右辨别障碍,失算、失认、失写(Gerstmann 综合征)。

(3)颞叶出血:表现为对侧中枢性面舌瘫及上肢为主的瘫痪;对侧上象限盲;有时有同侧耳前部疼痛;优势半球出血时可出现 Wemicke 失语;可有颞叶癫痫、幻嗅、幻视。

(4)枕叶出血:主要症状为对侧同向性偏盲,并有黄斑回避现象,可有一过性黑矇和视物变形;有时有同侧偏瘫及病理征。

5.脑室出血

脑室出血占脑出血的3%~5%,由脑室内脉络丛动脉或室管膜下动脉破裂出血,血液流入脑室内所致,又称原发性脑室出血;或由上述脑实质出血破溃入脑室,称继发性脑室出血。表现为突然头痛、呕吐,如出血量较大可迅速进入昏迷或昏迷逐渐加深;双侧瞳孔缩小,四肢肌阵发性痉挛,病理反射阳性,早期即出现去大脑强直,脑膜刺激征阳性;常出现丘脑下部受损的症状及体征,如上消化道出血、中枢性高热、大汗、应激性溃疡、急性肺水肿、血糖增高、尿崩症等。如出血量小可仅表现为头痛、呕吐、脑膜刺激征阳性,无局限性神经体征,临床上易误诊为蛛网膜下隙出血,需通过头颅 CT 扫描来确定诊断,一般预后良好,甚至可完全恢复。

(三)辅助检查

1.血液

脑出血患者血常规检查常可见白细胞增高,超过$10×10^9$/L 以上者占61%~86.3%;尿素氮、肌酐均可较正常为高。

2.尿液

急性脑血管病时常可发生轻度糖尿与蛋白尿。

3.脑脊液

脑出血由于脑水肿而颅内压力一般较高。如临床诊断明确,则不做腰椎穿刺以防脑疝。疑有小脑出血者更不可做腰椎穿刺。如出血与缺血鉴别上存在困难时应审慎地做腰椎穿刺。

脑出血患者的脑脊液,在发病 6h 后 80% 以上由于血自脑实质内破入到脑室、蛛网膜下隙系统而呈血性;蛋白增高,脑脊液压力一般高于 $200mmH_2O$。由于脑实质内出血不一定均流入脑脊液或需数小时才破入脑室蛛网膜下隙系统,故脑出血起病初期,腰椎穿刺时脑脊液中可无红细胞,但数小时后复查脑脊液仍不含血者仅占 10% 左右。

4.CT

CT 是确认脑出血的首选检查。早期血肿在 CT 上表现为圆形或椭圆形的高密度影,边界清楚。MRI 对幕上出血的诊断价值不如 CT,对幕下出血的检出率优于 CT。MRI 的表现主要取决于血肿所含血红蛋白量的变化。发病 1d 内,血肿呈 T_1 等或低信号,T_2 呈高或混合信号;第 2d~1 周内,T_1 为等或稍低信号,T_2 为低信号;第 2~4 周,T_1 和 T_2 均为高信号;4 周后,T_1 呈低信号,T_2 为高信号。CT 和 MRI,不仅能早期显示颅内、脑内出血的部位、范围、数量,明确鉴别脑水肿、梗死,了解血肿溃破进入脑室和(或)蛛网膜下隙,有助于处理的决策和诊断预后,有时也能提示病因,如血管畸形、动脉瘤、肿瘤等。

(四)治疗

如果病情和检查所见均难以鉴别时,则暂按脑出血处理较为安全,同时严密观察随访,进一步明确诊断。对已发生脑出血的患者,首先应加强卒中急性期的一般处理。同时,根据病情采取以下治疗。

(1)保持安静,防止继续出血。

(2)积极抗水肿,降低颅内压,保存个体,维持生命。

(3)及早康复治疗,降低致残率。

(4)调整血压,改善循环,加强护理,防止并发症。

(五)护理措施

1.常规护理

(1)一般护理:患者绝对卧床休息 4 周,抬高床头 15°~30°,以促进脑部静脉回流,减轻脑水肿;取侧卧位或平卧头侧位,防止呕吐物反流引起误吸。脑出血急性期患者应尽量就地治疗,避免不必要的搬动,并注意保持病房安静,严格限制探视。翻身时,注意保护头部,动作宜轻柔缓慢,以免加重出血,避免咳嗽和用力排便。神经系统症状稳定 48~72h 后,患者即可开始早期康复锻炼,但应注意不可过度用力或憋气。恢复期的康复训练不可急于求成,应循序渐进、持之以恒。

(2)饮食护理:急性期患者给予高蛋白、高维生素、高热量饮食,并限制钠盐摄入(<3g/d)。有意识障碍、消化道出血的患者宜禁食 24~48h,然后酌情给予鼻饲流质,如牛奶、豆浆、藕粉、蒸蛋或混合匀浆等,4~5 次/d,每次约 200mL。恢复期患者应给予清淡、低盐、低脂、适量蛋白质、高维生素食物,戒烟酒,忌暴饮暴食。

(3)心理护理:主动关心患者与家属,耐心介绍病情及预后,消除其紧张焦虑、悲观抑郁等不良情绪,保持患者及家属情绪稳定,积极配合抢救与治疗。

2.专科护理

(1)症状护理

①对神志不清、躁动或有精神症状的患者,床应加护栏,并适当约束,防止跌伤。

②注意保持呼吸道通畅。及时清除口鼻分泌物,协助患者轻拍背部,以促进痰痂的脱落排出,但急性期应避免刺激咳嗽,必要时可给予负压吸痰、吸氧及定时雾化吸入。

③协助患者完成生活护理。按时翻身,保持床单干燥整洁,保持皮肤清洁卫生,预防压疮的发生;如有闭眼障碍的患者,应涂四环素眼膏,并用湿纱布盖眼,保护角膜;昏迷和鼻饲患者应做好口腔护理,2次/d。有尿便失禁的患者,注意及时用温水擦洗外阴及臀部,保持皮肤清洁、干燥。

④有吞咽障碍的患者,喂饭喂水时不宜过急,遇呕吐或反呛时应暂停喂食喂水,防止食物呛入气管引起窒息或吸入性肺炎,对昏迷等不能进食的患者可酌情予以鼻饲流质。

⑤注意保持瘫痪肢体功能位置,防止足下垂,被动运动关节和按摩患肢,防止手足挛缩、变形及神经麻痹,病情稳定后应尽早开始肢体功能锻炼和语言康复训练,以促进神经功能的早日康复。

⑥中枢性高热的患者先行物理降温,如温水擦浴、酒精浴、冰敷等,效果不佳时可给予退热药,并注意监测和记录体温的情况。

(2)用药护理

①颅内高压使用20%甘露醇静脉滴注脱水时,要保证绝对快速输入,20%的甘露醇100~500mL要在15~30min内滴完,注意防止药液外漏,并注意尿量与血电解质的变化,尤其应注意有无低血钾发生。患者每日补液量可按尿量加500mL计算,在1500~2000mL以内,如有高热、多汗、呕吐或腹泻者,可适当增加入液量。每日补钠50~70mmol/L,补钾40~50mmol/L。防止低钠血症,以免加重脑水肿。

②严格遵医嘱服用降压药,不可骤停和自行更换,亦不宜同时服用多种降压药,避免血压骤降或过低致脑供血不足。应根据患者的年龄、基础血压、病后血压等情况判定最适血压水平,缓慢降压,不宜使用强降压药(如利舍平)。

③用地塞米松消除脑水肿时,因其易诱发上消化道应激性溃疡,应观察有无呃逆、上腹部饱胀不适、胃痛、呕血、便血等,注意胃内容物或呕吐物的性状,以及有无黑便;鼻饲流质的患者,注意观察胃液的颜色是否为咖啡色或血性,必要时可做隐血试验检查,如发现异常及时通知医师处理。

④躁动不安的患者可根据病情给予小量镇静、镇痛药;患者有抽搐发作时,可用地西泮静脉缓慢注射,或苯妥英钠口服。

3.健康指导

(1)避免情绪激动,去除不安、恐惧、愤怒、抑郁等不良情绪,保持正常心态。

(2)给予低盐低脂、适量蛋白质、富含维生素与纤维素的清淡饮食,多吃蔬菜、水果,少食辛辣刺激性强的食物,戒烟酒。

(3)生活有规律,保持排便通畅,避免排便时用力过度和憋气。

(4)坚持适度锻炼,避免重体力劳动。如坚持做保健体操、慢散步、打太极拳等。

(5)尽量做到日常生活自理,康复训练时注意克服急于求成的心理,做到循序渐进、持之以恒。

(6)定期复查血压、血糖、血脂、血常规等项目,积极治疗原发性高血压、糖尿病、心脏病等原发疾病。如出现头痛、呕吐、肢体麻木无力、进食困难、饮水呛咳等症状时需及时就医。

四、蛛网膜下隙出血

蛛网膜下隙出血(SAH)是各种原因引起出血、血液直接流入蛛网膜下隙的总称,分原发性或自发性 SAH、继发性 SAH。原发性 SAH 是指脑底部或脑及脊髓表面血管破裂流入蛛网膜下隙;继发性 SAH 是脑实质、脑室出血和硬膜下血管破裂,血液穿破脑组织和蛛网膜流入蛛网膜下隙;还有外伤性 SAH。SAH 约占急性脑卒中10%,占出血性脑卒中20%,年发病率5/10 万~20/10 万。

(一)病因及发病机制

蛛网膜下隙出血最常见的病因为颅内动脉瘤(占50%~80%)破裂,其中先天性粟粒样动脉瘤约占75%,还见高血压、动脉粥样硬化所致梭形动脉瘤及感染所致真菌性动脉瘤。其次是血管畸形(约占10%),其中动静脉畸形占血管畸形80%。其他如颅内肿瘤、垂体卒中、血液病、各种感染所致的脑动脉炎、脑基底异常血管网病、颅内静脉系统血栓和抗凝治疗的并发症等。另约10%患者病因不明。

粟粒样动脉瘤可能与遗传和先天发育缺陷有关。炎症动脉瘤是由动脉炎或颅内炎症引起的血管壁病变。脑动静脉畸形是发育异常形成的畸形血管团。其他:如肿瘤或转移癌侵蚀血管,引起血管壁病变。当重体力劳动、情绪变化、血压突然升高、饮酒或酗酒时,瘤壁或管壁破裂,血液进入蛛网膜下隙,可引起颅内压增高,甚至因脑推移压迫脑干而骤死;血液的刺激也可发生无菌性脑膜炎,因蛛网膜粘连,阻碍脑脊液循环和吸收,出现不同程度的脑积水;流入蛛网膜下隙的血液直接刺激血管或血细胞,破坏产生多种血管收缩物质刺激血管,使部分患者发生血管痉挛,患者出现剧烈的头痛。

(二)临床表现

SAH 临床表现差异大,轻者可无明显临床症状和体征,重者可突发昏迷甚至死亡。先天性动脉瘤破裂多见于中青年患者,老年病者以动脉硬化多见。常由于突然用力或情绪兴奋等诱因,数分钟内患者出现剧烈头痛,呕吐、面色苍白、全身冷汗,半数患者可伴不同程度的意识障碍,部分患者可出现精神症状,如欣快、谵妄和幻觉等,或有痫性发作、失语、轻偏瘫、视野缺损等,部分患者可见眼底出血。

最具特征性的体征为颈项强直、Kerning(+)等脑膜刺激征。后交通动脉的动脉瘤破裂可出现一侧动眼神经麻痹,个别重症患者可很快进入深昏迷,出现去大脑强直。因脑疝形成而迅速死亡。

再出血是 SAH 主要急性并发症,在病情稳定后再次出现临床症状加重,使病情恶化,死亡率增加1倍。脑血管痉挛是另一并发症,其严重程度与出血量相关,常表现为波动性轻偏瘫或失语,是死亡和致残的重要原因。SAH 患者有不同程度脑积水并发症,急性脑积水轻者表现嗜睡、短时记忆受损、下肢腱反射亢进等体征,严重者引起颅内高压,甚至脑疝。亚急性脑积水表现隐匿出现痴呆、步态异常和尿失禁。

(三)实验室及其他检查

(1)头颅 CT、MRI 是诊断 SAH 首选方法,CT、MRI 显示蛛网膜下隙内高密度影可确诊。

(2)腰椎穿刺脑脊液(CSF)检查:若 CT 扫描不能确诊,可行 CSF 检查(12h 后),注意与穿刺误伤鉴别。若脑脊液压力增高,肉眼观察为均匀一致血性,镜检可见大量红细胞,可提供 SAH 诊断重要依据。若无再出血,1 周后脑脊液内的红细胞大部分溶解,2～3 周后可找到较多的含铁血黄素吞噬细胞。

(3)病因检查:有血常规、凝血功能、肝功能等血液检查;TCD;确定蛛网膜下隙出血病因诊断的最有意义的辅助检查是脑血管造影。目前常用的磁共振血管显像(MRA)和数字减影全脑血管造影。

(四)治疗

蛛网膜下隙出血的治疗原则:制止再出血,降低颅内压、防止血管痉挛,减少并发症,查找出血原因、治疗原发病和预防复发。

1.内科治疗

(1)一般治疗:监护生命体征、降低颅内压,维持水、电解质酸碱平衡,维持呼吸循环功能,加强营养支持、预防感染、防止并发症。

(2)SAH 引起的颅内压增高:临床常用 20％甘露醇、呋塞米、白蛋白等脱水降颅压,颅内高压征象明显有脑疝趋势者,可行脑室引流。

(3)预防再出血:6-氨基己酸(EACA);立止血;酚磺乙胺等。

(4)预防血管痉挛:临床常用钙通道拮抗药,如急性期尼莫同静脉泵入,恢复期尼莫地平口服。

(5)放脑脊液疗法:腰椎穿刺放出少量脑脊液(10～20mL),以缓解头痛,减少出血引起的脑膜刺激症状。为防止脑疝,此法需慎重。

2.手术治疗

(1)动脉瘤:常采用瘤颈夹闭术、瘤切除术、瘤体栓塞术。

(2)动静脉畸形:可采用整块切除术、供血动脉结扎术、血管内介入栓塞或 γ 刀治疗。

(五)护理措施

1.常规护理

(1)一般护理:头部稍抬高(15°～30°),以减轻脑水肿,尽量少搬动患者,避免振动其头部;即使患者神志清楚,无肢体活动障碍,也必须绝对卧床休息 4～6 周,在此期间,禁止患者洗头、如厕、淋浴等一切下床活动;避免用力排便、咳嗽、喷嚏,情绪激动,过度劳累等诱发再出血的因素。

(2)饮食护理:给予清淡易消化、含丰富维生素和蛋白质的饮食,多食蔬菜水果。避免辛辣等刺激性强的食物,戒烟酒。

(3)心理护理:关心患者,耐心告知病情,特别是绝对卧床与预后的关系,详细介绍 DSA 检查的目的、程序与注意事项,鼓励患者消除不安、焦虑、恐惧等不良情绪,保持情绪稳定,安静休养。

2.专科护理

(1)安全护理:对有精神症状的患者,应注意保持周围环境的安全,对烦躁不安等不合作的患者,床应加护栏,防止跌床,必要时遵医嘱予以镇静。有记忆力、定向力障碍的老年患者,外出时应有人陪护,注意防止患者走失或其他意外发生。

（2）头痛护理:注意保持病室安静舒适,避免声、光刺激,减少探视,指导患者采用放松术减轻疼痛,如缓慢深呼吸、听轻音乐、全身肌肉放松等。必要时可遵医嘱给予镇痛药。

（3）运动和感觉障碍的护理:应注意保持良好的肢体功能位,防止足下垂、爪形手、髋外翻等后遗症,恢复期指导患者积极进行肢体功能锻炼,用温水擦洗患肢,改善血液循环,促进肢体知觉的恢复。

（4）用药护理:告知药物的作用与用法,注意观察药物的疗效与不良反应,发现异常情况,及时报告医师处理。

①使用 20% 甘露醇脱水治疗时,应快速静脉滴注,并确保针头在血管内。

②尼莫地平静脉滴注时常刺激血管引起皮肤发红和剧烈疼痛,应通过三通阀与 5% 葡萄糖注射液或生理盐水溶液同时缓慢滴注,5～10mL/h,并密切观察血压变化,如果出现不良反应或收缩压＜90mmHg（12kPa）,应报告医师适当减量、减速或停药处理;如果无三通阀联合输液,一般将 50mL 尼莫地平针剂加入 5% 葡萄糖注射液 500mL 中静脉滴注、速度为 15～20 滴/min,6～8h 输完。

③使用 6-氨基己酸止血时应特别注意有无双下肢肿胀疼痛等临床表现,谨防深静脉血栓形成,有肾功能障碍者应慎用。

3.健康指导

（1）预防再出血:告知患者情绪稳定对疾病恢复和减少复发的意义,使患者了解,并能遵医嘱绝对卧床并积极配合治疗和护理。指导家属关心、体贴患者,在精神和物质上对患者给予支持,减轻患者的焦虑、恐惧等不良心理反应。告知患者和家属再出血的表现,发现异常,及时就诊。女性患者1～2年内避免妊娠和分娩。

（2）疾病知识指导:向患者和家属介绍疾病的病因、诱因、临床表现、应进行的相关检查、病程和预后、防治原则和自我护理的方法。SAH 患者一般在首次出血后 3d 内或 3～4 周后进行DSA 检查,以避开脑血管痉挛和再出血的高峰期。应告知数字减影血管造影的相关知识,使患者和家属了解进行 DSA 检查以明确和去除病因的重要性,积极配合。

第二节　脊髓疾病的护理

一、急性脊髓炎

急性脊髓炎是指各种感染后引起自身免疫反应所致的急性横贯性脊髓炎性病变,是常见的脊髓疾病之一。发病年龄无特异性,男女均可发病。主要临床表现为运动障碍、感觉障碍、自主神经功能障碍。

（一）护理要点

观察患者是否出现运动障碍及感觉障碍水平面的上升,观察患者是否出现呼吸困难。做好截瘫的护理,排尿障碍者应留置导尿,保持皮肤清洁,按时翻身、拍背,预防压疮。因患者有运动障碍的同时伴有感觉障碍,因此要预防烫伤和冻伤的发生。

(二)主要护理问题

1.躯体活动障碍

与脊髓病变所导致的截瘫有关。

2.尿潴留

与脊髓病变导致自主神经功能障碍有关。

3.有便秘的危险

与脊髓病变导致自主神经功能障碍有关。

4.感知觉紊乱

与脊髓病变水平以下感觉缺失有关。

5.气体交换障碍

与高位脊髓病变导致呼吸肌麻痹有关。

6.知识缺乏

缺乏疾病相关知识。

(三)护理措施

1.一般护理

(1)保持床单位整洁、无渣屑,每日擦洗皮肤1次,每2h给予翻身叩背1次,床两侧设置扶手,以便患者自行翻身时,起到辅助作用。

(2)鼓励患者进食易消化食物,多饮水。

(3)出现尿潴留时,立即遵医嘱给予留置导尿。

(4)每次翻身后将瘫痪肢体置于功能位,做关节和肌肉的被动运动。

2.病情观察及护理

(1)观察患者的呼吸频率和深度,是否出现呼吸困难,监测血氧饱和度指标。

(2)观察患者是否出现病变水平面上升,并及时告知医生。

(3)严密观察患者皮肤完整性,各班次要交接患者的皮肤情况,避免因运动及感觉障碍导致皮肤长时间受压而出现压疮。与此同时,部分患者可能会出现尿便失禁,增加了形成压疮和皮肤破溃的危险。

(4)监测用药后的疗效及不良反应。

(四)健康指导

1.疾病知识指导

(1)概念:急性脊髓炎是指各种感染后引起自身免疫反应所致的急性横贯性脊髓炎性病变。

(2)病因:尚不明确,多数患者在出现脊髓症状前1~4周有发热、上呼吸道感染或腹泻等病毒感染症状。

(3)主要症状

①感觉障碍:病变水平以下肢体感觉丧失,恢复较慢。

②运动障碍:急性起病,常表现为双下肢截瘫,早期为脊髓休克期,呈弛缓性瘫痪,肌张力减低、腱反射减弱或消失、病理反射阴性。

③自主神经功能障碍:早期表现为尿潴留,病变水平以下肢体无汗或少汗,易水肿等。

(4)常用检查项目:脑脊液检查,下肢体感诱发电位及 MRI。

(5)预后:若无较严重并发症,可于 3～6 个月内基本恢复至生活自理。若出现压疮、泌尿系感染或肺部感染等并发症时,会有后遗症。急性上升性脊髓炎和高颈段脊髓炎预后不良,多因呼吸循环衰竭而在短期内死亡。

2.饮食指导

指导患者进食高蛋白、高维生素、高纤维素及易于消化的食物,鼓励患者多饮水,供给身体足够的水分及热量,同时刺激肠蠕动,以减轻或避免便秘和肠胀气。

3.用药指导

(1)急性期可采用甲泼尼龙短程冲击疗法,应用此药物注意现用现配,并配合生理激素分泌特点,上午应用。在应用激素的同时注意补钙,避免发生股骨头坏死。

(2)大剂量免疫球蛋白治疗前查肝炎系列、梅毒和艾滋病。此外,此药物价格较高,应用前应取得家属的知情同意。

(3)讲解类固醇皮质激素类药物应用的必要性,此类药物所需治疗时间相对较长,需逐渐减量。

4.日常生活指导

(1)保持床单位清洁、无渣屑。配合使用气垫床,给予定时翻身叩背,翻身时,指导患者扶床两侧扶手协助翻身。

(2)保持肛周及会阴部清洁干燥。

(3)鼓励患者自行咳嗽排痰,如无法咳出,给予叩背,如痰液黏稠,可遵照医嘱给予雾化吸入,必要时给予吸痰。

二、脊髓压迫症

脊髓压迫症是指由各种性质的病变引起脊髓、脊神经根及其供应血管受压的一组病症。脊髓压迫症是由脊髓内、外的占位性结构压迫脊、脊神经根及其血供所引起的半切或横贯性脊髓病变。临床表现为病变节段以下的运动、感觉和自主神经功能障碍。按发病急慢可分为急性脊髓压迫症和慢性脊髓压迫症;按发病部位可分为椎管内脊髓外的硬膜外、硬膜下,以及椎管内脊髓内压迫症,以椎管内肿瘤最为多见。

(一)病因及发病机制

1.肿瘤

肿瘤约占 1/3 以上。绝大多数起源于脊髓组织及邻近结构,神经鞘膜瘤约占 47%,其次为脊髓肿瘤。

2.炎症

蛛网膜粘连或囊肿压迫血管影响血液供应,引起脊髓、神经根受损症状。化脓性病灶血行播散导致椎管内急性脓肿或慢性肉芽肿而压迫脊髓,以硬脊膜外多见,硬脊膜下与脊髓内脓肿则罕见。有些特异性炎症如结核、寄生虫性肉芽肿等亦可造成脊髓压迫。

3.脊柱病变

脊柱骨折、结核、脱位、椎间盘脱出、后纵韧带骨化和黄韧带肥厚均可导致椎管狭窄、脊柱裂、脊膜膨出等,也能损伤脊髓。

4.先天性畸形

颅底凹陷、脊柱裂、颈椎融合畸形等。

(二)临床表现

临床表现因病变性质的不同和病灶所在部位、发展速度、波及范围的不同而异。如脊髓肿瘤通常发病缓慢,逐渐进展;脊椎转移癌及硬脊膜外脓肿常引起急性压迫症状;脊椎结核所致的脊髓压迫症状可缓可急。一般而言,其临床症状的发展过程为:

1.脊神经根受压症状

常因一条或多条脊神经后根受压而产生烧灼痛、撕裂痛或钻痛,并可放射到相应的皮肤节段,当活动脊柱、咳嗽、喷嚏时可引起疼痛加剧,适当改变体位可获减轻,这种首发的根性疼痛症状常有重要定位诊断意义。硬脊膜炎、髓外肿瘤尤其是神经纤维瘤和各种原因引起的椎管塌陷,根痛常较突出。在根痛部位常可查到感觉过敏或异常区,倘功能受损,则可引起节段性感觉迟钝。如病灶位于脊髓腹侧时,可刺激和损害脊神经前根,引起节段性肌痉挛和肌萎缩。

2.脊髓受压症状

(1)运动障碍:脊髓前角受压时可出现节段性下运动神经元性瘫痪症状,表现为由受损前角支配范围内的肢体或躯干肌肉萎缩、无力、肌肉纤颤。当皮质脊髓束受损时,引起受压平面以下肢体的痉挛性瘫痪-瘫肢肌张力增高、腱反射亢进、病理反射阳性。慢性病变,先从一侧开始,后再波及另一侧;急性病变,常同时波及双侧,且在早期有脊髓休克(病变以下肢体呈弛缓性瘫痪),一般约2周后才逐渐过渡到痉挛性瘫痪。倘病灶在腰骶段,上运动神经元性损害症状则不会出现。

(2)感觉障碍:当病变损害脊髓丘脑束和后束时,引起损害平面以下的躯体的束性感觉障碍。如先损害一侧的上升性感觉传导束路,则表现为损害平面以下同侧躯体的深感觉障碍和对侧的浅感觉障碍;病灶发展至脊髓横贯性损害时则损害平面以下的深浅感觉均有障碍。髓外压迫病变,痛温觉障碍常从下肢开始,延展至受压平面;髓内压迫病变,痛温觉障碍多从受压平面向下延伸。感觉障碍的平面对病灶定位常有较大参考价值。

(3)反射异常:病灶部位的反射弧受损,则该节段内的正常生理反射减弱或消失,有助于定位诊断。一侧锥体束受损时,病灶部位以下同侧的腱反射亢进,腹壁反射和提睾反射迟钝或消失,病理征阳性;当双侧锥体不受波及时,病灶以下双侧均同时出现反射异常和病理征。

(4)自主神经功能障碍:病变水平以下皮肤干燥、汗液少、趾(指)甲粗糙、肢体水肿。腰骶髓以上的慢性压迫病变,早期排尿急迫不易控制;如为急剧受损的休克期,则自动排尿和排便功能丧失,以后过渡至大小便失禁。腰骶髓病变则表现为尿、便潴留。髓内病变出现膀胱障碍较髓外病变早。下颈髓病变可产生 Horner 征。

3.脊椎症状

病灶所在部位可有压痛、叩痛、畸形、活动受限等体征。

4.椎管梗阻

压迫性脊髓病可使脊髓的蛛网膜下隙发生不全或完全性梗阻,表现为腰椎穿刺时的脑脊液压力降低,缺乏正常时随呼吸和脉搏出现的脑脊液压力上的波动,奎肯试验显示不全或完全梗阻。脑脊液外观可呈淡黄色或黄色,蛋白量增高。腰穿后常可出现神经症状的加重,对疑为高颈髓段病变者腰穿时应格外小心,以免症状加重,引起呼吸肌麻痹。

(三)辅助检查

1.脑脊液检查

脑脊液动力改变、常规生化检查对判定脊髓受压程度很有价值。椎管严重梗阻时脑脊液蛋白、细胞分离,细胞数正常,蛋白含量超过 10g/L 时,黄色的脑脊液流出后自动凝结称为 Froin 征。通常梗阻愈完全,时间愈长,梗阻平面愈低,蛋白含量愈高。

2.放射性检查

(1)脊柱 X 线平片:脊柱损伤重点观察有无骨折、脱位、错位等。肿瘤压迫可使椎弓根变形或间距增宽、椎间孔扩大、椎体后缘凹陷等。

(2)脊髓造影:髓外硬膜内肿瘤显示蛛网膜下隙内充盈缺损,出现杯口征或帽样征,脊髓受压移位;髓外硬膜外占位显示脊髓旁、蛛网膜下隙随占位的推移而受压变形,出现尖角征;髓内占位显示脊髓明显增宽增大,蛛网膜下隙明显变窄,呈梭形充盈缺损,完全阻塞时呈柱形充盈缺损。

(3)CT 及 MRI:可显示脊髓受压,MRI 能清晰显示椎管内病变的性质和周围结构变化。

(四)治疗

脊髓压迫综合征最主要的是病因治疗,尽快去除脊髓受压的原因,减轻脊髓的压迫和水肿。手术通常是最有效的治疗手段。预后与病因的性质、脊髓功能障碍程度和手术时机关系密切,多数病例经早期手术,预后良好,但是炎症性压迫症、脊髓内肿瘤、晚期患者或转移性肿瘤的预后差。

(五)护理措施

1.常规护理

(1)减轻疼痛的护理:减轻引起疼痛的因素,因咳嗽、喷嚏、用力时脑脊液一过性增高,神经根被牵拉,可加剧疼痛,所以,指导患者减少突然用力动作,不可避免时,做好心理准备;同时处理诱发原因,如咳嗽频繁者遵医嘱应用镇咳剂;用力后观察、记录疼痛变化。疼痛明显加重时通知医师,遵医嘱给予镇痛剂或进行相应检查。

(2)心理护理:向患者解释疼痛原因,使患者心理放松,才能准确评价疼痛级别,向护理人员提供有效信息并配合治疗。同情、鼓励患者,但注意适当分散患者注意力。

2.手术护理

(1)手术治疗的术前护理

①向患者讲明手术时间、术前准备(备皮、禁食),备好颈托,并告之术后体位及轴位翻身,消除患者紧张的情绪。

②术前日予以颈背部备皮,饮番泻叶水,晚餐流食,晚 8 时后禁食、水。观察、保证患者夜间安睡。

③术前手术室接患者时,测量血压是否稳定,遵医嘱予以术前针,鼓励患者。由手术室护士给予留置胃管、尿管(手术室实施麻醉后予以插管的方法,可大大减少患者不适及并发症的发生,对患者也非常人性化)。

(2)手术治疗的术后护理

①术后回病房,轴位搬动患者,去枕平卧,颈部固定。

②术后观察患者麻醉恢复情况,清醒后呼吸指标良好,通知医师配合拔除气管插管:拔管前气管插管、口腔内充分吸痰,拔管后经口、鼻充分吸痰,并予以外观清洁。

③术后每 1～2h 进行轴位翻身。翻身时脊柱一定要平直成一直线(头颈,胸腰,骶、尾、腿三部分同时相向、同速移动),特别是高颈位手术者还需带颈托固定。

④根据患者意识恢复情况留置胃管,自主吞咽功能,胃肠蠕动情况,遵医嘱给予鼻饲饮食或拔除胃管。手术创伤大,胃肠功能较差,可通过鼻胃管给予持续、慢速的鼻饲流食。

3.健康指导

(1)疾病知识指导:指导患者和家属掌握疾病康复知识和护理方法,鼓励患者树立信心。

(2)生活与康复指导:肢体锻炼,加强营养,适当体育锻炼增强体质。

(3)药物指导:按时按量服药,定时复诊。

(4)安全和预防指导:注意安全,防止受凉感冒、疲劳等。

第三节　脊神经疾病的护理

一、多发性神经病

多发性神经病又称末梢神经病,以往也称为周围神经炎、末梢神经炎。是不同病因引起的,表现为四肢远端对称性的或非对称性的运动、感觉以及自主神经功能障碍性疾病。

(一)病因与发病机制

1.感染

(1)周围神经的直接感染:如麻风、带状疱疹。

(2)伴发或继发于各种急性和慢性感染:如流行性感冒、麻疹、水痘、腮腺炎、猩红热、传染性单核细胞增多症、钩端螺旋体、疟疾、布氏杆菌病、AIDS 病等。

(3)细菌分泌的毒素对周围神经有特殊的亲和力:如白喉、破伤风、菌痢等。

2.代谢及内分泌障碍

糖尿病、尿毒症、血卟啉病、淀粉样变性、痛风、甲状腺功能减退、肢端肥大症,各种原因引起的恶病质。

3.营养障碍

B 族维生素缺乏,慢性酒精中毒、妊娠、胃肠道的慢性疾病及手术后。

4.化学因素

药物、化学品、重金属。

5.感染后或变态反应

吉兰-巴雷综合征、血清注射或疫苗接种后、注射神经节苷脂等。

6.结缔组织疾病

如红斑狼疮、结节性多动脉炎、硬皮病、巨细胞性动脉炎、类风湿关节炎、结节病、干燥综合征等。

7.遗传

遗传性共济失调性周围神经病、进行性肥大性多发性神经病、遗传性感觉性神经根神经病等。

8.其他

原因不明,癌瘤性、动脉粥样硬化性、慢性、进行性、复发性或多发性神经病。

多发性神经病的病理改变主要是周围神经的节段性脱髓鞘和轴突变性或两者兼有,少数病例可伴有神经肌肉连接点的改变。

(二)临床表现

1.感觉障碍

受累肢体远端感觉异常,如针刺、蚁走、烧灼感、触痛等。与此同时或稍后出现肢体远端对称性深浅感觉减退或缺失,呈或长或短的手套-袜子样分布。

2.运动障碍

肢体远端对称性无力,轻重不等,可有轻瘫甚至全瘫。肌张力低下,腱反射减弱或消失。肌肉萎缩,在上肢以骨间肌、蚓状肌、鱼际肌;下肢以胫前肌、腓骨肌明显。可出现垂腕与垂足。后期可出现肌肉萎缩、肢体挛缩及畸形。

3.自主神经障碍

肢体末端皮肤对称性菲薄、光亮或脱屑、变冷、苍白或青紫、汗多或无汗、指(趾)甲粗糙、松脆,甚至溃烂。

上述症状通常同时出现,呈四肢远端对称性分布,由远端向近段扩展。

(三)实验室检查

1.实验室检查

除个别患者可有脑脊液蛋白含量轻度增高外,一般均正常。

2.肌电图

可见神经源性改变,不同神经传导速度检查可见不同程度的传导阻滞。

3.神经组织活检

可有不同程度的髓鞘脱失或轴突变性。

(四)治疗

1.病因治疗

根据不同病因采取不同的方法。如铅中毒应立即脱离中毒环境、阻止毒物继续进入体内,及时应用特殊解毒剂治疗。异烟肼中毒除立即停药,加大输液量、利尿、通便外,大剂量维生素

B_6 的应用,具有重要的治疗意义。乙醇中毒者,禁酒是治疗的关键,并应用大剂量维生素 B_1 肌内注射。糖尿病性者应调整控制糖尿病的药物用量、严格控制病情发展。结缔组织疾病及变态反应性可应用皮质类固醇治疗。因营养缺乏及代谢障碍或感染所致者,应积极治疗原发疾病。

2.一般治疗

急性期应卧床休息。各种原因引起的多发性神经炎,均应早期足量地应用维生素 B_1、维生素 B_2、维生素 B_6、维生素 B_{12} 及维生素 C 等。尚可根据情况选用 ATP、辅酶 A、地巴唑、肌苷等药物。疼痛剧烈者可选用止痛药、卡马西平、苯妥英钠或阿米替林。

(五)护理措施

1.常规护理

(1)一般护理:急性期应卧床休息,特别是维生素 B_1 缺乏和白喉性多发性神经病等累及心肌者;重症患者有肢体瘫痪时,应保持肢体功能位置。

(2)饮食护理:给予高热量、高维生素、清淡易消化的饮食,多吃新鲜水果、蔬菜,补充足够的 B 族维生素;对于营养缺乏者要保证各种营养物质的充分和均衡供给;对于烟酒嗜好尤其是长期酗酒、大量吸烟者要规劝其戒酒、戒烟。

(3)生活护理:评估患者的生活自理能力,对于肢体麻木、乏力、步态不稳及急性起病需卧床休息的患者,应给予进食、穿衣、洗漱、尿便及个人卫生等生活上的照顾,满足患者生活需求;做好口腔护理、皮肤护理,协助翻身,以促进睡眠、增进舒适、预防压疮等并发症;尤其对于多汗或皮肤干燥、脱屑等自主神经障碍者要勤换衣服、被褥,保持床单位整洁,减少机械性刺激,督促患者勤洗澡或协助床上擦浴,指导涂抹防裂油膏。

(4)心理护理:护士应多与患者交谈,及时了解患者的想法,解释疾病的病因、进展及预后,减轻心理负担,使患者懂得肢体功能锻炼的重要性而主动配合治疗。

2.专科护理

(1)症状护理

①对有感觉障碍的患者,应注意勿让患者烫伤和冻伤,禁用热水袋。加强皮肤护理,每日用温水泡手、泡脚,并辅助局部按摩,刺激和促进患者对感觉的恢复。

②对有手、足运动障碍的患者,护士既应给予日常生活协助,又要鼓励和督促患者做一些力所能及的事情,并指导手、足功能的锻炼;四肢瘫痪者应定时翻身,维持肢体功能位置,有手足下垂者用夹板和支架以防瘫痪肢体的挛缩和畸形。

③对多汗的患者,应及时更换衣服、床单,保持床单平整、无屑,注意水、电解质平衡。

(2)用药护理:指导患者正确服药和学会观察药物不良反应。如病情要继续使用异烟肼者,应配以较大剂量维生素 B_6,以防因维生素 B_6 缺乏而出现周围神经炎、眩晕、失眠、惊厥等中枢神经反应;砷中毒用二巯丙醇(BAL)时应深部肌内注射,防止局部硬结形成。铅中毒用二巯丁二钠静脉滴注时可产生神经系统不良反应,应注意观察及时报告医师。

(3)康复护理:指导患者进行肢体的主动和被动运动,并辅以针灸、理疗、按摩,防止肌肉萎缩和关节挛缩,促进知觉恢复;鼓励患者在能够承受的活动范围内坚持日常生活锻炼,并为其提供宽敞的活动环境和必要的辅助设施。

3.健康指导

(1)疾病预防指导:生活有规律:合理饮食、均衡营养、戒烟限酒,尤其是怀疑慢性酒精中毒者应戒酒;预防感冒;避免药物和食物中毒;保持平衡心态;积极治疗原发病。

(2)疾病知识指导:告知患者及家属疾病相关知识与自我护理方法,帮助患者分析寻找病因和不利于恢复的因素,每天坚持适度的运动和肢体功能锻炼,防止跌倒、坠床、外伤、烫伤和肢体挛缩畸形;每晚睡前用温水泡脚,以促进血液循环和感觉恢复,增进睡眠;糖尿病周围神经病者应特别注意保护足部,预防糖尿病足;有直立性低血压者起坐、站立时动作要慢,注意做好安全防护;定期门诊复查,当感觉和运动障碍症状加重或出现外伤、感染、尿潴留或尿失禁时立即就诊。

二、急性炎性脱髓鞘性多发性神经病

急性炎性脱髓鞘性多发性神经病(AIDP),属吉兰-巴雷综合征的经典类型,为急性或亚急性起病的大多可恢复的多发性脊神经根(可伴脑神经)受累的一组疾病。主要病理改变为周围广泛炎症性节段性脱髓鞘和小血管周围淋巴细胞及巨噬细胞的炎性反应。病前可有非特异性病毒感染或疫苗接种史,部分患者病前有空肠弯曲菌感染史。本病的预后大多良好,通常在病情稳定后 2~4 周开始恢复,70%~75%的病例可完全或接近完全康复;25%的患者可遗留轻微神经功能缺损;死亡率约为 5%,主要死因为呼吸肌麻痹、肺部感染及心力衰竭;2%的病例可痊愈后再发。

(一)病因与发病机制

本病的病因及发病机制不明,但众多的证据提示为免疫介导的周围神经病。一般认为本病属一种迟发性自身免疫疾病,病理及发病机制类似于 T 细胞介导的实验性变态反应性神经病,其免疫致病因子可能为存在于患者血液中的抗周围神经髓鞘抗体或对髓鞘有害性的细胞因子等。支持自身免疫学说的理由有:①本病发病前有上呼吸道、肠道感染史;有些局部地区在肠道感染流行时本病有流行倾向;预防流感的疫苗接种后,本病发病率增加;②实验性变态反应性神经病的临床症状与本病极为类似。

(二)临床表现

各年龄组均可发病,男性略高于女性,一年四季都可发病。多数患者病前 1~4 周有上呼吸道或消化道感染症状,少数有疫苗接种史。多为急性或亚急性起病,首发症状常为四肢对称性无力。可自远端向近端发展或相反,亦可远、近端同时受累,并可累及躯干,严重病例可因累及肋间肌及膈肌而致呼吸麻痹。瘫痪为弛缓性,腱反射减低或消失,病理反射阴性。早期肌肉萎缩不明显,严重者可因继发性轴突变性而出现肌肉萎缩。

发病时多有肢体感觉异常,如麻木、刺痛和不适感,感觉缺失或减退呈手套袜子样分布。脑神经损害以双侧周围性面瘫多见,尤其在成年人;延髓麻痹以儿童多见。偶见视盘水肿。

自主神经症状有多汗、皮肤潮红、手足肿胀及营养障碍。严重病例可有心动过速、直立性低血压。括约肌功能多无影响。

（三）实验室检查

1.脑脊液检查

本病的实验室检查主要为腰椎穿刺取脑脊液化验,典型的脑脊液改变为细胞数正常,而蛋白质明显增高(为神经根的广泛炎症反应),称蛋白-细胞分离现象,为本病的重要特点,通常在病后第3周最明显。

2.肌电图检查

F波异常示神经近端或神经根损害,对GBS诊断有重要意义。

3.腓肠肌活检

可作为GBS辅助诊断方法,活检可见炎症细胞浸润及神经脱髓鞘。

（四）治疗

1.辅助呼吸

呼吸麻痹是GBS的主要危险,呼吸麻痹的抢救成功与否是增加本病的治愈率、降低病死率的关键,而呼吸机的正确使用是成功抢救呼吸麻痹的保证。因此,应严密观察病情,对有呼吸困难者及时进行气管切开和人工辅助呼吸。

2.病因治疗

（1）血浆交换疗法:周围神经脱髓鞘时,由于体液免疫系统的作用,患者血液中存在与发病有关的抗体、补体及细胞因子等,在发病2周内采用血浆交换疗法,可缩短临床症状,缩短需用呼吸机的时间,降低并发症发生率,并迅速降低抗周围神经髓鞘抗体滴度。适应证为不能独立行走、肺活量明显减少或延髓麻痹等病情较严重的患者。但本法只能在具有一定条件和经验的医疗中心进行,且费用昂贵。

（2）免疫球蛋白:应用大剂量的免疫球蛋白静脉滴注治疗急性病例,可获得与血浆交换治疗相接近的效果,而且安全。但有部分病例可复发,再治疗仍然有效。

（3）糖皮质激素:糖皮质激素曾长期广泛地用于本病的治疗,近年来的临床研究发现其效果未优于一般治疗,且可能发生并发症,现多已不主张应用,但慢性GBS对激素仍有良好的反应。

3.对症治疗

窦性心动过速常见,无需治疗;严重心脏阻滞及窦性停搏少见,发生时可立即植入临时性心内起搏器。高血压用小剂量的β受体阻滞药治疗,低血压可补充胶体液或调整患者体位;便秘可给予缓泻剂和润肠剂;抗生素预防和控制坠积性肺炎、尿路感染。

4.康复治疗

早期行肢体被动活动,防止关节挛缩,可行针灸、理疗及按摩等。

（五）护理措施

1.常规护理

（1）一般护理:急性期卧床休息,让患者处于舒适卧位;密切观察神志、瞳孔、呼吸、血压变化及肌力情况等,鼓励患者多咳嗽和深呼吸;有呼吸困难者应抬高床头;肢体瘫痪时应维持肢体的功能位置,相应部位辅以软枕支持;慢性起病或恢复期的患者可适当运动,并在医护人员指导下进行肢体功能康复训练。

（2）饮食护理：指导进食高蛋白、高维生素、高热量且易消化的软食，多食水果、蔬菜，补充足够的水分。吞咽困难和气管切开、呼吸机辅助呼吸者应及时插胃管，给予鼻饲流质，以保证机体足够的营养供给，维持水、电解质平衡。留置胃管的患者强调在进食时到进食后30min应抬高床头，防止食物反流引起窒息和吸入性肺炎。

（3）心理护理：本病发病急，病情进展快，恢复期较长，患者常产生焦虑、恐惧、失望心理，情绪低落，对疾病的康复很不利。护士应向患者解释疾病的发展过程及预后，及时了解患者的心理状况，主动关心患者，不怕麻烦，使患者解除心理负担，懂得早期肢体锻炼的重要性，积极配合治疗和主动功能锻炼；对气管切开的患者，可帮助其采用身体语言或书写的方式表达个人感受和想法。

2.专科护理

（1）症状护理

①对肢体活动障碍的患者应说明早期肢体锻炼的重要性，保持肢体的轻度伸展，帮助患者被动运动，防止肌挛缩，维持肢体正常运动功能及正常功能位置，防止足下垂，必要时用"T"字形木板固定双足，可穿弹力长袜预防深静脉血栓形成及并发肺栓塞。

②对有感觉障碍的患者应注意保护皮肤勿被烫伤、冻伤及擦破，定时翻身，每小时1次，加用按摩气垫床，防止发生压疮。

③对不能吞咽的患者应尽早鼻饲，进食时和进食后30min取坐位，以免误入气管引起窒息或吸入性肺炎。

④对多汗的患者要勤换衣服、被褥，以防因受凉而加重病情。

（2）预防并发症：重症患者因为瘫痪、气管切开和机械通气，往往卧床时间较长，机体免疫力低下，除容易发生肺部感染、压疮、营养失调外，还可导致下肢静脉血栓形成、肢体挛缩和肌肉失用性萎缩、便秘、尿潴留等并发症。护士应指导和协助患者翻身、拍背、活动肢体、按摩腹部，必要时穿弹力长袜、灌肠、导尿等。

（3）用药护理：应教会患者遵医嘱正确服药，告知药物的作用、不良反应、使用时间、方法及注意事项；告知激素治疗可致骨质疏松、电解质紊乱和消化系统并发症等不良反应，应注意观察有无低钾、低钙等，及时预防和处理。

3.健康指导

（1）疾病知识指导：指导患者及家属了解本病的病因、进展、常见并发症及预后；保持情绪稳定和健康心态；加强营养，增强体质和机体免疫力，避免淋雨、受凉、疲劳和创伤，防止复发。

（2）康复指导：加强肢体功能锻炼和日常生活活动训练，减少并发症，促进康复。肢体被动和主动运动均应保持关节的最大活动度；运动锻炼过程中应有家人陪同，防止跌倒、受伤。本病患者恢复过程长，需要数周或数月，家属应理解和关心患者，督促患者坚持运动锻炼。

（3）病情监测指导：告知消化道出血、营养失调、压疮、下肢静脉血栓形成的表现及预防窒息的方法，当患者出现胃部不适、腹痛、柏油样便，肢体肿胀疼痛以及咳嗽、咳痰、发热、外伤等情况时立即就诊。

第四节　周围神经疾病的护理

一、三叉神经痛

三叉神经痛是面部三叉神经分布区内短暂、反复发作的阵发性剧痛。分为原发性和继发性三叉神经痛。

（一）病因与发病机制

原发性三叉神经痛病因尚不清楚，可能为致病因子使三叉神经脱髓鞘而产生异位冲动或伪突触传递所致。继发性三叉神经痛一般认为是三叉神经半月节附近的动脉硬化，小血管团压迫三叉神经根等原因引起。

（二）临床表现

多发生于中老年人，40岁以上起病者占70％～80％，女性稍多于男性。三叉神经分布区内短暂、反复发作的阵发性剧痛是其突出表现。

1.疼痛部位

可固定累及三叉神经某一分支，尤以第二、三支多见，大多累及单侧，右侧多于左侧。以面颊部、上下颌疼痛最明显；口角、鼻翼、颊部和舌等处最敏感，轻触即可诱发，故有"触发点"或"扳机点"之称。严重者洗面、刷牙、说话、咀嚼都可诱发，以致不敢做这些动作。

2.疼痛性质

以突发的短暂剧痛为特点，似触电、刀割、火烫样疼痛，患者常常双手紧握或用力按擦痛部，以减轻疼痛，表情痛苦，长期可致焦虑、抑郁情绪。

3.疼痛规律

三叉神经痛的发作常无预兆，每次疼痛发作时间由仅持续数秒到1～2min骤然停止，间歇期完全正常。疼痛可影响睡眠，但少有睡眠中痛醒。原发性三叉神经痛者起始时发作次数少，间歇期长，随病程进展而使发作逐渐频繁，甚至终日疼痛不止。

本病可缓解，但极少自愈。一般神经系统无阳性体征。

（三）诊断

根据疼痛发作的典型症状和分布范围，即可明确诊断，但须与牙痛、偏头痛相鉴别，判断是原发性三叉神经痛还是继发性三叉神经痛。

（四）治疗

原发性三叉神经痛治疗关键在于止痛，首选药物治疗或辅以针刺治疗，无效时可用神经阻滞疗法或手术治疗。

（1）药物治疗：常首选卡马西平，开始0.1g，每日2次，以后每天增加0.1g，直到疼痛停止后再逐渐减少，以最小有效量维持，一般为0.6～0.8g/d，最大剂量不应超过1g/d。其次可选用加巴喷丁、苯妥英钠、氯硝西泮等。还可应用氯苯氨丁酸（力奥来素）、大剂量B族维生素（维生素B_1和B_{12}）、哌咪清等。

（2）封闭疗法：服药无效者用无水乙醇、甘油封闭神经分支或半月神经节。

（3）射频电凝疗法：经皮半月神经节射频电凝疗法，大多数患者有效，可缓解疼痛数月至数年。

（4）以上治疗均无效时可考虑手术治疗。

（五）护理措施

1.常规护理

（1）一般护理：保持室内光线柔和，周围环境安静、清洁、整齐和安全，避免患者因周围环境刺激而产生焦虑，加重疼痛。

（2）饮食护理：饮食宜清淡，保证机体营养，避免粗糙、下硬、辛辣食物，严重者予以流质饮食。

（3）心理护理：由于本病为突然发作的、反复的、阵发性剧痛，易出现精神抑郁和情绪低落等表现，护士应根据患者不同的心理给予疏导和支持，帮助患者树立战胜疾病的信心，积极配合治疗。

2.专科护理

（1）症状护理：观察患者疼痛的部位、性质，与患者进行交谈，帮助患者了解疼痛的原因与诱因；与患者讨论减轻疼痛的方法，如精神放松，听轻音乐，指导性想象，让患者回忆一些有趣的事情等，使其分散注意力，以减轻疼痛。

（2）药物治疗护理：注意观察药物的疗效与不良反应，发现异常情况及时报告医师处理。原发性三叉神经痛首选卡马西平药物治疗，其不良反应为头晕、嗜睡、口干、恶心、皮疹、再生障碍性贫血、肝功能损害、智力和体力衰弱等，护理者必须注意观察，每1~2个月复查肝功能和血常规。偶有皮疹、肝功能损害和白细胞减少，需停药。也可按医师建议单独或联合使用苯妥英钠、氯硝西泮、巴氯芬片、野木瓜等治疗。

（3）经皮选择性半月神经节射频电凝术术后并发症的护理：术后观察患者的恶心、呕吐反应，随时处理污物，遵医嘱补液补钾；术后询问患者有无局部皮肤感觉减退，观察其是否有同侧角膜反射迟钝、咀嚼无力、面部异样不适等感觉，并注意给患者进软食，洗脸水温要适宜；如有术中穿刺方向偏内、偏深误伤视神经引起视力减退、复视等并发症，应积极遵医嘱给予治疗，并防止患者活动摔伤、碰伤。

3.健康指导

（1）注意药物疗效与不良反应，在医师指导下减量或更改药物。

（2）服用卡马西平期间应每周检查血常规，每月检查肝、肾功能，有异常及时就医。

（3）积极锻炼身体，增加机体免疫力。

（4）指导患者生活有规律，合理休息、娱乐；鼓励患者运用指导式想象、听音乐、阅读报刊等分散注意力，消除紧张情绪。

（5）指导患者避免面颊、上下颌、舌部、口角、鼻翼等局部刺激，进食易消化、流质饮食，咀嚼时使用健侧；洗脸水温度适宜，不宜过冷过热。

二、面肌痉挛

面肌痉挛为高反应性功能障碍综合征的一种,为第Ⅶ对脑神经支配的一侧面部肌肉不随意的阵发性抽搐。一般先由眼轮匝肌开始,逐渐扩散影响面部表情肌和口轮匝肌,又称面肌抽搐或半侧颜面痉挛。此病不危及患者生命,但影响患者的生活及社交活动,给患者造成心理负担,并以此为诱因引起患者自主神经功能紊乱。

(一)病因及发病机制

1.血管因素

目前已知有80%～90%的面肌痉挛是由于面神经出脑干区存在血管压迫所致。临床资料表明在导致面肌痉挛的血管因素中,以小脑前下动脉及小脑后下动脉为主,而小脑上动脉次之。这是因为小脑上动脉起自于基底动脉与大脑后动脉交界处,位置较高,走行最为恒定。而小脑后下动脉和小脑前下动脉则相对变异较大,因而容易形成血管襻或异位压迫到面神经。另外迷路上动脉及其他变异的大动脉如椎动脉、基底动脉亦可能对面神经形成压迫而导致面肌痉挛。以往认为面肌痉挛是由于动脉的搏动性压迫所致,近几年的研究表明单一静脉血管压迫面神经时亦可导致面肌痉挛。且上述血管可两者或多者对面神经形成联合压迫。

2.非血管因素

脑桥小脑角的非血管占位性病变如肉芽肿、肿瘤和囊肿等因素亦可产生面肌痉挛。其原因可能是由于:①占位导致正常血管的移位。②占位对面神经的直接压迫。③占位本身异常血管的影响如动静脉畸形、脑膜瘤、动脉瘤等。另外后颅窝的一些占位性病变也可导致面肌痉挛。如罕见的中间神经的施万细胞瘤压迫面神经导致的面肌痉挛。在年轻患者中局部的蛛网膜增厚可能是引起面肌痉挛的主要原因之一。

(二)临床表现

该病女性多见,尤以40岁以后发病明显增多。初发病者多为一侧眼轮匝肌不自主抽搐、阵发性,随着病情进展,抽搐波及同侧面部其他肌肉,其中口角抽搐最为显著,严重者可累及同侧颈阔肌。

(1)抽搐的特点:阵发性、快速及不规律性,程度轻重不等。

(2)持续时间:一般开始发病时抽搐仅持续数秒钟,以后达数分钟或更长时间,间歇期变短、抽搐加重。

(3)严重者可呈面肌强直性抽搐,不能睁眼,口角歪向同侧,导致说话困难。

(4)该病患者常因紧张、过度劳累、面部过度运动使抽搐加剧,但不能自己控制抽搐发作,睡眠后症状消失。

(5)多为单侧发病,部分患者伴有面部疼痛或诉头晕、耳鸣的患者由于长期面肌痉挛出现同侧面肌肌力减弱,晚期患者可伴同侧面瘫。

(三)辅助检查

1.头颅 CT、MRI 检查

目的是排除颅内病变,特别是 C-P 角是否有肿瘤、蛛网膜囊肿或血管性病变。

2.脑血管造影

必要时行脑血管造影,了解局部血管状况。

3.病变侧面肌肌电图检查

可了解面肌的电兴奋性及其典型特征,如出现纤维震颤和肌束震颤波。

(四)治疗

对病因明确者应积极治疗其原发疾病,对原发性面肌痉挛可采用以下方法治疗:

1.药物治疗

各种抗癫痫、镇静、安定类等药物,如苯妥英钠、卡马西平、苯巴比妥、地西泮等,对少数患者可减轻症状,同时配合维生素 B_1、维生素 B_{12} 肌内注射效果会更佳。

2.手术治疗

(1)微血管减压术:是治疗面肌痉挛的主要和首选方法,属面神经非毁损性手术,最大的优势是既能解除面肌痉挛,又不造成面神经功能障碍。该手术是目前治疗原发性面肌痉挛效果最可靠、疗效持久的方法。

(2)其他手术方法:包括面神经主干或部分神经束切断、药物封闭、面神经干射频治疗、面神经-舌下神经吻合等。主要原理是在面神经走行过程中对其实施损伤,以减少或中断面神经电冲动而达到治疗面肌痉挛的目的。

3.肉毒素注射

肉毒素面部注射后 2～7d 可见效,但维持时间较短,为 12～18 周,要多次注射维持疗效,每年需进行注射 4 次。其并发症是眼睑下垂、面瘫和复视。

(五)护理措施

1.心理护理

面肌痉挛患者由于长期不自主的面容常影响人际交往,给患者带来巨大的痛苦和心理压力。加上病程迁延,反复接受针灸、药物治疗,对手术治疗及术后效果缺少必要的了解。因此,我们应耐心、热情解答患者所提出的问题,详细解释手术目的、方法、效果及术后注意事项,解除患者的心理疑虑,增强对手术治疗的信心,正确认识和接受手术。

2.术前常规准备

(1)协助完成相关术前检查。

(2)术前 8h 禁食水。

(3)术前一天清洗头发,术晨 2h 局部备皮,局部备皮范围可用示指、中指、无名指三指之宽在耳后上方、后方划出。长发者应将余下的头发梳成小辫,扎在远离术野处。

(4)手术前一天行抗生素皮试,术晨遵医嘱带入术中用药,术前 30min 预防性使用抗菌药物。

(5)术晨更换清洁病员服。

(6)术晨与手术室人员进行患者、药物核对后,送入手术室。

(7)麻醉后置尿管。

3.术后护理措施

(1)全麻术后护理常规:了解麻醉和手术方式、术中情况、切口和引流情况,持续低流量吸氧,持续心电监护,床档保护防坠床。

(2)各管道观察及护理:①输液管保持通畅,留置针妥善固定,注意观察穿刺部位皮肤。②尿管,拔管后注意关注患者自行排尿情况。③面肌痉挛微血管减压手术后一般均不需安置创腔引流管。

(3)疼痛护理:评估患者疼痛情况,警惕颅内高压的发生,遵医嘱给予脱水剂或激素,提供安静舒适的环境。

(4)基础护理:做好口腔护理、尿管护理、定时翻身、患者清洁等工作。

(5)抗生素使用:按照《抗菌药物临床应用指导原则》选择用药。

(6)体位与活动:全麻清醒前去枕平卧位6h,头偏向一侧;全麻清醒后手术当日睡枕,可适当抬高床头10°侧卧位;术后第1~2d抬高床头15°~30°侧卧位,以利静脉回流减轻脑水肿;术后第2~6d指导患者适当下床活动(无创腔引流管),活动能力应当根据患者个体化情况,循序渐进,对于年老或体弱的患者,应当相应推后活动进度。

4.饮食护理

术后4~6h禁食;术后6~10h流质饮食;术后第2d半流质或软食;术后第3d普食,进食高蛋白、高维生素、易消化食物,忌辛辣、刺激性食物。

5.健康指导

(1)饮食:宜营养丰富、容易消化,多吃新鲜蔬菜水果,预防便秘,忌刺激性食物,忌烟酒、浓茶、咖啡、无鳞鱼。

(2)活动:不要过于劳累。

(3)服药:遵医嘱定时服用卡马西平等药物。

(4)心理护理:保持良好的心态。

(5)改变生活习惯:勿抽烟、喝酒、剔牙,改变咀嚼习惯,避免单侧咀嚼导致颞下颌关节功能紊乱。

(6)复查:术后定期门诊随访,术后每3个月复查1次,半年后每半年复查1次,至少复查2年。由于手术仅仅解除了血管对面神经根部的压迫,而面神经功能需要一定时间才能修复正常,面肌痉挛一般在6个月内才能完全停止,故术后应定时服药、定期复查。

三、特发性面神经麻痹

特发性面神经麻痹或Bell麻痹,又称面神经炎,是指茎乳突孔内急性非化脓性神经损害引起的周围性面瘫。病初可伴麻痹侧乳突区、耳内或下颌角疼痛。主要表现为一侧面部表情肌瘫痪,额纹消失,不能皱额蹙眉;眼裂闭合不能或闭合不全;患侧鼻唇沟变浅,口角歪向健侧。任何年龄、任何季节均可发病,男性略多。

(一)护理要点

指导患者饮食宜清淡,富有营养、易消化半流质或软质饮食。加强口腔护理及眼部护理,尽早开始面肌的康复训练,对外表形象较在意的患者,给予正确引导,减轻心理负担,鼓励患者树立战胜疾病信心,指导患者自我形象修饰的方法。

（二）主要护理问题

1.自我形象紊乱

与面神经麻痹所致口角歪斜有关。

2.慢性疼痛与面神经病变

累及膝状神经节有关。

（三）护理措施

1.一般护理

（1）休息与活动：保证患者充分休息，指导患者建立规律的作息时间，睡眠差者，采用睡眠辅助方法，如背部按摩、热水泡脚等，提供安静舒适的睡眠环境，做好心理护理，消除顾虑，以利于睡眠。

（2）饮食护理：发病初期，患者进食时，食物很容易潴留在瘫痪侧的颊部，因此，应指导患者从健侧进食。味觉与咀嚼功能的减退直接影响到患者的食欲，鼓励患者选择富有营养、易消化半流质或软食，饮食宜清淡，避免干硬、粗糙的食物，多食水果、蔬菜。忌辛辣生冷刺激食物。疾病恢复期应指导患者进食时将食物放在患侧颊部，细嚼慢咽，促进患侧肌群被动锻炼。

（3）生活护理：做好口腔护理，保持口腔清洁；眼睑不能闭合者予以眼罩、眼镜遮挡及滴眼药等保护；患者外出时可戴口罩、系围巾，或使用其他改善自身形象的恰当修饰。

2.用药护理

指导患者了解常用药物的用法、用量、不良反应及注意事项等。应用抗病毒药物如注射用更昔洛韦、阿昔洛韦时，应指导患者摄入充足水分，加快药物代谢，降低药物毒性。

3.心理护理

患者于患病初期多出现情绪变化，产生焦虑、恐惧、忧郁的心理，情绪紧张易激动，担心留下后遗症而悲观绝望，观察患者有无心理异常的表现，鼓励患者表达对面部形象改变的自身感受和对疾病预后担心的真实想法，给予正面引导，以解除患者的心理压力。

4.康复护理

（1）早期康复干预：加强面肌的主动和被动运动，指导患者对患侧面部及耳后部位给予湿热敷，温度适中，避免烫伤，然后进行局部按摩以促进局部血液循环，减轻患侧面肌的过度牵拉。指导患者使用手掌根部自患侧口角向上方螺旋式按摩面部，每日 3 次，每次 5～10min，促进血液循环。

（2）恢复期功能训练：当神经功能开始恢复后，鼓励患者练习瘫痪侧的面部肌群随意运动，如皱眉、闭眼、吹口哨等，训练可按节奏进行，每天 2 次，避免肌肉萎缩。

（四）健康指导

1.疾病知识指导

（1）概念：特发性面神经麻痹主要是面神经非细菌性非化脓性炎症，是一种常见病、多发病，多因局部受风吹或着凉而起病，通常认为是局部营养神经的血管因受风寒而发生痉挛，导致面神经组织缺血、水肿或受压而致病。

（2）病因：面神经炎病因尚未完全阐明。目前认为是由于骨性面神经管只能容纳面神经通过，所以面神经一旦缺血、水肿必然导致神经受压。病毒感染、自主神经功能不稳等均可导致局部营养神经的血管痉挛,神经缺血、水肿而出现面肌瘫痪。

(3)主要症状:常在 20～50 岁的青壮年中发病,单侧患病为多见,病初可有麻痹侧耳后或下颌角后疼痛。临床表现以一侧面部表情肌突然瘫痪,同侧前额皱纹消失,眼裂扩大,鼻唇沟变浅,面部被牵向健侧为主要特征。脑血管疾病所致的中枢性面瘫表现为病灶对侧眼裂以下的面瘫,二者应注意鉴别。

(4)常用检查项目:面神经传导检查对早期(起病后 5～7d)完全瘫痪者的预后判断具有指导意义。如患侧诱发的肌电动作电位 M 波波幅为对侧正常的 30％或以上者,则有望在 2 月内完全恢复。<30％者,其预后多伴有并发症(如面肌痉挛)。

(5)治疗:治疗原则为改善面部血液循环,减轻面神经水肿,缓解神经受压,促进神经功能恢复。

①药物治疗:常用药物有皮质类固醇、B 族维生素、阿昔洛韦等。

②理疗:超短波透热疗法、红外线照射或局部热敷。

③康复治疗:恢复期可行碘离子透入疗法、针刺或电针治疗等。

(6)预后。

①不完全性面瘫可于起病后 1～3 周开始恢复,1～2 月内痊愈,年轻患者预后较好。老年患者发病时伴乳突区疼痛,合并糖尿病、高血压、动脉硬化等预后较差。

②完全性面瘫病后 1 周内检查面神经传导速度可判定预后。病后 10d 面神经出现去神经电位通常需 3 个月恢复。早期治疗对提高疗效起关键作用。

2.饮食指导

指导患者进食营养丰富的半流食或普食,进食时食物放在患侧颊部,细嚼慢咽,促进患侧肌群被动锻炼,由于咀嚼不便,唇颊之间易积食。病情较轻者,进食后及时漱口,清除口腔内侧滞留的食物;病情较重者,进食后做好口腔护理。鼓励患者每日饮水量在 2000mL 以上,有利于药物代谢后由肾脏排泄。

3.日常生活指导

确保患者充分休息,为患者提供安全、舒适、整洁的病房,保证患者有充足的睡眠时间,减少用眼,减少光源刺激,如电视、电脑、紫外线等;外出时戴墨镜保护,同时滴一些有润滑、抗感染、营养作用的眼药水,睡觉时可戴眼罩;注意面部保暖,出汗应及时擦干。用温水洗脸、刷牙,不接触冷风,睡眠时勿靠近窗边,外出时戴口罩,避免直接吹风。

4.自我按摩及训练指导

(1)自我按摩:按健侧肌运动方向按摩患侧,按摩手法应柔软、适度、持续、稳重,每天早晚各 1 次为宜。

(2)表情动作训练:进行皱眉、闭眼、吹口哨、鼓腮、示齿等运动,训练时可按节奏进行。每天训练 3 次以上。

5.预防复发

避免去人多、空气污浊的场所。注意气候温、凉、湿、热变化。预防面瘫复发最好的办法是平时要注意保持良好的心情及充足的睡眠,并适当进行体育运动,增强机体免疫力。此外,还应注意睡眠时避免吹风。

第五节　神经系统脱髓鞘疾病的护理

一、多发性硬化

多发性硬化(MS)是一种以中枢神经系统白质脱髓鞘病变为特点的自身免疫性疾病。临床表现为反复发作的神经功能障碍,多次缓解复发,病情每况愈下。病变可累及脑白质、脊髓、脑干、小脑、视神经、视交叉。

(一)病因及发病机制

多发性硬化系脱髓鞘疾病,病因和发病机制尚未完全了解。大量资料说明可能与免疫功能紊乱、病毒感染或遗传易感性及环境因素等有关。一般认为可能的机制是患者早期患过某种病毒感染而致自身抗原改变,另外有的病毒具有与中枢神经髓鞘十分近似的抗原,这两者都可导致免疫识别错误而诱发自身免疫机制。

(二)临床表现

本病多发生于 20~40 岁,以急性或亚急性起病。病程长短不一,缓解和复发为本病的重要特征,另一部分患者症状呈持续性加重或阶梯样加重而无明显缓解过程。MS 患者的体征多于症状是其重要的临床表现。按病变部位一般分为以下四型。

1.脊髓型

病变主要拟及侧束和后束,由于病灶从脊髓中心向周围扩散,早期不累及脊髓视丘侧束及后根(髓内病灶),故无疼痛的主诉,亦无束带感的主诉。当单个大的斑块或多个斑块融合时,可损及脊髓一侧或某一节段,则可出现半横贯性脊髓损害表现。患者常先诉背痛,继之下肢中枢性瘫痪,损害水平以下的深、浅感觉障碍,尿潴留和阳痿等。在颈髓后束损害时,患者过度前屈颈部时出现异常针刺样疼痛,是为 Lhermitte 征。还可有自发性短暂由某一局部向一侧或双侧躯干及肢体扩散的强直性痉挛和疼痛发作,称为强直性疼痛性痉挛发作。累及脊髓后索时,患者多出现双腿感觉丧失,脚像踩在棉花上没跟,有的像踩在玻璃碴上,刺疼难忍。也可有下肢力弱、痉挛和大小便排出障碍,约有 50% 的女性、80% 的男性出现性功能障碍。神经检查确定节段后,磁共振往往可以发现病灶。

2.视神经脊髓型

又称视神经脊髓炎、Devic 病。近来因其病理改变与多发性硬化相同,而被视为它的一种临床类型。病变主要累及视神经、视交叉和脊髓(颈段与胸段)。本型可以视神经、视交叉损害为首发症状,亦可以脊髓损害为首发症状,两者可相距数月甚至数年。两者同时损害者亦可见。起病可急可缓,视神经损害者表现为眼球运动时疼痛,视力减退或全盲,视神经盘正常或苍白,常为双眼损害。视交叉病变主要为视野缺损。视盘炎者除视力减退外,还有明显的视盘水肿。脊髓损害表现同脊髓型。

3.脑干小脑型

脑干症状表现为眩晕、复视、眼球震颤、核间性眼肌麻痹、构音不清、假性延髓麻痹或延髓麻痹、交叉性瘫痪或偏瘫。其中眼球震颤及核间性眼肌麻痹是高度提示 MS 的两个重要体征。小脑症状表现可出现步态紊乱，走路时摇摇晃晃，蹒跚如醉酒样。患者手有细颤，取东西时，尤其是细小东西，或做精细动作显得笨拙。

（三）辅助检查

脑脊液细胞数、IgG 指数和 IgG 指数寡克隆区带，诱发电位和磁共振成像等三项检查对 MS 的诊断具有重要意义。

1.脑脊液（CSF）检查

为 MS 临床诊断提供重要依据，其他方法无法替代。

(1)CSF 单核细胞数：轻度增高或正常，一般在 $15×10^6/L$ 以内，通常不超过 $50×10^6/L$，超过此值排除 MS。部分病例 CSF 蛋白轻度增高。

(2)IgG 鞘内合成：是临床诊断 MS 的一项重要辅助指标。MS 患者的 IgG 指数增高。

2.诱发电位

包括视觉诱发电位、脑干听觉诱发电位和体感诱发电位以及运动诱发电位，MS 患者大多有一项或多项异常。

3.影像学检查

CT 显示白质内多发性低密度灶，病灶主要分布一侧脑室周围。MRI 是检测 MS 最有效的辅助诊断方法，阳性率可达 $36\%～60\%$，明显优于 CT，且能发现 CT 难以显示的小脑、脑干、脊髓内的脱髓鞘病灶。

（四）治疗

尚无特效治疗。治疗原则为控制发作，阻止病情发展，对症支持治疗。

（五）护理要点

患者病情反复发作，临床表现多种多样，观察患者有无运动障碍、感觉障碍、眼部症状、发作性症状、精神症、膀胱功能障碍等，根据患者的疾病特点进行有的放矢的护理。做好患者的安全防护，给予营养支持，加强各项基础护理工作，关注患者的心理问题。

（六）主要护理问题

1.生活自理缺陷

与肢体无力、共济失调或视觉、触觉障碍等有关。

2.尿潴留/尿失禁

与膀胱反射功能障碍有关。

3.排便异常

与自主神经功能障碍有关。

4.有感染的危险

与免疫功能低下、机体免疫力降低有关。

5.预感性悲哀

与疾病多次缓解复发、神经功能缺损有关。

6.知识缺乏

缺乏本病的相关知识。

（七）护理措施

1.一般护理

(1)环境:病室环境安静舒适,光线明暗适宜,物品摆放合理,呼叫器置于伸手可及处,餐具、便器、纸巾等可随时取用;床铺设有护栏、床挡;地面平整无障碍物,防湿、防滑;走廊、卫生间等设置扶手;必要时配备轮椅等辅助器具。

(2)活动与休息:协助患者取舒适体位,自行变换体位困难者给予定时翻身,并注意保暖;肢体运动障碍的患者,应保持肢体的功能位,指导患者进行主动运动或被动运动。活动时注意劳逸结合,避免活动过度。

(3)生活护理:鼓励患者做力所能及的事情,协助患者洗漱、进食、穿脱衣物和如厕,做好安全防护。感觉障碍的患者,避免高温和过冷刺激,防止烫伤、冻伤的发生。

(4)饮食护理:保证患者每日的热量摄入,给予高蛋白、低糖、低脂,易消化吸收的清淡食物。食物富含纤维素,以促进肠蠕动,达到预防或缓解便秘的作用。吞咽障碍的患者可给予半流食或流食,必要时给予鼻饲饮食或肠外高营养,并做好相关护理。

2.用药护理

指导患者了解常用药物及用法、不良反应及注意事项等。

(1)皮质类固醇:急性发作时的首选药物,目的是抗感染和免疫调节,常用药物有甲泼尼龙和泼尼松。大剂量短程疗法时,监测血钾、血钠、血钙,防止电解质紊乱,长期应用不能预防复发,且不良反应严重。

(2)β-干扰素:具有免疫调节作用。常见不良反应为流感样症状,部分药物可出现注射部位红肿及疼痛,严重时出现肝功能损害、过敏反应等。注意观察注射部位有无红肿、疼痛等不良反应。

(3)免疫球蛋白:降低复发率。常见的不良反应有发热、面红,偶有肾衰竭、无菌性脑膜炎等不良反应发生。

(4)免疫抑制剂:多用于继发进展型多发性硬化,主要不良反应有白细胞减少、胃肠道反应、皮疹等。

3.心理护理

因疾病反复发作,且进行性加重,患者易出现焦虑、抑郁、恐惧等心理障碍,护士应加强与患者沟通,了解其心理状态,取得信赖,帮助患者树立战胜疾病的信心。

4.对症护理

(1)感染:患者出现高热、肺炎等并发症时,严密监测病情变化,采取降温措施,注意休息,保证足够的热量和液体摄入,必要时吸氧。

(2)排泄功能:保持患者大小便通畅。便秘患者,指导其进食富含纤维素的食物,适量增加饮水量,顺时针按摩腹部,促进肠蠕动,必要时遵医嘱给予缓泻剂或灌肠。评估患者有无排尿异常,尿失禁者可遵医嘱给予留置导尿,尿潴留者可采用听流水声、按摩腹部、热敷等方法促进排尿,若效果不佳,可遵医嘱给予留置导尿,观察并记录尿液的颜色、性质和量,严格无菌操作,加强会阴护理,预防感染。

(3)压疮:做好皮肤护理,保持皮肤清洁干燥,定时协助更换体位,加强患者的全身营养状态。

(4)视力障碍:提供安静、方便的病室环境,灯光强度适宜,减少眼部刺激;生活用品放置于随手可及处。

二、视神经脊髓炎

视神经脊髓炎(NMO)又称 Devic 病或 Devic 综合征,是视神经和脊髓同时或相继受累的急性或亚急性脱髓鞘病变。其临床特征为急性或亚急性起病,单眼或双眼失明,其前或其后数周伴发横贯性或上升性脊髓炎。本病的病因及发病机制还不清楚,可能与遗传因素及种族差异有关。

(一)病因及发病机制

NMO 的病因、发病机理尚不清楚。虽然目前普遍认为 NMO 是 MS 的一个亚型,但其是否为一独立的疾病仍有争议。白种人具有 MS 的种族易感性,以脑干病损为主;非白种人则对 NMO 具有易感性,以视神经和脊髓损害最常见。这可能是与遗传和种族差异有关。NMO 是一种严重的单相病程疾病,但许多病例呈复发病程。

(二)临床表现

1.视神经受损症状

急性起病,患儿可在数小时或数日内,单眼视力部分或全部丧失,一些患儿在视力丧失前1~2d 感觉眼眶疼痛,眼球运动或按压时疼痛明显,眼底改变为视神经盘炎或球后视神经炎。亚急性起病患儿,1~2 个月症状达到高峰,少数呈慢性起病,视力丧失在数月内逐步进展,进行性加重。

2.脊髓受损症状

脊髓受累以胸段和颈段多见,表现为急性或亚急性起病的横贯性脊髓损害或上升样脊髓炎样表现。病损以下出现相应的感觉、运动和自主神经功能障碍。此外,有的患儿可伴有痛性痉挛和 Lhermitte 征(屈颈时,自颈部出现一种异常针刺感沿脊柱向下扩散至股部或至足部)。

(三)辅助检查

1.血液检查

急性发作时白细胞计数可增多,以多形核白细胞为主;红细胞沉降率可加快;外周血 Th/Ts(辅助性 T 细胞/抑制性 T 细胞)比值升高,总补体水平升高,免疫球蛋白升高。随病情缓解而呈下降趋势。

2.脑脊液检查

脊髓病变发作时,约 50%患儿可有脑脊液细胞数增多,以淋巴细胞为主,通常不超过 $100×10^6/L$。蛋白质含量正常或轻度增高,大多在 1g/L 以下。球蛋白轻度增高。糖含量正常或偏低。当脊髓肿胀明显或伴发蛛网膜炎时,可能出现髓腔不完全梗阻,蛋白质含量可明显升高。

3.影像学检查

脊髓 MRI 检查可见脊髓肿胀,髓内散在长 T_1 长 T_2 异常信号。

(四)治疗

甲泼尼龙大剂量冲击疗法,继以泼尼松口服等对终止或缩短病程有一定的效果。另外,也可适当选用硫唑嘌呤、环磷酰胺等免疫抑制药。恢复期应加强功能锻炼及理疗。

（五）护理措施

1.常规护理

（1）加强心理护理：鼓励患儿保持良好的心态，树立战胜疾病的信心。

（2）保持正常排泄：做好便秘、尿失禁、尿潴留的护理。

2.专科护理

（1）视力障碍护理：帮助患儿熟悉住院环境和生活环境。指导患儿眼睛疲劳或有复视时尽量闭眼休息。给患儿创造方便日常生活的环境，如使用大字的阅读材料和书籍，呼叫器置于患儿手边等，必要时给予帮助。

（2）预防并发症：注意保暖，避免受寒，取卧位并经常拍背，协助排痰。

3.健康指导

（1）指导家长给予患儿加强营养，增强体质。

（2）指导家长协助患儿加强肢体锻炼，促进肌力恢复。锻炼时要加以保护，以防跌伤等意外。

（3）指导患儿及家长制订预防压疮、肺部感染及泌尿系感染的计划。

第三章　外科护理

第一节　颅脑损伤的护理

一、头皮损伤

头皮损伤是因外力作用使头皮完整性或皮内结构发生改变,是最常见的颅脑损伤。

(一)护理评估

1.健康史

头皮损伤均由直接外力所致。应了解患者受伤的方式和致伤物的种类,因可能合并有其他脑损伤,要询问患者受伤后的意识情况和有无其他不适。

2.身体状况

(1)头皮血肿:多因钝器伤所致,按血肿的部位分为皮下血肿、帽状腱膜下血肿和骨膜下血肿。

①皮下血肿:血肿位于皮下和帽状腱膜之间,因受皮下纤维隔限制,血肿体积小,张力大,压痛明显。

②帽状腱膜下血肿:位于帽状腱膜与骨膜之间,出血弥散在疏松组织层内,血肿易于扩散,触诊有波动感。

③骨膜下血肿:多由局部骨折引起,范围局限于某一颅骨,血肿张力较高。

(2)头皮撕脱伤:多因发辫受机械牵拉,使大块头皮自帽状腱膜下层或连同骨膜一起被撕脱所致。可因失血和疼痛致神经源性休克。

(3)头皮裂伤:多因钝性及锐器打击所致,为规则或不规则裂伤,出血较多,可致失血性休克。

3.治疗要点与反应

较小的头皮血肿一般在1~2周可自行吸收,早期可予加压冷敷;血肿较大可在无菌操作下穿刺抽吸后加压包扎。头皮裂伤要在24h内清创缝合。头皮撕脱伤除紧急加压包扎,防止休克外,要保留好撕脱的头皮,争取尽早清创植皮。

(二)护理诊断

1.组织完整性受损

与损伤有关。

2.潜在并发症

感染、休克。

（三）护理措施

1.病情观察

要密切观察患者血压、脉搏、呼吸、瞳孔和神志变化；注意有无脑损伤和颅内压增高的发生。

2.伤口护理

要注意创面有无渗血，有无疼痛，保持敷料干燥清洁，保持引流通畅。

3.预防感染

按医嘱给予抗生素和破伤风抗毒素；观察有无全身和局部感染表现。

二、颅骨骨折

颅骨骨折是指颅骨受暴力作用致颅骨结构的破坏，常合并脑损伤。按骨折部位分为颅盖骨折和颅底骨折；按骨折是否与外界相通分为开放性和闭合性骨折；按骨折形态分为线形骨折和凹陷性骨折。

（一）护理评估

1.健康史

询问患者受伤的过程，如暴力的方式、部位、大小、方向，当时有无意识障碍及口鼻流血、流液等情况，初步判断有无脑损伤和其他损伤。

2.身体状况

（1）颅盖骨折：常合并有头皮损伤。若骨折片陷入颅内则可导致脑损伤，出现相应的症状和体征；若引起颅内血肿，则可出现颅高压症状。

（2）颅底骨折：常伴有硬脑膜破裂，引起脑脊液外漏。按骨折的部位可分为颅前窝、颅中窝、颅后窝骨折。主要表现为皮下和黏膜下瘀血、瘀斑、脑脊液外漏和脑神经损伤三个方面。

3.实验室检查

颅骨 X 线片和 CT 检查，可明确骨折的部位和性质。

4.治疗要点与反应

颅盖线性骨折一般不需特殊处理；凹陷性骨折，如有脑组织受压或凹陷直径大于 5cm，深度达 1cm 者，应予手术整复。颅底骨折脑脊液漏超过 1 个月时，应予手术修补硬脑膜。开放性骨折应予抗生素预防感染。

（二）护理诊断与合作性问题

1.知识缺乏

缺乏脑脊液外漏的护理知识。

2.潜在并发症

颅内出血，颅内感染。

（三）护理措施

1.病情观察

密切观察患者的意识、瞳孔、生命体征、颅内压增高的症状和肢体活动等情况。

2.脑脊液外漏的护理

护理的重点是防止因脑脊液的逆行导致颅内感染。具体措施有：

(1)绝对卧床休息,平卧位,将头部抬高15°～20°,促进漏口封闭。

(2)保持外耳道、鼻腔、口腔清洁,每日2～3次清洁消毒。

(3)严禁阻塞鼻腔和耳道;禁止耳、鼻滴药、冲洗,严禁经鼻腔吸氧、吸痰和留置胃管。

(4)避免用力打喷嚏、擤鼻涕、咳嗽、用力排便,以防止脑脊液逆流。

(5)观察和记录脑脊液出量。

3.治疗配合

预防性应用抗生素和破伤风抗毒素。

4.心理护理

向患者介绍病情、治疗方法和注意的事项,以取得配合,消除其紧张情绪。

三、脑损伤

脑损伤是指脑膜、脑组织、脑血管以及脑神经在受到暴力作用后所发生的损伤,这种暴力通常是多种应力共同作用的结果,因此,其损伤的程度和类型多种多样。根据脑损伤病理改变的先后,分为原发性脑损伤和继发性脑损伤。前者是指暴力作用于头部后立即发生的脑损伤,主要有脑震荡、脑挫裂伤等。后者是指头部受伤一段时间后出现的脑受损病变,主要有脑水肿和颅内血肿、脑疝等。根据受伤后脑组织是否与外界相通,分为开放性脑损伤和闭合性脑损伤。前者多由锐器或火器直接造成,常伴有头皮裂伤、颅骨骨折和硬脑膜破裂,有脑脊液漏。后者为头部接触钝性物体或间接暴力所致。

(一)脑震荡

脑震荡是最常见的轻度原发性脑损伤,为一过性脑功能障碍,无肉眼可见的神经病理改变,但在显微镜下可见神经组织结构紊乱。具体机制尚未明了,可能与惯性力所致的弥散性脑损伤有关。

1.护理评估

患者伤后立即出现短暂的意识障碍,持续数秒或数分钟,一般不超过30min。同时可出现皮肤苍白、出汗、血压下降、心动徐缓、呼吸微弱、肌张力减低、各生理反射迟钝或消失。清醒后大多不能回忆受伤前及当时的情况,称为逆行性遗忘。常有头痛、头晕、恶心、呕吐等症状。神经系统检查无阳性体征。

脑震荡无需特殊治疗,应卧床休息1～2周,可适当给予镇痛、镇静对症处理,可完全恢复。

2.护理措施

(1)缓解患者焦虑情绪:给患者讲解疾病的相关知识,缓解其紧张情绪。对少数症状迁延者,应加强心理护理,帮助其正确面对疾病。

(2)镇痛、镇静:头痛患者,遵医嘱适当给予止痛药物。嘱其休息。

(3)注意观察:少数患者可能发生颅内继发病变或其他并发症,故应密切观察其意识状态、生命体征及神经系统病症。

(二)脑挫裂伤

脑挫裂伤是常见的原发性脑损伤,分脑挫伤及脑裂伤。前者指脑组织遭受破坏较轻,软脑膜完整;后者指软脑膜、血管和脑组织同时有破裂,伴有外伤性蛛网膜下隙出血。由于两者常同时存在,合称为脑挫裂伤。

1.病因与发病机制

脑挫裂伤主要指发生于大脑皮层的损伤,可单发,也可多发。挫伤时软脑膜下有散在的点状或片状出血灶。脑挫裂伤后早期的脑水肿多属血管源性,随后因脑组织缺血、缺氧,三磷酸腺苷生成减少及脑细胞膜脂质过氧化反应增强等,最终使脑细胞肿胀、崩解,继发细胞毒性脑水肿。继发改变的脑水肿和血肿形成具有更为重要的临床意义。外伤性脑水肿反应多在伤后3~7d,此期间易发生颅内压增高,甚至脑疝。伤情较轻者,脑水肿可逐渐消退,病灶区日后可形成瘢痕、囊肿,并常与硬脑膜粘连,有发生外伤性癫痫的可能;若蛛网膜与软脑膜粘连可影响脑脊液循环,有形成外伤脑积水的可能;广泛的脑缺氧及脑挫裂伤可导致弥散性或局限性的外伤性脑萎缩。

2.护理评估

(1)健康史:了解患者受伤经过、急救情况。患者局部头部有无破损、出血。了解患者有无颅内压增高征象。患者的生命体征是否平稳,意识状态、瞳孔及神经系统体征的变化。了解患者既往健康史。

(2)身体状况

①意识障碍:这是脑挫裂伤最突出的临床表现。一般伤后立即出现昏迷,其程度和持续时间与损伤程度、范围直接相关。昏迷时间超过半小时,可长达数小时、数日、数月不等。严重者可长期持续昏迷。

②局灶症状和体征:脑皮质功能区受损时,受伤当时立即出现与伤灶区功能相应的神经功能障碍或体征,如语言中枢损伤出现失语,运动区损伤出现锥体束征、肢体抽搐、偏瘫等。若仅伤及额、颞叶前端等"哑区",可无神经系统缺损的表现。

③头痛、呕吐:与颅内压增高、自主神经功能紊乱或外伤性蛛网膜下隙出血有关。后者还可出现脑膜刺激征,脑脊液检查有红细胞。

④生命体征变化:因继发颅内血肿或脑水肿导致颅内压增高和脑疝,出现库欣反应。并可使早期的意识障碍或偏瘫程度加重或意识障碍好转后又加重。

(3)心理-社会状况:脑损伤患者多有不同程度的意识和肢体功能障碍,故清醒患者在伤后对脑损伤和脑功能恢复有较重的心理负担,常表现为焦虑、悲观、恐惧;患者意识和智力的障碍使家属有同样表现,此外,家庭对患者的支持程度和经济能力也影响着患者的心理状态。

(4)辅助检查:CT检查是首选项目,可了解脑挫裂伤的部位、范围及脑水肿的程度,还可了解脑室受压及中线结构移位等情况。MRI检查也有助于明确诊断。

(5)治疗要点:脑挫裂伤一般采取保持呼吸道通畅、防治脑水肿、加强支持疗法和对症处理等非手术治疗为主。重度脑挫裂伤经上述治疗无效,颅内压增高明显甚至出现脑疝迹象时,应做脑减压术或局部病灶清除术。

3.护理诊断

(1)清理呼吸道无效:与脑损伤后意识不清有关。

(2)营养失调:低于机体需要量与脑损伤后高代谢、呕吐、高热等有关。

(3)有废用综合征的危险:与脑损伤后意识和肢体功能障碍及长期卧床有关。

(4)潜在并发症:颅内压增高、脑疝、蛛网膜下隙出血、癫痫发作、消化道出血。

4.护理目标

(1)患者呼吸道保持通畅、呼吸平稳,无误吸发生。

(2)患者营养状态维持良好。

(3)患者未出现因活动受限引起的并发症。

(4)患者未发生并发症或出现并发症能够被及时发现和处理。

5.护理措施

(1)一般处理

①静卧、休息,床头抬高 $15°～30°$,昏迷或吞咽障碍者宜取侧卧位或侧俯卧位,以免呕吐物、分泌物误吸。

②营养支持,维持水、电解质及酸碱平衡:昏迷患者须禁食,早期应采用胃肠外营养,每天静脉输液量在 $1500～2000mL$,其中含钠电解质 $500mL$,输液速度不可过快,伤后三天仍不能进食者,可经鼻胃管补充营养,注意控制盐和水的摄入量。患者意识好转出现吞咽反射时,可逐步经口试喂蒸蛋、藕粉等食物。

③降低体温:伤后早期,由于组织创伤反应,可出现中等程度发热;若损伤累及间脑或脑干或导致体温调节紊乱,可出现体温不升或中枢性高热;伤后即发生高热,多系视丘下部或脑干损伤;伤后数日体温升高,常提示有感染性并发症。高热使机体代谢增高,加重脑组织缺氧,及时处理。可应用抗生素预防感染。若为中枢性高热,予以物理降温。

④躁动的护理:需查明躁动的原因,如头痛、呼吸道不通畅、尿潴留、便秘、衣被被大小便浸湿、肢体受压、癫痫发作等,根据不同病因采取镇静、止痛、保持呼吸道通畅、抗癫痫、基础护理等措施。注意镇静剂使用需慎重,以免影响病情观察。对躁动患者不可强加约束,避免因过分挣扎使颅内压进一步升高。

(2)保持呼吸道通畅:意识障碍患者易发生误吸误咽、舌后坠等阻塞呼吸道,需及时清理呼吸道分泌物、放置口咽通气管,必要时做气管切开或气管内插管辅助呼吸。

(3)严密观察病情变化:注意观察意识、瞳孔、生命体征变化(详见颅内压增高患者的护理)。

(4)防治脑水肿:这是治疗脑挫裂伤的关键。可采用脱水、激素或过度换气等治疗脑水肿、降低颅内压;吸氧、限制液体入量;冬眠低温疗法降低脑代谢率等。

(5)促进脑功能恢复:应用营养神经药物,如三磷酸腺苷、辅酶 A、细胞色素 C 等,以供应能量、改善细胞代谢和促进脑细胞功能恢复。

(6)手术前后的护理:术前 2h 内剃净头发、洗净头发、涂擦 75% 乙醇并用无菌巾包裹。手术后搬动患者前后注意观察呼吸、脉搏、血压变化。小脑幕上开颅术后取侧卧位或仰卧位,避免切口受压;小脑幕下开颅手术取侧卧位或侧俯卧位。对引流管护理注意无菌操作。严密观察及时发现有无术后颅内出血、感染、癫痫及应激性溃疡等并发症。

6.护理评价

(1)患者呼吸是否平稳,有无误吸发生。

(2)患者的营养状态如何,营养素供给是否得到保证。

(3)患者是否出现长期卧床造成的并发症。

(4)患者是否出现并发症,若出现是否得到及时发现和处理。

7.健康教育

(1)外伤性癫痫患者定期服用抗癫痫药物,症状完全控制后,坚持服药1～2年,逐步减量后才能停药,不可突然中断服药。不能单独外出、登高、游泳等,以防意外。

(2)康复训练:协助患者及家属制订康复计划,告诉他们有意识、有计划地进行废损功能训练,如语言、记忆力等方面的训练,瘫痪肢体的训练,尤其注意发挥不全肢体瘫痪部位的肢体的代偿功能,使患者得以提高生活自理能力以及社会适应能力。

(3)心理指导:轻型脑损伤患者应尽早自理生活。对恢复过程中出现的头痛、耳鸣、记忆力减退的患者应给予适当解释和宽慰,使其树立信心。脑损伤后遗留的语言、运动或智力障碍在伤后1～2年内有部分恢复的可能,应提高患者自信心,做好心理疏导。

四、颅内血肿

颅内血肿是颅脑损伤中最多见、最危险的继发性病变。由于血肿直接压迫脑组织,常引起局部脑功能障碍的占位性病变症状和体征以及颅内压增高的病理生理改变,早期及时处理,可在很大程度上改善预后。若未及时处理,其严重性在于可引起颅内压增高而致脑疝危及生命。根据血肿的来源和部位,颅内血肿分为硬脑膜外血肿、硬脑膜下血肿、脑内血肿。根据血肿引起颅内压增高及早期脑疝症状所需时间将其分为三型:72h为急性型;3d至3周以内为亚急性型;3周以上才出现症状为慢性型。

(一)病因与发病机制

1.硬脑膜外血肿

与颅骨损伤有密切关系,骨折或颅骨的短暂变形撕破位于骨管沟骨的硬脑膜中动脉或静脉窦而引起出血,血液积聚进一步使硬脑膜与颅骨分离也可撕破一些小血管,使血肿增大。引起颅内压增高和脑疝所需要的出血量一般成人幕上达20mL,幕下达10mL。

2.硬脑膜下血肿

颅内血肿中最常见的类型。急性和亚急性硬膜下血肿常继发于对冲性脑挫裂伤。出血多来自挫裂的脑实质血管。慢性硬脑膜下血肿好发于老年人,大多有轻微头部外伤史、有的患者伴有脑萎缩、血管性或出血性疾病。

3.脑内血肿

浅部血肿出血均来自脑挫裂伤灶,血肿位于伤灶附近或伤灶裂口中,常与硬脑膜下和硬膜外血肿并存。深部血肿多见于老年人,血肿位于白质深处,脑表面可无明显挫伤。

(二)护理评估

1.健康史

详细了解受伤经过,如暴力性质、大小、方向及速度;了解其身体状况,有无意识障碍及程度和持续时间,有无头痛、恶心、呕吐、抽搐、大小便失禁及肢体瘫痪等。了解现场急救情况,伤后表现,有无头皮血肿及伤口;有无意识障碍及口鼻流血等情况。

2.身体状况

(1)硬脑膜外血肿:出血积聚于颅骨与硬脑膜之间,较常见。症状取决于血肿的部位及扩展的速度。

①意识障碍:原发性脑损伤,也可由血肿导致颅内压增高、脑疝引起,后者常发生于伤后数小时至1～2d。典型的意识障碍是在原发性意识障碍之后,经过中间清醒期,再度出现意识障碍,并逐渐加重。两次意识障碍的原因不同,前者是原发性脑损伤引起,后者为继发性血肿及颅内压增高所致。如果原发性脑损伤较严重或血肿形成较迅速,也可能不出现中间清醒期。少数患者可无原发性昏迷,而在血肿形成后出现昏迷。

②颅内压增高:头痛、恶心、呕吐剧烈。一般成人幕上血肿大于20mL、幕下血肿大于10mL,即可引起颅内压增高症状。

③脑疝:如颅内压增高引起颞叶沟回疝,患者不仅意识障碍加深,生命体征紊乱加重,还出现患侧瞳孔散大,对侧肢体瘫痪等典型征象(小脑幕切迹疝)。幕上血肿者大多先经历小脑幕切迹疝,然后合并枕骨大孔疝,故严重的呼吸循环障碍发生在意识障碍和瞳孔改变之后。幕下血肿者可直接发生枕骨大孔疝,故早发生呼吸骤停。

(2)硬脑膜下血肿:出血积聚在硬脑膜下腔,最常见。

①意识障碍严重呈持续状态,且程度逐渐加重,一般不存在中间清醒期,多数合并较重的脑挫裂伤和脑水肿。

②较早出现颅内高压和脑疝症状。

(3)脑内血肿:出血积聚在脑实质内称为脑内血肿,有浅部与深部血肿两种类型。以进行性加重的意识障碍为主,若血肿累及重要脑功能区,可出现偏瘫、失语、癫痫等症状。

3.辅助检查

X线可了解有无颅骨骨折。CT、MRI能清楚显示脑挫裂伤、颅内血肿部位、范围和程度。急性硬脑膜下血肿可示颅骨内与脑组织表面之间有高密度、等密度或混合密度的新月形或半月形影;慢性硬脑膜下血肿可示颅骨内板下低密度的新月形、半月形或双凸镜形影。脑内血肿可示脑挫裂伤灶附近或脑深部白质内见到圆形或不规则高密度血肿影,周围有低密度水肿区。

4.处理原则

根据血肿大小,采取手术或者观察、保守治疗。

(三)护理诊断

1.意识障碍

与颅内血肿、颅内压增高有关。

2.潜在并发症

颅内压增高、脑疝、术后血肿复发。

(四)护理措施

颅内血肿为继发性脑损伤,护理除参照颅内高压相关护理措施之外,还应注意如下内容。

1.密切观察病情

严密观察患者意识状态、生命体征、瞳孔、神经系统病症等变化,及时发现颅内血肿的迹象,并在积极降低颅内压的同时,及时做好术前准备。术后注意病情变化,判断颅内血肿清除后的效果,并及时发现术后血肿复发迹象。

2.做好伤口以及引流管的护理

慢性硬脑膜下积液或硬脑膜下血肿,因已形成完整的包膜和液化,临床多采用颅骨钻孔、血肿冲洗引流术,术后在包膜内放置引流管继续引流,以排空其内血性液或血细胞凝集块、利于脑组织膨出和消灭无效腔,必要时冲洗。术后患者取平卧位或头低脚高患侧卧位,以便充分引流。引流瓶(袋)应低于创腔 30cm。保持引流管通畅。注意观察引流液的性质和量,术后不使用强力脱水剂,以免颅内压过低影响脑膨出。通常于术后 3d 左右行 CT 检查,证实血肿消失后拔管。

第二节　颅脑损伤的康复护理

一、概述

颅脑损伤(TBI)是指头颅部特别是脑受到外来暴力打击所造成的脑部损伤,可导致意识障碍、记忆缺失及神经功能障碍。由于颅脑损伤具有损伤部位的多发性、损伤的复杂性等特点,其康复不仅涉及肢体运动功能的康复,同时更多地涉及对记忆力、注意力、思维等高级中枢功能的康复,因此,更需要家庭成员了解和参与到患者的康复训练和护理中,使患者的功能得到最大限度的恢复。

和康复医疗的其他方面相比,脑外伤康复的发展相对滞后。在美国,脑外伤康复 20 世纪 70 年代进入有组织的阶段,其标志是脑外伤治疗与康复示范中心体系的建立。我国迄今为止尚未建立脑外伤的康复医疗体系,没有脑外伤康复专科医院,综合医院没有脑外伤康复的亚专科设置,跨学科合作团队和学科内团队工作模式尚未有效建立,因此脑外伤康复是康复医疗服务体系的一块短板。治疗体系还必须考虑特殊教育的要求、生活自理能力、职业训练和支持,以及家庭成员的支持等问题。脑外伤患者,特别是重型患者的自然病程可能相当长,甚至影响终身。脑外伤的康复期比其他获得性损伤和神经系统疾病的康复时间更长。因此,外伤治疗体系必须认识到康复治疗的长期性。要正确认识脑外伤的自然病程,在不同阶段采用个体化的康复治疗和服务措施,避免不必要和无效的治疗手段。

(一)病因

颅脑损伤是创伤中发病率仅次于四肢的常见损伤,其死亡率和致残率均居各类创伤首位。随着社会主义现代化的加速,城市人口更为密集,机动车辆急剧增加,导致交通事故发生频繁;施工规模扩大,房屋建筑向高层发展,使工伤事故增加;体育运动日趋普及,且竞技对抗程度剧烈,运动创伤也有所增多;此外,自然灾害等意外事故也频频发生,因而包括颅脑损伤在内的各种创伤发生率大幅度增加。为此,交通事故、工伤事故、高处坠落、失足跌倒、各种钝器对头部的打击是产生颅脑损伤的常见原因。

(二)临床分类

颅脑损伤可以分为闭合性伤和开放性伤两类。闭合性损伤时,头皮、颅骨和硬脑膜三者中至少有一项保持完整,脑组织与外界不沟通。如果头皮、颅骨和硬脑膜三者均有破损,颅腔与外界沟通,即为开放性损伤。脑组织不仅可因暴力的直接作用产生原发性损伤,如脑震荡、脑挫裂伤、原发性脑干损伤和弥散性轴索损伤,还可在原发性损伤的基础上产生脑水肿、颅内血肿、脑移位和脑疝等继发性脑损伤,其症状和体征是在伤后逐步出现或加重,严重程度并不一定与原发性损伤的严重程度一致。脑损伤后所致的残疾种类繁多,如意识障碍、智能障碍、精神心理异常、运动障碍、感觉障碍、语言障碍,以及视觉、听力和嗅觉障碍等。

二、临床表现

颅脑损伤患者可因损伤部位和伤情轻重不同而出现多种多样程度不同的神经功能障碍和精神异常,轻者如头痛、眩晕、失眠、烦躁、记忆力减退,重者如意识障碍、智能障碍、感觉障碍、言语障碍和精神心理异常。有些患者甚至长期昏迷不醒,或呈植物状态生存。颅脑损伤能引起的神经功能障碍和精神异常,有些可以逆转而暂时存在,通过适当治疗能获得不同程度的改善,甚至完全恢复;但有些则属不能逆转而长期存在,从而成为长久性障碍。有些患者由于伤后处理不当,如昏迷和瘫痪患者因未能重视合理体位、肢位的维持和及早进行活动,可导致关节肌肉萎缩挛缩和畸形而出现二次性损害。

颅脑损伤的临床表现是由受伤的轻重程度决定的,轻微颅脑损伤可仅有头皮血肿,严重的脑外伤的症状可出现以下表现。

(一)重度颅脑损伤的临床表现

1.急性期

损伤发生至1个月,中枢神经系统损伤后72h就开始出现可塑性变化。头痛、恶心、呕吐,头痛呈持续性胀痛,呕吐一般为喷射性呕吐。

(1)意识障碍:遗忘症,易疲劳与精神萎靡或行为冲动亦可出现谵妄状态。

(2)生命体征改变:如血压、心率、呼吸、瞳孔大小等。自主神经功能失调,表现为心悸、血压波动、多汗、月经失调、性功能障碍等。

(3)其他表现:如头晕、目眩、耳鸣、记忆力减退、注意力难以集中、智能减退、失眠等。

颅脑损伤恢复的早期阶段,患者可能表现出行为上的紊乱和心理社会能力方面的功能低下,包括情绪不稳,攻击性行为、冲动和焦虑不安、定向力障碍、挫败感、否认和抑郁等。

2.恢复期

1～3个月为中枢神经系统自然恢复期,可塑性尤为明显。

(1)急性期常见症状有所减轻,生命体征趋向稳定。同时既有局灶性症状,如偏瘫、失语等,又有全面性脑功能障碍,如昏迷、认知障碍等。

(2)恢复期和慢性期的精神障碍则多伴有器质性损害的病理基础,如脑瘢痕、囊肿、脑膜粘连、弥散性神经元退变等,表现为各种妄想、幻觉、人格改变和性格改变(如情绪不稳定、固执、易激惹、易冲动或淡漠、对周围事物缺乏兴趣等),亦可出现记忆衰退、语言含糊、语调缓慢、寡言或计算和判断能力减退等情况。

3.后遗症期

3个月以后。

(1)脑外伤后综合征,仍然存在或者出现的一系列神经精神症状,患者表现为头昏、头痛、疲乏、睡眠障碍、记忆力下降、精力及工作能力的下降、心悸、多汗、性功能下降等。神经系统检查没有阳性的体征。

(2)复杂多样的功能障碍,如运动障碍、言语障碍、感觉障碍、心理社会行为障碍等。

(3)长期制动导致的失用综合征,可涉及身体各大系统。

4.可分为轻度、中度及重度

急性重度颅脑损伤应尽早诊断,尽早干预。

(1)轻度损伤者伤后昏迷在半小时以内,仅有短暂脑功能障碍而无器质性改变。

(2)中度损伤者有脑器质性损伤,昏迷在12h以内,可有偏瘫、失语等症状。

(3)重度损伤者昏迷在12h以上,神经系统阳性体征明显。

(4)特重型损伤者可出现生命危险甚至死亡。

5.并发症造成的继发性运动功能障碍

传统观念认为重型颅脑损伤患者必须静卧或镇静制动,昏迷患者更是长期卧床不起。由于缺少活动,加之关节长期处于非功能位置,久而久之可发生关节活动度受限、关节强直、挛缩变形和肌肉软弱无力,从而产生包括运动功能障碍在内的一系列二次性损害,妨碍功能恢复,导致残疾或使残疾加重。

(二)癫痫

癫痫是颅脑损伤后常见的并发症。各种类型的颅脑损伤皆可导致癫痫发作,但开放性颅脑损伤后癫痫发生率明显高于闭合性颅脑损伤。闭合性颅脑损伤患者中有1%～5%发生癫痫;而开放性颅脑损伤患者的癫痫发生率可高达20%～50%。

三、主要功能障碍

颅脑损伤时大脑皮质常常受累,因而是导致认知功能障碍的重要原因,可出现意识改变、记忆力障碍、听力理解异常、失用症、失认症、忽略症、体象障碍、皮质盲、智能障碍等情况。昏迷是颅脑损伤后的常见症状之一。虽然总的说来颅脑损伤导致的昏迷持续时间多属短暂,但有些患者可以长期昏迷不醒,有些还可以演变为植物状态。

(1)运动障碍:包括肢体瘫痪、共同运动、肌张力异常、共济障碍。

(2)感觉障碍:包括浅感觉、深感觉障碍。

(3)言语障碍:包括失语症和构音障碍。

(4)认知障碍:包括意识障碍、智力障碍、记忆障碍、失认症、失用症等。

(5)心理和社会行为障碍:包括抑郁心理、焦躁心理、情感障碍及行为障碍等。

(6)日常生活活动能力障碍。

(7)其他障碍：如大小便障碍、自主神经功能障碍、面肌瘫痪、延髓麻痹、废用综合征、误用综合征及过用综合征及其他脑神经功能障碍等。

四、康复评定

（一）脑损伤严重程度的评估

(1)根据患者的睁眼(E)、语言表现(V)和肢体运动(M)三个因素建立了一个判断意识状态的系统，即著名的格拉斯哥(Glasgow)昏迷评分标准(GCS)，用以判断患者的伤情，总分15分，8分以下为昏迷；3～5分为特重型损伤；6～8分为严重损伤；9～12分为中度损伤；13～15分为轻度损伤。

(2)格拉斯哥预后量表(GOS)：表3-2-1。

表 3-2-1　格拉斯哥预后量表(GOS)

等级	标准
恢复良好	能恢复正常生活：生活能自理，成人可恢复20%，学生能继续学习，但可能仍存在轻微的神经或病理缺陷
中度残疾	日常生活能自理，可乘交通工具，在专门环境或机构中可以从事某些工作或学习
重度残疾	生活不能自理，需他人照顾，严重精神及躯体残疾，但神志清醒
植物状态	长期昏迷，可以有睁眼及周期性睁眼-清醒，但大脑皮质无任何功能，呈去皮质状态或去大脑强直
死亡	

（二）运动功能评估

评定内容：肌力、肌张力、协调能力、平衡能力、步行能力等。评定方法：徒手肌力评定、Ashworth肌张力(痉挛)分级、指鼻试验和跟-膝-胫试验、定量平衡功能评定、步态分析等。

由于颅脑损伤后常发生广泛和多发性损伤，可出现瘫痪、共济失调、震颤等。其中瘫痪可累及所有肢体，初期多为软瘫，后期多为痉挛。肢体的运动功能常采用Brunnstrom 6阶段评估法可以简单分为：Ⅰ期——迟缓阶段；Ⅱ期——出现痉挛和联合反应阶段；Ⅲ期——连带运动达到高峰阶段；Ⅳ期——异常运动模式阶段；Ⅴ期——出现分离运动阶段；Ⅵ期——正常运动阶段。

（三）脑神经功能评估

评估患者嗅神经、视神经、面神经、听神经等功能是否出现障碍，检查有无偏盲或全盲、有无眼球活动障碍、面神经瘫痪或听力障碍等。

（四）言语功能评估

失语和构音障碍的评估方法与脑卒中相同。颅脑损伤另有一种常见的言语障碍，即言语错乱，其特点为词汇和语法的运用基本正确，但时间、空间、人物定向障碍十分明显，不配合检查，且不能意识到自己的回答是否正确。

（五）认知功能评估

记忆障碍包括近记忆障碍和远记忆障碍。近记忆障碍可采用物品辨认-撤除-回忆法评估,远记忆障碍可采用 Wechsler 记忆评价试验。知觉障碍可采用 Rivermead 知觉评价表评估。

（六）情绪行为评估

颅脑损伤患者常见焦虑、抑郁、情绪不稳定、攻击性、神经过敏、呆傻等情绪障碍,亦可有冲动、幼稚、丧失自知力、类妄想狂、强迫观念等行为障碍,可做相关的评估。

（七）日常生活活动能力评定

日常生活活动能力(ADL),MBI 指数,对进食、洗澡、修饰、穿衣、控制大小便、如厕、床椅转移、平地行走及上下楼梯 10 项日常生活活动的独立程度评定:满分 100 分,>60 分——有轻度功能障碍,能独立完成部分日常生活活动,需要部分帮助;60～41 分——有中度功能障碍,需要极大的帮助方能完成日常生活活动;≤40 分——有重度功能障碍,大部分日常生活活动能力不能完成,依赖明显。

五、康复治疗

颅脑损伤的康复要从急性期开始介入,采用各种综合康复手段,对颅脑损伤患者的运动、认知、言语等功能障碍进行康复治疗,消除或改善功能障碍,使患者最大程度地恢复正常的生活、工作能力并参与社会活动。

（一）急性期的康复治疗

颅脑损伤患者的生命体征(即呼吸、心率、脉搏、血压)稳定,特别是颅内压持续 24h 稳定在 2.7kPa(20mmHg)以内即可进行康复治疗。康复治疗措施包括综合促醒治疗和一般康复处理等。

康复目标:稳定病情,提高觉醒能力,促进意识恢复;预防各种并发症;促进功能康复。

1.促醒治疗

严重颅脑损伤患者会出现不同程度的昏迷、昏睡或嗜睡等。昏迷存在于损伤的早期,通常持续不超过 3～4 周。严重颅脑损伤的恢复首先从昏迷和无意识开始,功能恢复的大致顺序为:自发睁眼→觉醒周期变化→逐渐能听从命令→开始说话。可以应用各种神经肌肉促进和刺激方法加速其恢复的进程,帮助患者苏醒,恢复意识。

(1)听觉刺激:①定期播放患者喜欢和熟悉的音乐;②亲属经常与患者谈话,谈话内容包括患者既往遇到过的重要事件、患者喜欢或感兴趣的话题等。通过患者面部及身体其他方面的变化,观察患者对听觉刺激的反应。③家庭成员和治疗小组成员需了解与患者说话的重要性,在床边交谈时需考虑患者的感觉,尊重患者的人格,鼓励患者主动的反应。

(2)视觉刺激:可在患者头上放置五彩灯,通过不断变换的彩光刺激视网膜、大脑皮层等。

(3)浅深感觉刺激:皮肤触觉刺激、肢体关节位置觉对大脑皮层有一定的刺激作用。可由治疗师或患者家属每天利用毛巾、毛刷、冰块等从肢体远端至近端进行皮肤刺激,对患者的四肢关节进行被动活动。

2.运动疗法

(1)良肢位摆放:能有效预防和减轻肌肉弛缓或痉挛带来的异常模式,预防关节半脱位等并发症的发生。头的位置不宜过低,以利于颅内静脉回流;患侧上肢保持肩胛骨向前、肩前屈、肘伸展,下肢保持髋、膝关节微屈和踝关节中立位。目前多主张采用患侧卧位或健侧卧位,少采用仰卧位。

(2)关节被动活动:可维持肌肉和其他软组织的弹性,防止挛缩或关节畸形,在患者生命体征稍稳定后即可进行瘫痪肢体被动关节活动范围的训练。每日1~2次,每一关节5min左右。进行被动运动时要注意动作轻柔、缓慢,活动范围避免拉伤肌肉或韧带。

(3)床上体位转移:患者应经常变换体位以预防压疮。在保持至少每2h变换一次体位的同时,还应使用气垫床,密切观察皮肤颜色变化,并避免皮肤破损。

(4)尽早活动:一旦生命体征稳定、神志清醒,应尽早鼓励患者进行深呼吸、肢体主动运动、床上活动和坐位、站位练习。可应用起立床对患者进行训练,逐渐递增起立床的角度,使患者逐渐适应,预防体位性低血压、骨质疏松及泌尿系统感染,治疗时应注意观察患者的呼吸、心率和血压的变化。

(5)排痰训练:每次翻身时用空掌从患者背部肺底部向上拍打至肺尖部,帮助患者排痰,并指导患者作体位引流排痰,以保持呼吸道通畅,预防肺部感染。

3.物理因子疗法

对弛缓性瘫痪患者,可利用低频脉冲电刺激疗法增强肌张力、兴奋支配肌肉的神经,以增强肢体运动功能。另外对高热患者可以采用冰毯、冰帽治疗。

4.高压氧治疗

颅脑损伤后及时改善脑循环,保持脑血流相对稳定,防止灌注不足或过多,将有利于改善脑缺氧所致的脑功能障碍,从而促进脑功能的恢复。高压氧治疗,可每日1次,每次90min,10次为一个疗程,可连续数个疗程。

(二)恢复期的康复治疗

颅脑损伤的急性期过后,生命体征已稳定1~2周后,即进入恢复期,时间一般为伤后2年内。恢复期患者病情相对稳定,发病后6个月内是康复治疗和功能恢复的最佳时期,但6个月后功能仍可进一步恢复。在此期内康复治疗应全面介入,重点改善患者的运动、言语、认知等功能障碍,提高患者的 ADL 能力。

康复目标:最大限度地恢复患者的运动、感觉、认知、语言等功能和生活自理能力,学会应对残疾,尽可能在工作、个人生活等方面达到自理,提高生存质量。

1.运动疗法

恢复期的运动治疗主要是进一步改善和加强患者感觉和运动功能,训练各种转移能力、姿势控制及平衡能力,尽可能使患者达到日常生活活动自理。主要采用神经发育疗法,包括Brunnstrom 技术、Rood 技术、Bobath 技术、神经肌肉本体促进技术以及运动再学习技术,如床上运动、翻身训练、坐起训练、坐位训练、站起训练、站位训练、步行训练等。通过训练,促进神经功能的恢复,使颅脑损伤者重新恢复机体的平衡、协调及运动控制功能。颅脑损伤恢复期的运动疗法与脑卒中恢复期的运动疗法相类似。

2.认知功能训练

颅脑损伤患者的认知障碍主要表现在觉醒和注意障碍、学习和记忆障碍及思维障碍等。可按照 RLA 分级标准,根据其认知功能恢复的不同时期,采用相应的治疗策略。

早期(Ⅱ、Ⅲ):对患者进行躯体感觉方面的刺激,提高觉醒能力,使其能认出环境中的人和物。

中期(Ⅳ、Ⅴ、Ⅵ):减少患者的定向障碍和言语错乱,进行记忆、注意、思维的专项训练,训练其组织和学习能力。

后期(Ⅶ、Ⅷ):增强患者在各种环境中的独立和适应能力,提高在中期获得的各种功能的技巧,并应用于日常生活中。

(1)改善患者自知力的康复训练:在颅脑损伤(尤其是额叶损伤)的恢复早期,患者常缺乏自知力,否认疾病,拒绝治疗,或即使接受治疗但会确定不现实的目标,使康复治疗变得困难,严重影响治疗效果。因此,本阶段应首先恢复患者的自知力。可采用下述的方法。

①改善患者对自身缺陷的察觉:对患者的日常活动进行录像,并向患者播放,针对性展示其活动缺陷,向他指出哪些是对的,哪些是错的,并逐步将放录像任务交给患者,要求他在录像中出现他的错误时停住,由自己述说错误所在。如暂无录像条件,可面对镜子活动并在自己的实际活动中指出自己的错误。

②改善患者的感知功能:让患者观看一群颅脑损伤患者的集体活动,并让他观察和记下其中某一患者的错误,和他一起分析错误的特征和原因。

③改善患者判断行为是否成功的知觉:选出一些与患者康复目标有关的行为,分别播放该行为成功和不成功的录像,和患者一起进行足够详尽的分析,使他认识行为成功和不成功的特征和原因,并告诉患者克服不正确行为的方法。

④改善患者对现存缺陷和远期目标之间差距的认识:具体、详尽地讨论患者的长期目标和期望,拟定一个为了达到这一目标所需技能的详尽一览表,和他讨论哪些已掌握而哪些尚不足。

(2)注意障碍的康复训练:可用下述方法。

①猜测作业:取两个透明玻璃杯和一粒弹球,在患者注视下治疗师将一个杯子扣在弹球上,让患者指出哪个杯子中有弹球,反复进行数次。成功后可通过逐步改用不透明的杯子,用三个或更多的杯子,用两粒或更多不同颜色的弹球等方式以增加训练难度。

②删除作业:在一张纸中部写几个大写的汉语拼音字母如 KBEZBOY(也可依据患者文化程度选用数字或图形),让患者删除由治疗师指定的字母如其中的"B"。成功后,改变字母顺序和要删除的字母,反复进行多次。进一步可通过逐步缩小字母的大小、增加字母的行数、增加小写字母或插入新字母等方式以增加训练的难度。

③时间作业:给患者一个秒表,让他按命令启动,并于 10s 内停止。如此反复进行练习。随后可以逐步延长秒表走动时间以增加训练难度,进而还可在与患者交谈分散其注意力的情况下进行训练,以进一步提高难度。

④顺序作业:让患者按顺序写出 0～10 的数字,如有困难,可排列 10 张数字卡。成功后,加大数字系列,反复进行。随后改为让患者按奇数或偶数的规律说出或写出一系列数字,并由

治疗师任意改变起点的数字。在此基础上再进行该列数字的算术处理,如在该列数字的每4个数字的末一个数字上加上由治疗师指定的数目,并由患者报出两者相加的结果等方式以增加训练难度。

(3)记忆障碍的康复治疗:可用下述方法。

①运用环境能影响行为的原理

a.日复一日地保持恒定、重复的常规和环境。

b.控制环境中信息的量和呈现条件,每次提供的信息量少要比多好;信息重复的次数多比少好;多个信息相继出现时,间隔时间长比短好等。

c.充分利用环境中的记忆辅助物,要帮助患者学会充分利用记忆策略和内、外环境中的记忆辅助物,而不是单调、重复地训练。

②教会患者充分利用内部策略和外部策略

a.内部策略:是在患者记忆损伤的严重程度不同的情况下,让他以损伤较轻的部分来从事主要的记忆工作或是以另一种新的方式去记忆的方法(如患者言语记忆差就让他改用形象记忆的方法等)。内部辅助主要依靠以下一些记忆的策略。

背诵:是反复无声地背诵要记住的信息。背诵的好处是背诵一个项目可以增加对他的注意时间,从而加强对它们的记忆;另外,背诵可以将一些项目保持在短期记忆之中,将它们编好码,并将之转移到长期记忆中去。

PQRST法

P(preview)——先预习要记住的内容;

Q(question)——向自己提问与内容有关的问题;

R(read)——为了回答问题而仔细阅读资料;

S(state)——反复陈述阅读过的资料;

T(test)——用回答问题的方式来检验自己的记忆。

精细加工:是教会患者将要记住的信息详细地分析,找出各种细节,并将之分解,并设法与已知的信息联系起来,以便于记忆的方法。

兼容:要患者培养成一种良好的、善于将新信息和已知的、熟悉的信息联系起来记忆的方法。

自身参照:让患者学会分析新信息与其自身有何关系,并将之尽量与其自身的事物联系起来记忆的方法。

视意象:是让患者将要记住的信息在脑中形成与之有关的视觉形象的方法。

首词记忆法:将要记住的信息的头一个词编成一些类似诗歌的句子,以便记忆,例如将训练记忆的要点编成"天天复习,不要偷懒,作业勤快,美好的结果将等着你"的句子,由于头一个字合起来是"天不作美"这样一个好记的句子,因而易于记住。

编故事法:按自己的喜爱和习惯也可将记住的信息编成一个自己熟悉的故事。

b.外部策略:主要是利用身体以外的提示或辅助物来帮助记忆的方法。

对于提示,要求:能在最需要的时候提供;其内容要和需记住的信息密切相关。

对于辅助物,要求:便于携带,而且容量要大;容易使用而无须再借用其他工具。

常用的辅助物有：

日记本：应用的条件是患者能阅读，最好能写，如不能写，由他人代写也可；患者能提取信息中的关键词。

应用时要注意：一人一本；随身携带；放置的地点要恒定；开始使用时记录要勤，以15min为一段记下要记的事，记忆能力改善后再逐步延长。如患者视力不佳、注意力差或口语能力不良等情况下使用日记本的效果较差。

时间表：将有规律的每日活动写在大而醒目的时间表上，张贴在患者经常停留的场所，初用时，经常提醒患者观看时间表，让他知道什么时候应当做什么。这样，即使有严重的记忆障碍，患者也能掌握生活的规律。

地图：适用于伴有空间、时间定向障碍的患者。用大的地图、大的罗马字和鲜明的路线，标明常去的地点和顺序，以便应用。

闹钟、手表和各种电子辅助物：有一种可以定时报时的手表就很适用，如日记本上为每15min记一次事，则将手表调到每15min报时一次，则可及时地提醒患者看日记本。

应用连接法训练记忆：将作业分解为许多步骤，每次只要求患者记住一个步骤，记住后再加入下一步。

修改外部环境以利于记忆：如房门上贴粗大的字或鲜明的标签，物品放置的位置恒定，简化环境，突出要记住的事物等，均有助于记忆。

提供言语或视觉提示：让患者记住一件事物时，口头提问有关的问题并同时让他观看相关的图片等。

进行记忆训练时，需要注意的事项：每次训练的时间要短，开始要求患者记忆的内容要少，而信息呈现的时间要长。以后逐步增加信息量，反复刺激以提高记忆能力。训练要从简单到复杂，可将整个练习分解为若干小节，分节进行训练，最后再逐步联合训练。如每次记忆正确时，应及时地给予鼓励，使其增强信心。

c.药物治疗：胆碱酯酶抑制剂如多奈哌齐、卡巴拉汀、石杉碱甲等有助于促进记忆。颅脑损伤后记忆障碍患者可选择应用。药物与记忆训练两者相结合，可能效果更好。

（4）思维障碍的康复训练颅脑损伤可引起推理、分析、综合、比较、抽象、概括等多种认知过程的障碍，常表现为解决问题的能力下降。对于这些患者，训练其解决问题的能力就是改善其思维障碍的有效方法。简易有效的方法如下。

①提取信息的训练：取一张当地当天的报纸，让患者找出尽可能多的、不同种类的信息（表3-2-2）。

表 3-2-2　报纸中的各类信息

信息内容	提取正确时的得分/%
Ⅰ报纸名称	10
Ⅱ日期	10
Ⅲ头版头条新闻	10
Ⅳ天气预报	10

续表

信息内容	提取正确时的得分/%
Ⅴ患者感兴趣的栏目	10
Ⅵ电视节目	10
Ⅶ体育节目	10
Ⅷ招聘广告	10
Ⅸ保健或化妆品广告	10
Ⅹ家用电器广告	10

给患者报纸后,先让患者自己述说其内容,不完全时,再按表中的项目提问。提问时要稍加扩大,以核实患者是否真正了解。对真正了解的项目给相应的分数。再次训练时,如分数增加,即可看出进步。

②排列顺序的训练:让患者进行数列的排序(表 3-2-3)。

表 3-2-3　数列的排序

序列	范围	排列正确时的得分/%
Ⅰ数目	1～20	20
Ⅱ字母	A～Z	20
Ⅲ星期	1～7	20
Ⅳ月份	1～12	20
Ⅴ年份	2000～2007	20

将上述内容制作成分列的卡片,每次一组,打乱后让患者重新排好,正确时给相应的分数。

③物品分类的训练:将每类有 5 种共 5 大类物品(表 3-2-4)的卡片,打乱后让患者重新分类,正确时给相应的得分。

表 3-2-4　物品的分类

类别	内容	分类正确时的得分/%
Ⅰ食物	西红柿、青椒、鸡蛋、土豆、香肠	20
Ⅱ家具	写字台、沙发、书柜、茶几、椅子	20
Ⅲ衣物	衬衫、长裤、西装、背心、鞋子	20
Ⅳ家用电器	电视机、电脑、电扇、电冰箱、电话机	20
Ⅴ梳洗用品	牙刷、洗发水、肥皂、梳子、毛巾	20

在每组内,如排列不完全对时,可按每对一小项给 4 分计算。

④从一般到特殊的推理训练:方法是向患者提供一类事物的名称(表 3-2-5),让患者通过向治疗师提问的方式,推导出究竟为何物。如告诉患者为食物,患者可以问是否是蔬菜? 如回答是,患者可以再问是叶子,茎类,还是根类? 如回答是根类,患者可以再问是长的,还是圆的? 如回答为长的,患者可以再问,是红的,还是白的? 如回答是红的,患者即可推导出是胡萝卜。

起初允许患者通过无数次的提问猜出结果,以后限制他必须至多20次提问猜出结果,成功后再逐步限定为至多10次乃至5次。

表 3-2-5 从一般到特殊的推理

类别	目标事物	推理正确时的得分/%
Ⅰ食物	香蕉	20
Ⅱ工具	钳子	20
Ⅲ植物	柳树	20
Ⅳ动物	孔雀	20
Ⅴ职业	医生	20

⑤对问题及突发情况的处理训练:可让患者设想遇到的一些问题(表3-2-6),训练患者处理问题的能力。进一步增加难度,可假设一些突发情况(表3-2-6),训练其应变处理能力。这里需要指出的是,突发情况下的应变方法可以有多种,只要患者言之有理,均可认为是正确的。

表 3-2-6 对问题及突发情况的处理

问题	回答正确时的得分/%
Ⅰ刷牙	20
Ⅱ煎鸡蛋	20
Ⅲ丢了钱包怎么办	20
Ⅳ出门回来忘了带钥匙怎么办	20
Ⅴ到新地方迷了路怎么办	20

⑥计算和预算的训练:让患者进行简单的计算,并作出一个家庭预算,如表3-2-7。

表 3-2-7 计算和预算

项目	例	回答正确时的得分/%
Ⅰ加法	$54+47$	10
Ⅱ减法	$67-39$	10
Ⅲ乘法	15×6	20
Ⅳ除法	$90 \div 15$	20
Ⅴ家庭预算	每月工资用在房租、水电、伙食、衣着、装饰、文化、娱乐、保健、医疗、预算外支出等方面的分配是否合理	40

在计算方面,可以先是笔算,每题限半分钟,以后可改为心算,最后即便心算也将规定的时间缩短。在家庭预算方面,视其合理性如何?所需时间是多少?为增加难度,可假设某月因故有较大的预算外开支,将余下的钱让患者重新分配,视其处理问题的能力如何。

以上各种训练,均应得分达到80%或以上,方可增加难度或更换训练项目。另外,并非一日之内将所有训练做完,每日可选择其中的2~3项进行练习,视患者的耐受和反应而定。

(5)计算机辅助训练:由于计算机提供的刺激高度可控,给予的反馈及时、客观、准确;患者自己可以完成训练,也可以自己控制治疗的进程,可以节省治疗师的劳动;电脑操作的趣味性较大,患者常乐于使用。在编制或选用电脑软件时,应该注意到以下要求:①作业应有稳定的、可被控制的难度;②训练过程能培养患者的能力;③指导语简明易懂;④有一致的反应形式;⑤内容与年龄相符;⑥有患者乐于接受的反馈方法;⑦有保存记录的方法。

3.感知障碍的康复治疗

感知是指大脑将感觉信息综合为概念的认知能力。感知障碍主要表现为各种失认症和失用症。康复训练的方法是采用反复多次的训练,通过给予患者特定的感觉刺激,使大脑对感觉输入产生较深影响,从而提高感知能力。

(1)失认症的康复训练:常见失认症的训练方法如下。

①单侧忽略训练法

a.不断提醒患者集中注意其忽略的一侧。

b.站在忽略侧与患者谈话和训练。

c.对忽略侧给予触摸、拍打、挤压、擦刷、冰刺激等感觉刺激。

d.将患者所需物品放置在忽略侧,要求其用健手越过中线去拿取。

e.鼓励患侧上下肢主动参与翻身,必要时可用健手帮助患手向健侧翻身。

f.在忽略侧放置色彩鲜艳的物品或灯光提醒其对患侧的注意。

g.阅读文章时,在忽略侧一端放上色彩鲜艳的标尺,或让患者用手摸着书的边缘,从边缘处开始阅读,避免漏读。

②视觉空间失认训练法

a.颜色失认:用各种颜色的图片和拼版,先让患者进行辨认、学习,然后进行颜色匹配和拼出不同颜色的图案,反复训练。

b.面容失认:先用亲人的照片,让患者反复观看,然后把亲人的照片混放在几张无关的照片中,让患者辨认出亲人的照片。

c.路线失认:让患者自己画钟面、房屋,或在市区路线图上画出回家路线等。如画一张地图,让患者用手指从某处出发到某处停止,让患者将手放在停止处,要求其能原路找回出发点,如此反复训练。连续 2 次无误可再增加难度。

d.图案失认:让患者按要求用火柴、积木、拼板等构成不同图案。如用彩色积木拼图,治疗师演示拼积木图案,然后要求患者按其排列顺序拼积木,如正确后再加大难度进行。

e.垂直线感异常:监控患者头的位置,偏斜时用声音给患者听觉暗示。进行镜子前训练,在镜子中间放垂直线,让患者认知垂直线,反复多次地进行。

③Gerstmann综合征训练法

a.左、右失认:反复辨认身体的左方或右方,接着辨认左方或右方的物体。左右辨认训练可贯穿于运动训练、作业训练及日常生活活动中。

b.手指失认:给患者手指以触觉刺激,让其呼出该手指的名称,反复在不同的手指上进行。

c.失读:让患者按自动语序,辨认和读出数字,让患者阅读短句、短文,给予提示,让他理解其意义。

d.失写:辅助患者书写并告知写出材料的意义,着重训练健手书写。

④触觉失认(失实体觉)训练法:触觉失认也称之为体觉障碍,包括实体觉和体像觉。实体

觉训练方法同身体失认训练。而体像觉则是对身体各部分的定位及命名能力有障碍。训练时可用人的轮廓图或小型人体模型让患者学习人体的各个部分及名称,再用人体拼板让患者自己拼配;同时,刺激患者身体某一部分,让其说出这一部分的名称,或说出患者身体某一部分的名称,让其刺激自己身体的这一部分。也可以看图说明,让患者按要求指出身体的各部分和说出身体各部位名称。

(2)失用症的康复训练:失用症的治疗一定要根据患者的损伤和相应功能障碍有针对性地进行。在训练时先选用分解动作,熟练后再逐步把分解动作组合起来,即通过活动分析法进行训练。对难度较大的运动分解动作要反复强化练习。先作粗大运动,再逐步练习精细运动。治疗师使用柔和、缓慢、简单的口令指导患者,也可用触觉、视觉和本体觉暗示患者。应尽可能在真实的生活环境中训练。

失用症的训练方法如下:

①结构性失用:如训练患者对家庭常用物品的排列、堆放等,可让治疗师先示范一下,再让患者模仿练习,开始练习时一步一步给予较多的暗示、提醒,有进步后再逐步减少暗示和提醒,并逐渐增加难度。

②运动失用:如训练患者完成刷牙动作,可把刷牙动作分解一并示范,然后提示患者一步一步完成或手把手地教患者。也可以将牙刷放在患者手中,通过触觉提示完成一系列刷牙动作。反复训练,改善后可减少暗示、提醒等,并加入复杂的动作。

③穿衣失用:训练者可用暗示、提醒指导患者穿衣,甚至可一步一步地用言语指示并手把手地教患者穿衣。最好在上衣、裤子和衣服的左右标上明显的记号以引起患者的注意。

④意念性失用:当患者不能按指令要求完成系列动作,如泡茶后喝茶,洗菜后切菜,摆放餐具后吃饭等动作时,可通过视觉暗示帮助患者。如令其倒一杯茶,患者常常会出现顺序上的错误,如不知道先要打开茶杯盖子,再打开热水瓶塞然后倒水这一顺序,那么就必须把一个个动作分解开来,演示给患者看,然后分步进行训练,上一个动作要结束时,提醒下一个动作,启发患者有意识地活动,或用手帮助患者进行下一个动作,直到有改善或基本正常为止。

⑤意念运动性失用:患者不能按训练者的命令进行有意识的运动,但过去曾学习过的无意识运动常能自发地发生。治疗时要设法触动其无意识的自发运动。如要让患者刷牙,患者不能完成;让他假装刷牙也不行;令其模仿刷牙也不一定能完成。当其不能完成这项动作时,可以将牙刷放在患者手中,通过触觉提示完成一系列刷牙动作。再如患者划火柴后不能吹灭它,假装或模仿也不能完成,但训练者把火柴和火柴盒放到患者手中或许能完成;把点燃的火柴放到患者面前他常能自动吹灭。因此要常启发患者的无意识活动以达到恢复功能的目的。

4.作业治疗

颅脑损伤患者由于精神、情绪异常、行为失控、肢体运动功能障碍等原因,而不能自己料理日常生活,应根据患者的功能状况选择适应其个人的作业活动,提高患者日常生活活动能力和适应社会生活能力。作业活动一般包括下面几项。①日常生活活动能力训练:日常生活能力的水平是反映康复效果和患者能否回归社会的重要指标,基本的日常生活活动(如主动移动、进食、个人卫生、更衣、洗澡、步行和用厕等)和应用性日常生活活动(如做家务、使用交通工具、认知与交流等)都应包括在内。②治疗性作业训练:通过相应的功能活动增大患者的肌力、耐力、平衡与协调能力和关节活动范围。③辅助用具使用训练：为了充分利用和发挥已有的功能可配置辅助用具，有助于提高患者的功能活动能力。训练中可尽量逐渐减少他人的帮助，充分调动患者的主观能动性，以达到生活自理。

5.言语治疗

言语是人类特有的复杂的高级神经活动。颅脑损伤患者言语障碍的特点是损伤程度重，失语和构音障碍常同时存在，治疗难度大，50％左右为命名性失语，早期多表现为言语错乱。患者病情稳定后即可开始言语训练，以方便医患之间的交流，增强整体康复的效果。

6.吞咽功能训练

颅脑损伤后一部分患者会因延髓麻痹等因素导致吞咽功能障碍，影响患者的进食、发音等，治疗方法包括食物的调整、胃肠营养、Mendelsohn方法、冷刺激咽部、舌肌训练、咽收缩练习及吞咽障碍治疗仪等。

7.康复工程

对部分功能障碍的患者需要矫形器及各种自助具的代偿、替代和补偿。包括：①多功能固定带；②腕关节背伸位固定板；③进食类自助具：弹性筷子，叉、勺，防滑垫，盘挡等；④更衣类自助具：系扣器、拉锁环、穿衣棒、穿袜自助具；⑤梳洗修饰类自助具：刷子、梳子、固定式的指甲刀；⑥沐浴类自助具；⑦写字用自助具；⑧炊事自助具；⑨手杖：有单足手杖、三足手杖、四足手杖；⑩踝足矫形器。

8.物理因子疗法

(1)温热疗法：可用蜡疗、温水浴、红外线等，可改善血液循环，减轻疼痛。

(2)冷疗：长时间冷敷、快速冰水浸泡，可抑制肌梭的活动，降低神经传导速度，缓解肌痉挛，但作用短暂。

(3)功能性电刺激：可刺激痉挛肌的拮抗肌收缩来抑制痉挛肌。

(4)低频脉冲电疗法：可增强肌张力及兴奋支配肌肉的运动或感觉麻痹的神经，以增强肢体运动功能。

(5)超声波治疗：利用频率大于2000 Hz以上的超声波的机械振动波和在介质中的传播达到机械、温热及化学治疗作用，达到缓解肌肉痉挛、止痛、镇静和促进伤口愈合的作用。

(6)高频电疗：对肺部感染及尿路感染有显著效果。

(7)磁疗：对于肩关节半脱位产生肩关节疼痛及髋、膝、踝等关节疼痛的患者可以进行磁疗缓解疼痛。

(8)光疗：红外线及紫外线照射具有杀菌作用，亦可促进压疮患者肉芽组织的生长。

(三)后遗症期的康复治疗

后遗症期一般是指发病2年以上，部分患者经过临床处理和前期康复治疗后，各种功能已有不同程度的改善，但仍遗留诸如偏瘫、痉挛、关节畸形、认知言语障碍等部分功能障碍，常停留在某一水平或进行性加重，进入后遗症期。

康复目标：进一步改善和提高患者的运动、言语、认知功能，使其学会应付功能不全状况，学会用新的方法代偿功能不全，增强患者在各种环境中的独立和适应能力，对患者进行身体上、精神上和职业上的康复训练，为能顺利重返工作、社会和家庭打好基础。

1.继续强化康复训练

继续加强日常生活能力、认知、言语等障碍的功能训练,以维持或促进功能的进步,防止功能的进一步退化。

2.矫形支具与轮椅训练

通过矫形支具及辅助器具的使用,加强健侧肢体的功能训练,以增强其代偿功能。

3.强化复职前训练

颅脑损伤的患者大部分是青壮年,其中不少在功能康复后尚需重返工作岗位,部分可能要转变工作性质。因此,当患者的运动功能、认知功能等基本恢复后,应同时进行就业前的专项技术技能的训练,包括驾车、电脑操作、汽车修理、机械装配和货物搬运等。可在模拟情况下练习操作,也可把复杂过程分解成几个较为简单的动作,反复操练后,再综合练习。为满足某些工种的特殊需要,也可为患侧的上下肢装配一定的支具,以利于重返工作岗位。

4.心理支持

此期由于患者残留的各种功能障碍恢复较慢,会导致焦虑、抑郁等不良情绪,因此患者家属要从患者思维、情绪变化中,发现其积极和消极因素,采用说服、解释、启发、鼓励、对比等方法,调动患者积极性,提高其恢复的信心,结合 PT、OT、ST 等治疗成果,常能唤起患者的康复希望,多数心理障碍患者随病情改善而缓解。

5.康复宣教

中、重度颅脑损伤患者的康复是长期的,少数患者甚至终生都需要康复,对此,患者本人与家属应有充分、清醒的认识。预后与康复治疗的介入、家庭的支持、患者的体质及对康复治疗的配合等众多因素有关。系统的、规范的康复治疗以及良好的家庭与社会支持对颅脑损伤后的预后有较大的影响。因此必须有患者家人的参与,通过对患者及家属的教育和指导,使其掌握一些日常的、不复杂的训练技巧进行日常的康复训练,是长期康复最现实、最可靠的方法。

六、并发症的康复

颅脑损伤患者的并发症主要包括:继发性癫痫、精神障碍、中枢性高热、持续植物人状态等。任何并发症的发生都会影响康复效果,延缓康复进程,甚至危及患者的生命。因此应进行预防,当并发症发生后采取综合的康复治疗措施,减轻并发症的影响。

(一)继发性癫痫

1.概述

继发性癫痫是颅脑损伤最常见的严重并发症之一,其发生率与脑损伤的部位、类型、受伤时间及严重程度均密切相关,可出现于伤后的任何时期(高峰时间为伤后 1 个月、半年和 1 年),长期存在并反复发作。

颅脑损伤引起的脑组织原发性或继发性损害,均可造成神经元本身或其周围的胶质细胞以及血管的改变,因此促使各个脑细胞过度放电和异常地超同化,导致癫痫灶形成。

继发性癫痫的临床表现形式有多种,根据发作情况主要可分为大发作、小发作、精神运动性发作(复杂部分性发作)和局限性发作。

2.康复评定

电生理检查如脑电图、癫痫患者生活质量量表评定、华盛顿癫痫社会心理调查表评定、利物浦评价组合量表、癫痫患者外科调查表、美国癫痫基金会关注指数等。

3.康复治疗

(1)物理因子疗法

①直流电疗法具有较好的镇静效果。

②离子导入法可用 Br^- 或 Ca^{2+} 导入或中药导入,能增强兴奋与抑制过程,消除疲劳和减少发病频率,提高生活质量。

(2)心理治疗:主要通过改善颅脑损伤患者的抑郁、焦虑等心理障碍,提高其对生活质量的满足感,从而可以减少癫痫的发作频率。

(3)生物反馈疗法:癫痫患者常用脑电生物反馈治疗,它通过脑电图仪将患者的电活动记录下来,让患者学会识别癫痫发作前的信号,通过产生抗癫痫脑电图来抑制癫痫的急性发作。

(4)行为治疗:癫痫患者的行为治疗包括一般支持治疗,识别先兆和触发因素,正确处理日常压力,学习自我观察,进行放松训练及提高社会能力等方面。

(5)中医康复方法

①针灸疗法:主要以豁痰开窍、息风止痫为治疗原则,可选用水沟、长强、筋缩、鸠尾、丰隆、阳陵泉等为主穴,针刺得气后留针 20min,每天 1 次,10 次为 1 个疗程。

②耳针:取胃、皮质下、神门、心、枕、脑点。每次选 2～3 穴,毫针强刺激,留针 20min,间歇行针。每天 1 次,10 次为 1 个疗程。

③中药治疗:应根据癫痫的标本虚实辨证施治。频繁发作,以治标为主,着重清泻肝火、豁痰息风、开窍定痫;平时则补虚以治其本,使用益气养血、健脾化痰、滋补肝肾、宁心安神的中药,从而调理脏腑机能,固本培元。

继发性癫痫的康复预防:避免癫痫发作的诱因。如:饮食应营养丰富、均衡、易于消化,多食清淡、含维生素高的蔬菜和水果,切忌暴饮暴食;建立良好的生活习惯,适当从事一些轻体力劳动,避免过度劳累及从事精神高度紧张的工作;保持心情愉悦,避免大喜大悲,所居住环境应安静、舒适,尽量避免不必要的干扰等。

(二)精神障碍

1.概述

颅脑损伤患者出现的精神障碍是由于颅脑受到外力的直接或间接作用,引起器质性或功能性障碍,从而出现精神异常,可见于颅脑损伤的任何时期。其产生的概率决定于脑组织受损的严重程度,并与个体素质、社会心理因素等密切相关。

颅脑损伤引起的精神障碍,与脑损伤的程度、部位、急性期的病理生理变化等多种因素有关。损伤程度越严重、部位越广泛,越容易引起精神障碍。其发生发展还与社会心理因素有关,部分精神障碍纯属功能性,颅脑损伤可能只是诱发因素。

颅脑损伤引起的精神障碍临床上有多种表现形式,常见的有两类患者。一种以持续性心理功能缺损为主;另一种以情绪障碍与无力状态为主。

2.康复评定

住院精神病患者康复疗效评定量表、精神病简明评定量表、日常生活活动能力评定等。

3.康复治疗

(1)作业治疗

①阅读:是通过治疗师、阅读媒体与患者三者之间的互动过程来改善患者的情绪,提高认知水平,改善精神障碍。

②手工制作:教患者折纸、陶艺加工、编织、串珠等,培养患者动手动脑能力,还可以借机鼓励患者对生活树立信心。

③书画练习与欣赏:书画作品欣赏给人以美的享受,创作或欣赏书画作品可以不断丰富患者的生活内容,提高患者的自信。

④音乐治疗:音乐可以给患者带来愉悦和满足感,将音乐治疗和心理治疗有机结合起来可以让患者在艺术表演和欣赏中认识自己的不良行为,从而逐步强化正常行为。音乐治疗还可以帮助患者减轻焦虑、抑郁及被鼓励的感觉,增加注意力、表达力、想象力及思考力,还可以稳定患者情绪。

(2)心理疗法:需要进行一对一的治疗,态度和蔼,言语谨慎,与患者建立良好的医患关系。对敏感多疑的患者态度应自然大方,不要在其面前与他人窃窃私语,避免引起患者的猜测和不安。对兴奋躁动的患者,可启发诱导其合作,尽量减少刺激,避免激惹患者。对抑郁及焦虑不安的患者,应多与他们交谈,专心倾听他们的诉说,对于他们提出的问题,用通俗的语言给予解释、指导。

(三)中枢性高热

1.概述

中枢性高热是颅脑损伤后严重的并发症之一,是由于颅脑损伤后导致脑干或下丘脑损伤,引起体温调节中枢的功能紊乱,发生体温异常,表现为高热,体温可高达 41℃ 以上,头颈、躯干体温上升明显。发病早期若出现高热且持续时间长,处理不当可危及患者生命。

2.康复治疗

冷疗:头部给予冰枕、冰帽,使患者脑部处于低温环境,降低脑细胞的代谢和耗氧量;②置冰袋于双侧腋下及腹股沟等皮肤表浅大血管处持续降温;③用 36～40℃ 的温水或 30％～50％ 的酒精进行擦浴;④冰毯机降温:设置冰毯温度 20℃,逐步降低体温,每 3h 降低温度 1℃,降温不宜过快,以免引起寒战。

七、康复护理措施

(一)康复护理原则与目标

1.康复护理原则

个体化方案、长期康复、全面康复、家属参与。

2.康复护理目标

短期目标:挽救生命,稳定病情,防止各种并发症。长期目标:针对患者存在的问题,有计划地进行康复,最大限度地促进患者功能的恢复,提高生活质量,重返家庭和社会。

(二)轻型颅脑损伤的康复护理措施

轻型颅脑损伤(MHI)是指格拉斯哥昏迷量表得分在 13～15 分,伤后遗忘(PTA)时间小于 1h 的患者,轻型颅脑损伤(MHI)的患者通常会表现出体征轻、主诉重的特点,这与大部分患者合并严重的心理、情绪障碍有密切关系。

1.维持营养

为患者提供含营养成分丰富、清淡易消化的食物,保持水电解质平衡。避免同一时间吞咽固体和液体食物,患者会倾向于把食物吞下而不加以咀嚼,可能因此导致窒息;对于不知进食或不知饥饱,不断索取食物的痴呆患者,给患者创造良好的进食环境,安排患者定时与他人一起进餐,以增加食欲,保证其摄入量;对贪食患者可安置单独用餐,避免暴饮暴食,并为患者提供规律的生活和适当的活动来转移其注意力。

2.睡眠障碍

脑器质性损伤所致精神障碍的患者,常常出现睡眠障碍,同时伴有焦虑情绪和躯体不适。护理措施包括:评估导致患者睡眠形态紊乱的具体原因和睡眠形态;为患者提供良好的睡眠环境;为患者建立有规律的生活;教会患者一些有利于睡眠的方法,如温水泡脚;遵医嘱给予药物辅助入眠。

3.安全护理

对有意识障碍、智能障碍和癫痫发作的患者及年老体弱、动作迟缓、步态不稳的患者设专人护理;对长期卧床的患者应安装床栏适当保护防止坠床;癫痫患者有症状发作时应立即平卧,避免摔伤,切勿用力按压肢体以防止骨折或脱臼;对受幻觉、妄想支配而产生伤人、毁物、自伤等异常行为的患者做好病房内的安全管理工作,清除所有危险物品,减少不良刺激,护理人员应全面掌握患者的思想动态和行为,正确识别暴力行为及自杀行为的前兆表现,及时采取有效的防范措施,必要时给予药物抑制,保护性约束。

4.头痛

患者可以通过增加自信,自我松弛,自我反省,自我刺激,自我催眠等方法进行自我心理治疗;严重者必须接受支持疗法、行为疗法(放松训练)、催眠暗示疗法等专门的心理治疗。

5.疲劳感

单纯休息不但不能缓解患者的疲劳感,反有加重的可能;因此要鼓励患者适当活动,有规律地安排生活。对一些疲劳感强烈的患者可以应用一些小剂量的抗抑郁药物,患者也可以通过冥想、缓慢、有节奏的运动等方式来缓解疲劳。

6.记忆障碍

轻型颅脑损伤患者的记忆障碍主要表现为易于遗忘,因此除了应用一些促进记忆恢复的药物,应鼓励患者应用记事本、备忘录等辅助记忆,不但可以加强记忆,还可以减轻遗忘带来的焦虑;还要进行一些加强记忆的训练,如 PQRST 训练:给患者一段文章,篇幅由短到长,内容由易到难,P(preview)浏览要记住的内容;Q(question)向自己提问与内容有关的问题;R(read)为了回答问题而仔细阅读;S(state)反复陈述阅读过的资料;T(test)通过回答问题检验自己的记忆。

(三)中、重型颅脑损伤的康复护理措施

中、重型颅脑损伤伴随极高的残疾率,是颅脑外伤康复的重点。其康复目标除改善各种功能状况外,更重要的是让患者及其家属能逐步适应残疾的状态,以积极的心态面对未来,回归社会。

1.急性期康复护理

康复目标:稳定病情,提高其觉醒能力,促进记忆能力恢复,促进运动功能康复,预防并发症。

(1)必要的药物和手术治疗:对中、重型患者除保持呼吸道通畅外尚可用:脱水疗法、冬眠低温疗法、酌情用肾上腺皮质激素、使用三磷酸腺苷、辅酶A、细胞色素C等改善脑代谢的药物;闭合性脑损伤者如伤后再昏迷或昏迷逐步加重须尽早探查,开放性颅脑外伤要及时清创及修复。

(2)支持疗法:给予高蛋白、高热量饮食,避免低蛋白血症,提高机体免疫力,促进创伤的恢复及神经组织修复和功能重建。

(3)保持良姿位、尽早全关节范围被动活动:患者卧位时头的位置不宜过低,以利于颅内静脉回流。患侧的肩部要用枕头或毛巾垫高,使其保持肩胛骨向前,肩前伸,肘、手伸展的体位,下肢在髋外侧用三角枕支持,避免髋关节外旋。每天至少2次要给患者进行全身关节的被动活动,动作要轻柔。要定时翻身、变化体位,预防压疮、肿胀和挛缩。有条件则可使用电动起立床,逐日递增起立床的倾斜角度,使患者逐步适应。在直立练习中应注意患者心率、血压与呼吸的变化。

(4)高压氧治疗:颅脑损伤后及时改善脑循环,保持脑血流相对稳定,防止灌注不足或过多,将有利于减轻继发性损害,促进脑功能恢复。

(5)促醒治疗:昏迷是一种丧失意识的状态,既不能被唤醒也没有注意力。患者眼睛闭合,因而缺乏睡眠/清醒周期。也有长期昏迷患者能睁眼,也有睡眠/清醒周期,但对外界刺激没有有意识的反应,称为"睁眼昏迷"。常用的促醒方法包括:家属叙说、音乐疗法、视觉刺激、味觉和嗅觉刺激、按摩和针灸治疗、生活护理刺激、直流电刺激、高压氧治疗等。

2.恢复期康复护理

康复目标:减少患者的定向障碍和言语错乱,提高记忆、注意、思维、组织和学习能力;最大限度地恢复感觉、运动、认知、语言功能和生活自理能力,提高生存质量。

(1)运动功能康复:在恢复期,除继续前期的被动关节活动,站立床站立练习等治疗外,还必须强调患者的主动运动,康复方法要因人而异。对偏瘫为主的患者以恢复和建立运动的序列为主,可以根据神经发育、神经促通技术等进行治疗。对共济失调的患者应以通过强化反馈,重新建立对动作的精确控制。此外,还要注意减轻痉挛、挛缩等情况对运动的影响。

(2)记忆能力康复:训练过程必须遵循由简到难、由少到多、反复进行、多种感觉输入的原则,记忆训练的时间不宜过长,要趁患者注意力能集中的时候进行,要多给正面鼓励,切忌简单粗暴的批评。具体的记忆训练方法:①保持和复述:训练时可以让患者先朗读要记忆的内容,然后默读,再自我复习,最后将要记忆的内容复述出来。或者让患者先看常见的动物或物品的图片,回想记忆后复述出来。②内部策略:是指患者利用自身内部完好或损害较轻的功能来代替或帮助有明显缺陷的功能来记住新的信息。训练时要注意:训练内容要由少到多,进度要慢;要给患者思考的时间,要患者自我提醒和自我指导,如自问"我知道了吗?""我下一步该干什么?"等;要及时与患者一起澄清误解、纠正错乱;最后对患者的进步一定要及时予以肯定。

对于右大脑半球损伤或者形象记忆比较差的患者,主要应用言语记忆法进行训练。训练方法包括首词记忆法、组块联想法、时空顺序法、自身参照法、编写故事法以及 PQRST 法等。对于左脑损伤为主或者言语记忆能力较差的患者,可利用视形象记忆法来帮助记忆,包括地点记忆法、图形联想法等。③外部策略:是利用人体外部的辅助物来帮助提示记忆的方法。外部策略所用的辅助物主要有两大类,一类是用来辅助存贮信息;另一类是外部环境改变的提示。④综合训练:随着人们对记忆研究的深入和计算机技术的发展,越来越多的记忆训练软件涌现出来,训练方法也不是单一的某一方法而是多种方法的综合,这也使得综合训练越来越成为记忆训练的主流。

(3)注意力障碍的训练:注意是一种对一定事物指向和集中的心理活动。注意包括:选择性注意、持续性注意、分离性注意。注意障碍的评价方法也可以作为训练方法。除此以外常用的注意力训练方法还有:猜测游戏、删除作业、时间感觉、数字阅读。

(4)思维能力的训练:思维是一个寻求答案的过程,它包括推理、分析、综合、比较、抽象、概括等多种过程;颅脑损伤后由于上述的一个或几个能力障碍,会使患者在日常生活中解决问题的能力下降,生活质量受到影响。因此在思维的训练过程中我们既要加强患者缺损的功能进行专项练习,更要重视整体的思维过程练习。简单的推理和解决问题能力的训练方法有:指出报纸中的消息、排列数字、物品分类练习等。

3.后遗症期康复护理措施

中、重型颅脑损伤患者经过临床处理和正规的早期和恢复期的康复治疗后,各种功能已有不同程度改善,大多可回到社区或家庭。但部分患者仍遗留有不同程度的功能障碍。康复内容包括:①日常生活活动能力的训练;②职业训练;③矫形器和辅助器具的应用。

八、康复护理指导

1.早期康复介入

早期康复不仅可以促使受损的中枢神经系统得到进一步恢复,而且可避免二次残疾。因此,只要病情稳定,应尽早康复治疗。

2.全面康复护理

既要选择适当治疗进行反复功能训练,又必须进行认知、心理等其他康复训练,并持之以恒、积极治疗、预防并发症。对存在神经源性膀胱问题的患者,早期要做好患者膀胱管理,病情稳定后、不需要大量输液治疗时及早开始膀胱功能训练,适时拔出留置尿管进行间歇性导尿,以减少长期留置尿管引起的并发症。存在神经源性肠道问题的患者,要进行饮食指导、建立患者规律排便的习惯,必要时予以手法训练,协助患者排便和恢复患者自主排便。

3.社区家庭共同参与

对颅脑损伤后患者应把康复训练贯穿于家庭日常生活中去,保证患者在家庭中得到长期、系统、合理的训练。家庭或陪护人员要掌握基本的训练方法和原则,了解训练的长期性、艰巨性及家庭康复的优点和意义。

4.防止意外损伤

在训练过程中,陪护人员必须在旁指导,防止意外损伤,训练必须量力而行,防止运动量过大导致虚脱。训练计划因人而异,定期门诊随访。加强安全生产和交通安全教育对减少颅脑操作的发生是十分重要的。

5.心理康复

指导患者保持情绪稳定,避免不良情绪刺激;指导家属了解患者心理动态,给予心理支持,最大限度 发挥患者的潜能,提高功能训练水平,改善生活质量。

第三节　脑脓肿的护理

脑脓肿是指化脓性细菌感染引起的化脓性脑炎,慢性肉芽肿及脑脓肿包膜形成,少部分也可是真菌及原虫侵入脑组织而致。脑脓肿在任何年龄均可发病,以青壮年最常见。发病率占神经外科住院患者的 2% 左右,男女比例约 2.5∶1。脑脓肿的预后与疾病是否诊治及时有很大的关系,致病菌的毒力和预后也有一定关系,厌氧链球菌引起的脑脓肿发病率和死亡率均较高。此外,心源性、肺源性和多发脑脓肿的预后较差,婴幼儿患者的预后较成人差。

一、病因

根据细菌来源可将脑脓肿分为五大类:①耳源性;②鼻源性;③隐源性;④损伤性;⑤血源性。常见的化脓性细菌有葡萄球菌、链球菌、肺炎双球菌、厌氧菌、变形杆菌、大肠杆菌等,真菌以隐球菌及放线菌较常见;原虫以溶组织阿米巴常见。

二、病理

脑脓肿的形成是一个连续过程,可分为三期:

1.急性脑膜炎、脑炎期

化脓菌侵入脑实质后,患者表现为明显全身感染反应和急性局限性脑膜炎、脑炎的病理变化。脑炎中心部逐渐软化、坏死,出现很多小液化区,周围脑组织水肿。病灶部位浅表时可有脑膜炎症反应。

2.化脓期

脑炎软化灶坏死、液化,融合形成脓肿,并逐渐增大。如融合的小脓腔有间隔,则成为多房性脑脓肿,周围脑组织水肿。患者全身感染征象有所好转和稳定。

3.包膜形成期

一般经 1～2 周,脓肿外围的肉芽组织由纤维组织及神经胶质细胞的增生而初步形成脓肿包膜,3～4 周或更久脓肿包膜完全形成。包膜形成的快慢与致病菌种类和毒性及机体免疫力与对抗生素治疗的反应有关。

三、诊断

1.临床表现

(1)患者有化脓性感染源,如肺部感染、慢性中耳炎、副鼻窦炎等。或有开放性颅脑损伤病史、先天性心脏病及身体其他部位的感染源史。

（2）存在全身感染症状。

（3）有脑膜炎病史，并逐渐出现颅内压增高迹象，出现脓肿相应部位的大脑或小脑损伤征象。

（4）腰椎穿刺：脓肿的占位效应多导致脑脊液的压力增高，如有视盘水肿者腰穿应列为禁忌。在急性脑炎阶段，脑脊液细胞数常增高，糖和氯化物降低。但脓肿形成后，细胞数多降为正常。脑脊液中蛋白定量可轻度增高。

2.辅助检查

①X线照片；②超声波检查；③脑血管造影；④CT；⑤MRI。

Rehncrona 和 Bellotti 介绍一种用[111]In 标记的白细胞脑闪烁图来鉴别脑脓肿与脑瘤，其正确率可达 $88\% \sim 96\%$。其理论依据是：标记的具有放射性的白细胞能迁移并聚集于炎症灶。放射性积聚程度与炎症程度和标记白细胞的功能有关。而脑脓肿比脑瘤有更明显的炎症反应。但是，当肿瘤有坏死而增加病灶周围炎症反应时，可导致假阳性；另外，抗生素和激素应用，可改变炎症的程度和细胞的功能，可导致假阴性。

3.脑脓肿的鉴别诊断

（1）化脓性脑膜炎：高热、脉快，脑膜刺激征明显，但无局限神经定位征，脑脊液白细胞和蛋白质增高，脑超声检查、脑血管造影和 CT 扫描均正常。

（2）硬膜外或硬膜下积脓：常与脑脓肿合并存在，很少独立发生。脑血管造影脑表面为一无血管区，CT 发现脑表面有半月形低密度影。

（3）血栓性窦感染：细菌栓子脱落，沿静脉窦扩散所致，表现为周期性脓毒败血症，不规则寒战，弛张热、脉快，末梢血粒细胞增加，但脑脊液无改变，可借助脑超声、脑血管造影和 CT 扫描鉴别。

（4）化脓性迷路炎：由化脓性中耳炎所致，症状类似小脑脓肿，但头痛较轻，呕吐，眩晕严重，眼震多呈自发水平和旋转混合型，共济失调为双侧性或不明显，无脑膜刺激征，无视盘水肿，腰穿正常。

（5）脑肿瘤：发病缓慢，无感染病史，仅颅内压增高，脑脊液细胞正常，经颅平片、血管造影、CT 扫描不难鉴别。

四、治疗

1.非手术治疗

急性脑炎期感染尚未局限化、脓肿包膜尚未形成的患者，应以非手术治疗为主。全身应用抗生素，因此时尚无法进行细菌学检查，无法确定病原菌及治疗敏感药物，因而应选用广谱抗生素并联合用药，剂量应用足；同时采取降颅压治疗。

2.手术治疗

脓肿局限化，已有包膜形成时应采用外科治疗。脓肿包膜形成约需 3 周，因而 3 周以前者宜采用内科治疗，但也并不绝对，如患者颅压很高，已有脑疝迹象者，应及时采用适当的外科治疗。对与脑深部或功能区的脓肿并已出现脑疝或全身衰竭者，应紧急行颅骨穿刺抽脓，待病情稳定后再行脓肿切除术。

五、护理评估

1.术前评估

（1）健康史：通过收集资料，评估以下内容。

①基本资料。

②既往史：如有无中耳炎、颅脑外伤、身体其他部位有无感染灶。

（2）身体状况

①早期：畏寒、发热、头痛、呕吐及颈项强直。

②晚期：评估患者有无意识障碍、是否发生脑疝、全身抽搐、角弓反张等。

（3）辅助检查：评估实验室检查和 CT 检查结果。

（4）心理-社会支持状况

①患者会因头痛、呕吐等不适及可能面临手术产生焦虑、恐惧。

②亲属对患者的关心程度、支持力度，家庭对手术的经济承受能力。

2.术后评估

（1）术中情况：了解手术、麻醉方式与效果、病变组织切除情况、术中出血、补液、输血情况和术后诊断。

（2）术后情况：着重了解患者的生命体征是否平稳、瞳孔大小、意识是否恢复；颅内压是否恢复到逐渐恢复到正常水平；评估脑室引流管是否通畅，引流液的情况。

六、护理诊断

1.体温过高

它与感染有关。

2.清理呼吸道无效

它与意识障碍有关。

3.营养失调：低于机体需要量

它与摄入不足及大量消耗有关。

4.语言沟通障碍

它与颅内压增高有关。

5.潜在并发症

颅内压增高、脑疝等。

七、护理措施

1.术前护理

（1）维持正常体温：高热者按高热护理常规。

（2）饮食护理：给予高热量、高蛋白质、高维生素、易消化饮食，吞咽困难者予鼻饲饮食，以改善患者全身营养状况，增强机体免疫力。

（3）病情观察：严密观察神志、瞳孔、生命体征变化，尤其是意识、体温的变化。

（4）按神经外科术前一般护理常规。

2.术后护理

（1）常规护理：按神经外科术后一般护理常规。

（2）降颅压：遵医嘱采取降低颅内压的措施。

（3）病情观察：严密观察意识、瞳孔、生命体征的变化，尤其是体温的变化，异常时及时通知医生。

（4）引流管护理

①妥善固定：保持头部引流管通畅，观察并记录引流液的颜色、性质、量。引流袋低于创腔平面30cm。在无菌操作下更换引流袋，防止脓液外流。

②冲洗：为避免感染扩散，术后24h创口周围初步形成粘连，此后可经行囊内冲洗，先用生理盐水缓缓冲洗；接着注入抗菌药物夹闭管道2～4h。

③拔管：待脓腔闭合时拔管。

3.健康教育

（1）心理指导：给予适当心理支持，使患者及家属能面对现实，接受疾病的挑战，减轻挫折感。根据患者及家属的具体情况提供正确的、通俗易懂的指导，告知疾病类型、可能采用的治疗计划及如何配合，帮助家属学会对患者的特殊照料方法和技巧。

（2）健康指导：加强个人清洁卫生，防止口腔疾病。积极彻底治疗邻近部位慢性感染病灶，如耳、鼻部慢性炎症。加强营养，饮食宜清淡，注意劳逸结合逐步提高活动耐受力。

（3）出院指导：遵医嘱按时服用抗生素及抗癫痫药物，出院后一个月门诊随访。

（4）健康促进：肢体活动障碍者坚持功能锻炼。

第四节　神经胶质瘤的护理

一、概述

神经胶质瘤是颅内最常见的恶性肿瘤，发生于神经外胚层。神经外胚层发生肿瘤包括两类，分别为神经间质细胞形成的胶质瘤和神经元形成的神经细胞瘤。神经胶质瘤占全部脑肿瘤的33.3%～58.6%，以男性较多见，特别在多形性胶质母细胞瘤、髓母细胞瘤中男性明显多于女性。各类型胶质瘤各有其好发年龄，如星形细胞瘤多见于壮年，多形性胶质母细胞瘤多见于中年，室管膜瘤多见于儿童及青年，髓母细胞瘤大多发生在儿童。

二、治疗

目前国内外对于胶质瘤的治疗普遍以手术治疗为主，辅以放疗、化疗、X刀、γ刀和生物治疗等。

（一）手术

基于胶质瘤的生长特点，理论上手术不可能完全切除，特别是生长在脑干等重要部位的肿瘤有的则根本不能手术,但是也应尽可能地多切除瘤组织,以便术后进行辅助性治疗。

(二)放疗

放射治疗几乎是各型胶质瘤的常规辅助治疗,可以提高手术后患者的生存率。X 刀、γ 刀均属放射治疗范畴,因肿瘤的部位、瘤体大小(一般限于 3cm 以下)及瘤体对射线的敏感程度,治疗范畴局限。对于生长部位不宜手术的脑胶质瘤可行单纯放疗。

(三)化疗

原则上用于恶性肿瘤,化疗也是脑胶质瘤术后辅助治疗方法之一。给药途径有:静脉给药、口服给药、局部用药等。

三、护理

(一)护理要点

1.心理护理

胶质瘤属于恶性肿瘤,患者均有不同程度的心理障碍,且患者治疗要经过开颅手术、化疗或放疗等过程,其生理、心理都会受到不同程度的打击,容易产生紧张、焦虑、恐惧等心理,此时,护士应根据患者的性格特征、文化修养等,按照肿瘤患者的心理特征,在治疗的不同时期因人而异制订相应的心理护理计划,做好心理护理。如与患者建立友好关系,取得患者的信任;选择合适的时机,对其进行病情教育及相关指导;根据心理学知识,适时帮助患者调整心理适应能力和心理承受能力,同时鼓励亲友给予更多的情感支持,使其消除消极情绪,并以乐观和积极的心态接受和配合治疗,促进各治疗阶段的顺利完成。

2.饮食护理

(1)根据患者饮食习惯,给予高维生素、高蛋白、高热量饮食,以保证患者营养需求。指导患者多食蔬菜与水果,如胡萝卜、西红柿、橘子、苹果等。有学者研究发现,富含维生素类的水果和蔬菜对脑瘤有保护性,特别是柑橘类水果对脑瘤的保护性更强。蔬菜、水果和谷类中富含有膳食纤维,主要是纤维素、木质素、半纤维素、多缩戊糖、树胶及果胶等,膳食纤维能预防由某些化学致癌物诱发的癌变,又能调整体内激素或内源性肿瘤抑制剂。指导患者少食盐制、腌制和熏制的鱼类、酱类、酸菜类等食物,因此类食物含有大量能形成亚硝酸盐类的硝酸铵类物质,有学者研究发现腌制和熏制的肉食品与脑瘤呈现出有意义的联系,酱、酸菜与脑胶质瘤有关联。

(2)根据治疗的不同时期,采取不同的饮食护理措施。

①手术前后饮食护理:胶质瘤术前尽可能补充各种营养物质,术前 12h 禁食、水。术后第一天无吞咽困难、呛咳等症状时给予患者流质饮食,并采取少食多餐的方式增加营养的摄入,如牛奶、排骨汤、鸡汤、菜粥等。开颅术后患者都可能出现不同程度的脑水肿,饮食应以清淡为宜,限制钠盐和水的摄入,并且做好患者及家属的饮食宣教,取得患者及家属的配合,做到科学、合理的补充营养。

②化疗时期的饮食护理:因化疗药物可导致患者胃肠道反应,患者可出现食欲减退、恶心、呕吐等症状,护士应注意分散患者注意力,且根据患者饮食习惯给予患者进清淡、易消化、少刺

激、高维生素饮食,以保证患者营养需求,如胃肠反应严重,可遵医嘱给予镇吐剂以缓解症状。

③放疗时期的饮食护理:因放射线可损伤胃肠功能,使患者表现为食欲不佳、厌食等现象,但这些反应在放射治疗结束后会逐步缓解,应指导合理进补,以增强机体免疫力,提高治疗的耐受性,必要时进行胃肠内营养支持,严重者可实施短期胃肠外营养。

3.术前护理

(1)心理护理:护士应掌握沟通技巧,与患者及家属建立良好的护患关系,进行交流,积极收集患者资料,向患者及家属介绍疾病常规、治疗方法及效果,介绍同种疾病实例,讲解需要注意配合的内容及方法,使患者树立战胜疾病的信心,积极配合治疗。

(2)头痛的护理:评估颅内压增高引起的疼痛对患者的影响,耐心解释疼痛的原因,严密观察患者头痛时的表现,如生命体征、意识、瞳孔的变化,指导患者抬高床头 15°～30°,并遵医嘱用药,以缓解头痛,一旦患者发生意识、瞳孔的改变,应考虑脑疝发生,应及时通知医生,并配合抢救。

(3)感知改变:由于肿瘤压迫神经,致使患者视力下降。评估患者视力障碍程度及嗅觉感知程度,向患者解释原因,主动给予生活护理,嘱患者外出时需要有家属陪伴,注意安全,防止意外发生。

4.术后护理

(1)病情观察:密切观察患者意识、瞳孔及生命体征的变化。

①意识观察是神经外科护理工作中的首要任务,从患者语言、睁眼、运动三方面来评估患者意识程度,检查患者时注意患者表情与姿势,并通过语言刺激,定时唤醒患者并做简单的对话,如无反应,则进行疼痛刺激,即压迫眶上神经或用手捏胸大肌外侧缘等方法观察患者反应。意识观察常关系到能否及时挽救生命和保障生存质量。昏迷意味着脑功能衰竭,就像尿毒症表示肾衰竭一样,一切抢救措施必须在神志刚刚变差,脑功能还在可逆阶段进行。

②瞳孔改变对判断病情,特别是出现颅内压增高危象——小脑幕切迹疝时非常重要。因此要观察两侧瞳孔对光反射、瞳孔大小、两侧是否对称、等圆,并且连续观察其动态变化。检查瞳孔应分别检查左右侧,并注意直接光反应与间接光反应,这对鉴别脑内病变与视神经或动眼神经损伤所引起的瞳孔改变有着重要意义。

③术后 24h 持续监测生命体征的变化,保持血压在 140/60mmHg(18.7/8kPa),脉搏为70～80 次/min,呼吸 20 次/min,体温在 38.5℃以下。如果脉搏缓慢而洪大,每分钟 60 次以下,呼吸慢而深大,血压升高,常提示有术后严重颅内高压的出现,此时患者需做 CT 检查,确诊后根据情况决定是否手术治疗。如果未及时治疗,解除脑受压,患者将进入晚期失代偿阶段,出现脉搏快而弱、血压下降、呼吸异常或突然停止。肿瘤开颅术后患者体温可出现高热。如术后患者体温恢复正常后有突然上升,应考虑伤口感染、颅内、肺部和泌尿系统感染的可能性。

(2)降低颅内压:根据病情给予氧气 2～3L/min 吸入,以改善患者脑组织缺氧状态;抬高床头 15°～30°以利颅内静脉回流,减轻脑水肿,但要注意保持头、颈、肩在一条直线;遵医嘱准确及时给予脱水剂、利尿剂,使脑组织体积缩小,从而降低颅内压,合理使用激素,以调节血脑屏障,改善脑血管通透性;保持呼吸道通畅,勤翻身叩背、雾化、吸痰,避免因缺氧而加重脑水肿;冰敷头部或采用冬眠疗法以降低脑组织代谢率,从而提高脑神经细胞对缺氧的耐受力,改善脑血管及神经细胞膜的通透性,减少脑水肿的发生;保持排便通畅,防止因便秘致使颅内压增高;保持瘤创腔引流通畅,防止引流管受压、扭曲、打折、脱出,并告知患者及家属预防知识;严密观察引流液的量、性质、颜色并准确记录,发现异常及时与医生联系,妥善处理。

(3)癫痫的观察及护理:由于手术创伤可诱发癫痫,应定时巡视患者并评估患者癫痫发作类型,发作时原则上是预防外伤及并发症,在间歇期应定时服用抗癫痫药物,持续状态应从速制止发作,尽量减少发热、疲劳、饥饿、饮酒、惊吓、受凉、情绪冲动等诱发因素;耐心细致地向患者做好疏导工作,讲解疾病知识,正确指导用药,防止诱发因素,树立战胜疾病的信心。

5.放疗时护理

放疗一般选择在术后 1 个月左右进行。

(1)颅内压增高的护理:放射性脑水肿导致的颅内压增高是颅内肿瘤术后放疗的主要并发症,是脑部病变及周围组织细胞接受放射线照射而造成血脑屏障受损、通透性增强、脑组织水肿、颅内压增高,大多发生在肿瘤吸收剂量达 15～20Gy 时和放疗后的 24h～7d 期间,护理干预对减轻放射治疗期间的颅内压增高症状非常重要,应耐心地将该症状产生的原因、临床表现、处理方法等在放疗前向患者及家属解释,从而消除患者的恐惧心理,做到积极配合。在放射治疗前后密切观察生命体征、瞳孔、意识、语言、视力、运动功能的改变,注意出现血压升高或脉搏过慢的征兆时预示颅内压有可能增高,同时通过观察瞳孔的形状、大小对称与否、对光反应等以了解颅内压的变化,并做好记录。发现异常情况及时通知医生处理。凡颅内压增高的患者如无禁忌,将其病床床头抬高 15°～30°,以利颅内压的下降,教育患者改变体位时动作应轻缓,避免情绪激动、咳嗽、排便时不宜用力,若患者发生恶心呕吐,协助头偏向一侧,以免呕吐物误入呼吸道。

(2)症状性癫痫的护理:癫痫发作多因肿瘤直接刺激或水肿压迫所致,对有癫痫发作病史的患者提前进行护理干预,按照医嘱定时定量给予抗癫痫治疗,并注意观察不良反应,病室保持安静,避免声光刺激,病床设有护栏,床旁随时准备开口器、压舌板、口咽通气导管等应急物品,以预防患者跌倒、坠床、舌咬伤、窒息等情况发生,教育患者增强自我保护意识,尽量不要独自一人,避免参加危险活动。

(3)皮肤损伤的护理:由于放射线在杀伤肿瘤细胞的同时对正常组织亦具有一定的杀伤力,可出现放射性皮炎及皮肤溃疡,放疗前可向患者及家属解释和说明皮肤反应的危害情况、预防措施、保护放射野皮肤的重要性,取得患者及家属的积极配合,教育患者注意保持照射野皮肤的清洁干燥,指导患者穿宽大、柔软、吸水强的棉质内衣,可戴帽保护头部以防日照及头部碰撞;勿用碱性肥皂或粗毛巾擦洗;禁止在照射野贴胶布或者涂擦刺激性药物,根据发生皮炎程度给予"生理盐水＋维生素 B_{12}＋地塞米松"溶液湿敷,使干痂自然脱落,严禁手抓,以防感染。

6.化疗患者的护理

密切注意化疗药物的毒副作用、恶心呕吐等胃肠道反应,化疗可引起脑水肿、出血及颅内压增高,应密切观察,及早发现并遵医嘱准确及时使用脱水剂及大剂量激素。另外,抗肿瘤药物大多可产生骨髓抑制,每周测白细胞及血小板计数。如白细胞下降到 $3×10^9 \sim 4×10^9/L$ 或出现出血倾向后应当停药,且避免到人群多的地方,以防发生感染。定期检查肝、肾功能,防止肝肾功能受损。化疗同时遵医嘱口服使用升白细胞的药物,如沙干醇、利血生等。也应维持好患者的营养状态。

(二)功能锻炼

脑胶质瘤术后患者常存在不同程度的语言或(和)肢体功能障碍,虽然化疗或放疗能缩小肿瘤以缓解脑组织的压迫,但症状的好转速度与患者的要求有着一定的距离。患者可因言语不多而不愿说话,因活动不便而不愿活动。护士应及早指导、鼓励督促患者进行锻炼,向其讲解功能锻炼的重要性及方法,制订康复训练计划,协助进行主动和被动运动,给予肌肉按摩、进行踝关节、膝关节、髋关节的伸屈运动,每天 4 次,每次 10min,根据病情进行直腿抬高运动,并给予一定的对抗力,每天 3 次,每次 5min,以增强肌肉力量,有挛缩畸形者更应及早进行功能锻炼,尤其是小肌肉、小关节的锻炼。

(三)健康教育

颅内胶质瘤患者经过手术、放疗、化疗仍有复发的可能。因此,应使患者在了解疾病的基础上掌握预防、控制及康复等方面的知识,出院后,根据患者不同需要,向患者及家属交代清楚家庭护理应注意的问题:

(1)保证充足的睡眠、休息及足够的营养,适当地进行户外活动,保持乐观的情绪,不能过于急躁。

(2)坚持中西医结合治疗,告知患者继续服药的方法和定期到医院复查,如出现头痛、呕吐,可能肿瘤复发或残留的肿瘤继续生长,要保持心理平衡,及时到医院进行检查治疗。

(3)继续加强功能锻炼,鼓励完成力所能及的事,以提高生活质量。多与家人、亲友交谈,训练自己的语言表达能力,使肢体运动感觉,大小便功能等逐渐恢复到最佳水平。

脑胶质瘤的预后总的来说较差,脑干、基底核、胼胝体、三脑室壁等处的恶性胶质瘤多预后不佳。手术并放化疗可能延长生命,而不能治愈,平均延长生命 1~2 年。神经节细胞瘤、神经胶质瘤和神经母细胞瘤则为高度恶性,预后极差。小脑星形细胞瘤如能手术彻底摘除,结合放疗,一般可痊愈。

第五节 胸部损伤的护理

一、肋骨骨折

肋骨骨折是指肋骨的完整性和连续性中断,是最常见的胸部损伤。肋骨骨折可分为单根或多根骨折,同一肋骨也可有一处或多处骨折。肋骨骨折多见于第 4~7 肋,因其长而薄,最易折断;第1～3肋因较粗短,且有锁骨、肩胛骨及胸肌保护而较少发生骨折,但一旦骨折,常提示致伤暴力巨大;第8～10肋虽然长,但其前端肋软骨形成肋弓,与胸骨相连,弹性大,不易骨折;第11～12肋前端不固定而且游离,弹性也较大,故也较少发生骨折。

(一)病因

1.外来暴力

多数肋骨骨折为外来暴力所致。外来暴力又分为直接和间接两种。直接暴力是打击力直接作用于骨折部位,间接暴力则是胸部前后受挤压而导致的骨折。

2.病理因素

多见于恶性肿瘤发生肋骨转移的患者或严重骨质疏松者。此类患者可因咳嗽、打喷嚏或病灶肋骨处轻度受力而发生骨折。

(二)病理生理

单根或数根肋骨单处骨折时,其上、下仍有完整肋骨支撑胸廓,对呼吸影响不大;但若尖锐的肋骨断端内移刺破壁胸膜和肺组织时,可导致气胸、血胸、皮下气肿、血痰、咯血等;若刺破肋间血管,尤其撕破动脉,可引起大量出血,致病情迅速恶化。

多根、多处肋骨骨折,尤其是前侧胸的肋骨骨折时,局部胸壁因失去完整肋骨的支撑而软化,可出现反常呼吸运动,又称为连枷胸,表现为吸气时软化区胸壁内陷,呼气时外凸。若软化区范围大,呼吸时双侧胸腔内压力不均衡,则可致纵隔左右扑动,影响换气和静脉血回流,导致体内缺氧和二氧化碳滞留,重者发生呼吸和循环衰竭。

(三)临床表现

1.症状

骨折部位疼痛,深呼吸、咳嗽或体位改变时加重;部分患者可有咯血。多根、多处肋骨骨折者可出现气促、呼吸困难、发绀或休克等。

2.体征

受伤胸壁肿胀,可有畸形;局部压痛;有时可触及骨折断端和骨摩擦感;多根多处肋骨骨折者,伤处可有反常呼吸运动;部分患者可有皮下气肿。

(四)辅助检查

1.实验室检查

肋骨骨折伴血管损伤致大量出血者的血常规检查可示血红蛋白容量和血细胞比容下降。

2.影像学检查

胸部X线检查可显示肋骨骨折的断裂线或断端错位、血气胸等,但不能显示前胸肋软骨折断征象。

(五)治疗

1.闭合性肋骨骨折

(1)固定胸廓:目的是限制肋骨断端活动,减轻疼痛。可用多条胸带、弹性胸带或宽胶布条叠瓦式固定。

(2)止痛:必要时给予口服吲哚美辛、布洛芬、地西泮、可待因、曲马朵、吗啡等镇痛镇静药或中药三七片、云南白药等;也可用1%普鲁卡因做肋间神经阻滞或封闭骨折部位。

(3)处理并发症:处理反常呼吸。主要是牵引固定,即在伤侧胸壁放置牵引支架或用厚棉垫加压包扎以减轻或消除胸壁的反常呼吸运动,促进患侧肺复张。

(4)建立人工气道:对有闭合性多根多处肋骨骨折、咳嗽无力、不能有效排痰或呼吸衰竭者,应实施气管插管或切开、呼吸机辅助呼吸。

(5)应用抗菌药物,预防感染。

2.开放性肋骨骨折

此类患者除经上述相关处理外,还需及时处理伤口。

(1)清创与固定:彻底清洁胸壁骨折处的伤口,缝合后包扎固定。多根多处肋骨骨折者,清创后可用不锈钢丝对肋骨断端行内固定术。

(2)胸膜腔闭式引流术:用于胸膜穿破者。

(3)预防感染:应用敏感的抗菌药物。

(六)护理评估

肋骨骨折在胸部损伤中最常见,常发生于第4~7肋骨。根据骨折后对生理机能的影响可分为两大类:①单根或数根肋骨单处骨折;②多根多处骨折。

1.健康史

患者有胸部受伤史。暴力或钝力直接作用于胸部可使该处肋骨向内弯曲而折断,胸部前后受挤压的间接暴力可使肋骨在腋中线附近向外弯曲而折断。

2.身体状况

(1)单根或数根肋骨单处骨折:其上、下仍有完整肋骨支撑胸廓,对呼吸影响不大。主要表现为骨折部位疼痛,在深呼吸、咳嗽或改变体位时加重;局部可有肿胀,压痛,畸形,有时可触及骨擦感(音)。若骨折断端向内移位刺破壁胸膜和肺组织,可产生气胸、血胸等;若刺破肋间血管,可引起大出血。

(2)多根多处肋骨骨折:胸壁局部区域因失去完整肋骨支撑出现相应部位的胸壁软化,吸气时软化区胸壁内陷;呼气时软化区胸壁向外凸出。这种现象称为反常呼吸,可严重影响气体交换,造成机体缺氧和二氧化碳潴留。若软化区范围较大,呼吸时两侧胸膜腔内压力不平衡,可形成纵隔左右摆动,将进一步影响肺通气和静脉血液的回流,严重者可导致呼吸和循环衰竭。

3.心理-社会状况

肋骨骨折损伤程度不同,患者可有不同心理反应。一般患者情绪较稳定;当出现反常呼吸、气急甚至呼吸困难时,患者可表现出紧张、烦躁及恐惧的情绪反应。

(七)护理诊断

1.气体交换受损

与肋骨骨折导致的疼痛、胸廓运动受限、反常呼吸运动有关。

2.疼痛

与胸部组织损伤有关。

3.潜在并发症

肺部和胸腔感染。

（八）护理措施

1.维持有效气体交换

（1）现场急救：采取紧急措施对危及生命的患者给予急救。对于出现反常呼吸的患者，可用厚棉垫加压包扎以减轻或消除胸壁的反常呼吸运动，促进患侧肺复张。

（2）清理呼吸道分泌物，鼓励患者咳出分泌物和血性痰，对气管插管或切开者，应用呼吸机辅助呼吸者，加强呼吸道护理，包括吸痰和湿化。

（3）密切观察生命体征、神志、胸腹部活动以及气促、发绀、呼吸困难等情况，若有异常，及时报告医师并协助处理。

2.减轻疼痛

遵医嘱行胸带或宽胶布条固定，后者固定时必须由下向上叠瓦式固定，后起健侧脊柱旁，前方越过胸骨；遵医嘱应用镇痛、镇静剂或用 1% 普鲁卡因做肋间神经封闭；患者咳痰时，协助或指导其用双手按压患侧胸壁。

3.预防感染

（1）密切观察体温，若体温超过 38.5℃，应通知医师及时处理。

（2）鼓励并协助患者有效咳痰。

（3）对开放性损伤者，及时更换创面敷料，保持敷料洁净、干燥和引流管通畅。

（4）遵医嘱合理使用抗菌药物。

二、气胸

气胸即指胸膜腔内积气。多由于肺组织、气管、支气管、食管破裂，空气逸入胸膜腔，或因胸壁伤口穿破胸膜，外界空气进入胸膜腔所致。在胸部损伤中气胸的发生率仅次于肋骨骨折。

（一）分类

根据胸膜腔压力情况，一般分为闭合性气胸、开放性气胸和张力性气胸三类。

1.闭合性气胸

多并发于肋骨骨折，由于肋骨断端刺破肺，空气进入胸膜腔所致。

2.开放性气胸

多并发于因刀刃、锐器、弹片或火器等导致的胸部穿透伤。胸膜腔通过胸壁伤口与外界大气相通，外界空气可随呼吸自由出入胸膜腔。

3.张力性气胸

主要原因是较大的肺泡破裂、较深较大的肺裂伤或支气管破裂。

（二）病理生理

1.闭合性气胸

空气通过胸壁或肺的伤道进入胸膜腔后，伤道立即闭合，气体不再进入胸膜腔，胸腔内负压被抵消，但胸膜腔内压仍低于大气压，使患侧肺部分萎陷，有效气体交换面积减少，影响肺的通气和换气功能。

2.开放性气胸

患侧胸膜腔与大气直接相通后负压消失，胸膜腔内压几乎等于大气压，伤侧肺被压缩而萎陷致呼吸功能障碍;若双侧胸膜腔内压力不平衡,患侧显著高于健侧时可致纵隔向健侧移位,使健侧肺受压、扩张受限。表现为:吸气时,健侧负压增大,与患侧的压力差增加,纵隔进一步向健侧移位;呼气时,两侧胸腔内压力差减少,纵隔又移回患侧,导致其位置随呼吸而左右摆动,称为纵隔扑动,可影响静脉血回流,造成严重的循环功能障碍。同时,此类患者在吸气时健侧肺扩张,不仅吸入从气管进入的空气,而且吸入由患侧肺排出的含氧量低的气体;而呼气时健侧肺气体不仅排出体外,同时亦排至患侧支气管和肺内,使低氧气体在双侧肺内重复交换而致患者严重缺氧。

3.张力性气胸

气管、支气管或肺损伤裂口与胸膜腔相通,且形成活瓣,气体随每次吸气时从裂口进入胸腔,而呼气时活瓣关闭,气体只能入不能出,致使胸膜腔内积气不断增多,压力不断升高,导致胸膜腔压力高于大气压,又称为高压性气胸。胸腔内高压使患侧肺严重萎陷,纵隔显著向健侧移位,并挤压健侧肺组织,影响腔静脉回流,导致严重的呼吸和循环障碍。有些患者,由于高于大气压的胸膜腔内压,驱使气体经支气管、气管周围疏松结缔组织或壁层胸膜裂伤处进入纵隔或胸壁软组织,并向皮下扩散,导致纵隔气肿或颈、面、胸部等处的皮下气肿。

(三)临床表现

1.闭合性气胸

(1)症状:胸闷、胸痛、气促和呼吸困难,其程度随胸膜腔积气量和肺萎陷程度而不同。肺萎陷在30%以下者为小量气胸,患者可无明显呼吸和循环功能紊乱的症状;肺萎陷在30%～50%者为中量气胸;肺萎陷在50%以上者为大量气胸。后两者均可出现明显的低氧血症的症状。

(2)体征:可见气管向健侧移位,患侧胸部饱满,叩诊呈鼓音,听诊呼吸音减弱甚至消失。

2.开放性气胸

(1)症状:表现为气促、明显呼吸困难、鼻翼扇动、口唇发绀,重者伴有休克症状。

(2)体征:可见患侧胸壁的伤道,呼吸时可闻及空气进出胸腔伤口的吸吮样音;颈静脉怒张;患侧胸部叩诊呈鼓音,听诊呼吸音减弱甚至消失;气管向健侧移位。

3.张力性气胸

(1)症状:患者表现为严重或极度呼吸困难、发绀、烦躁、意识障碍、大汗淋漓、昏迷、休克,甚至窒息。

(2)体征:气管明显向健侧偏移,颈静脉怒张,患侧胸部饱满,肋间隙增宽,呼吸幅度减低,多有皮下气肿;叩诊呈鼓音;听诊呼吸音消失。

(四)辅助检查

1.影像学检查

主要通过胸部 X 线检查显示肺压缩、胸膜腔积气及纵隔移位情况,并可反映伴随的肋骨骨折、血胸等情况。

2.诊断性胸腔穿刺

既能明确有无气胸的存在,又能抽出气体降低胸膜腔内压力,缓解症状。

(五)治疗

以抢救生命为首要原则。处理包括封闭胸壁开放性伤口,通过胸膜腔闭式引流排除胸腔内积气和防治感染。

1.不同类型气胸的处理

(1)闭合性气胸:①小量气胸者的积气一般可在1~2周内自行吸收,无须处理;②中量或大量气胸者,可先行胸腔穿刺抽尽积气减轻肺萎陷,必要时行胸腔闭式引流术,排出积气,促使肺尽早膨胀;③应用抗菌药物防治感染。

(2)开放性气胸:①紧急封闭伤口:使开放性气胸立即转变为闭合性气胸,赢得抢救生命的时间。可用无菌敷料如凡士林纱布、纱布、棉垫或其他清洁器材封盖伤口,再用胶布或绷带包扎固定,然后迅速转送至医院。②行胸膜腔穿刺抽气减压,暂时解除呼吸困难。③清创、缝合胸壁伤口,并做胸膜腔闭式引流。④开胸探查:对疑有胸腔内器官损伤或进行性出血者,经手术止血、修复损伤或清除异物。⑤预防和处理并发症:吸氧,补充血容量,纠正休克,应用抗菌药物预防感染。

(3)张力性气胸:是可迅速致死的危急重症,需紧急抢救处理。①迅速排气减压:危急者可在患侧锁骨中线第2肋间,用粗针头穿刺胸膜腔排气减压,并外接单向活瓣装置。②胸膜腔闭式引流:目的是排出气体,促使肺膨胀。放置胸腔引流管的位置是在积气最高部位(通常于锁骨中线第2肋间)。③开胸探查:若胸腔引流管内持续不断逸出大量气体,呼吸困难未改善,提示可能有肺和支气管的严重损伤,应手术探查并修补裂口。④应用抗菌药物防治感染。

2.胸膜腔闭式引流目的

①引流胸腔内积气、积血和积液;②重建负压,保持纵隔的正常位置;③促进肺膨胀。

(1)适应证外伤性或自发性气胸、血胸、脓胸或心胸外科手术后引流。

(2)置管和置管位置通常在手术室置管,紧急情况下可在急诊室或患者床旁进行。可根据体征和胸部X线检查结果决定置管位置:①积气:由于积气多向上聚集,宜在前胸膜腔上部引流,因此常选锁骨中线第2肋间置管引流。②低位积液:一般于腋中线和腋后线之间第6~7肋间插管引流。③脓胸:常选择脓液积聚的最低位置置管。

(3)胸管种类

①用于排气:引流管应选择质地较软,既能引流,又可减少局部刺激和疼痛的、管径为1cm的塑胶管。

②用于排液:引流管应选择质地较硬,不易折叠和堵塞,且利于通畅引流的、管径为1.5~2cm的橡皮管。

(4)胸膜腔引流的装置:传统的胸膜腔闭式引流装置有单瓶、双瓶和三瓶三种,目前临床广泛应用的是各种一次性使用的胸膜腔引流装置。

①单瓶水封闭式引流:集液瓶的橡胶瓶塞上有两个孔,分别插入长、短塑料管。瓶中盛有无菌生理盐水约500mL,长管的下口插至液面下3~4cm,短管下口则远离液面,使瓶内空气与外界大气相通。使用时,将长管上的橡皮管与患者的胸膜腔引流管相连接,接通后即可见长管内水柱升高,高出液平面8~10cm,并随着患者呼吸上下波动;若无波动,则提示引流管道不通畅,有阻塞。

②双瓶水封闭式引流:包括上述收集瓶和一个水封瓶,在引流胸膜腔内液体时,水封下的密闭系统不会受到引流量的影响。

③三瓶水封闭式引流:在双瓶式基础上增加一个施加抽吸力的测压瓶。抽吸力通常取决于通气管没入液面的深度。若没入液面的深度是 15~20cm,则对该患者所施加的负压抽吸力为 1.47~1.96kPa(15~20cmH$_2$O)。若抽吸力超过没入液面的通气管的高度时,就会将外界空气吸入此引流系统中,所以压力控制瓶中必须始终有水泡产生方表示其具有功能并处于工作状态。

(六)护理评估

1.术前评估

(1)健康史和相关因素:①一般情况:患者的年龄、性别、婚姻、职业、经济状况、社会、文化背景等。②受伤史:受伤时间和经过、暴力大小、受伤部位,有无昏迷、恶心、呕吐等;接受过何种处理。③有无胸部手术史、服药史和过敏史等。

(2)身体状况

①局部:a.受伤部位及性质、有无肋骨骨折;是否有开放性伤口,伤口是否肿胀,有无活动性出血。b.有无反常呼吸运动,气管位置有否偏移。c.有无颈静脉怒张或皮下气肿。d.有无肢体活动障碍。

②全身:a.生命体征是否平稳,是否有呼吸困难或发绀,为何种呼吸形态,有无休克或意识障碍。b.是否有咳嗽、咳痰,痰量和性质;有无咯血、咯血次数和量等。

(3)辅助检查:根据胸部 X 线等检查结果,评估气胸的程度、性质以及有无胸内器官损伤等。

(4)心理-社会支持状况:患者有无恐惧或焦虑,程度如何。患者及家属对损伤及其预后的认知、心理承受程度及期望。

2.术后评估

(1)术中情况:了解手术、麻醉方式和效果、术中出血、补液、输血情况和术后诊断。

(2)生命体征:生命体征是否平稳,麻醉是否清醒,末梢循环和呼吸状态,有无胸闷、呼吸浅快和发绀。

(3)心理状态与认知程度:有无紧张,能否配合进行术后早期活动和康复锻炼,对出院后的继续治疗是否清楚。

(七)护理诊断

1.气体交换受损

与疼痛、胸部损伤、胸廓活动受限或肺萎陷有关。

2.疼痛

与组织损伤有关。

3.潜在并发症

肺或胸腔感染。

(八)护理措施

1.维持有效气体交换

(1)现场急救:胸部损伤患者若出现危及生命的征象时,护士应协同医师施以急救。

（2）维持呼吸功能：①对开放性气胸者,立即用敷料(最好是凡士林纱布)封闭胸壁伤口,使之成为闭合性气胸,阻止气体继续进入胸腔。②闭合性或张力性气胸积气量多者,应立即行胸膜腔穿刺抽气或闭式引流。③供氧：及时给予气促、呼吸困难和发绀患者吸氧。④体位：病情稳定者取半坐卧位,以使膈肌下降,有利呼吸。⑤人工呼吸机辅助呼吸：密切观察呼吸机工作状态和各项参数,根据病情及时调整参数。

（3）加强观察：密切观察、记录生命体征。观察患者有无气促、呼吸困难、发绀和缺氧等症状；呼吸的频率、节律和幅度等；气管移位或皮下气肿有无改善。

2.减轻疼痛与不适

（1）当患者咳嗽咳痰时,协助或指导患者及其家属用双手按压患侧胸壁,以减轻咳嗽时疼痛。

（2）遵医嘱给予止痛剂。

3.预防肺部和胸腔感染

（1）密切监测体温：每4h测量1次,若有异常,及时通知医师并配合处理。

（2）严格无菌操作：①及时更换引流瓶,避免胸腔引流管受压、扭曲,保持胸腔闭式引流通畅；②及时更换和保持胸壁伤口敷料清洁、干燥。

（3）协助患者咳嗽咳痰：帮助患者翻身、坐起、拍背、咳嗽,指导其做深呼吸运动,以促进肺扩张,减少肺不张或肺部感染等并发症。

（4）遵医嘱合理使用抗菌药物。

（5）加强对气管插管或切开的护理：对于做气管插管或气管切开、人工呼吸机辅助呼吸的患者做好呼吸道护理,包括清洁、湿化和保持通畅,以维持有效气体交换。

4.做好胸膜腔闭式引流的护理

（1）保持管道密闭：①随时检查引流装置是否密闭、引流管有无脱落；②保持水封瓶长管没入水中3～4cm并直立；③用油纱布严密包盖胸膜腔引流管周围；④搬动患者或更换引流瓶时,应双重夹闭引流管,防止空气进入；⑤若引流管连接处脱落或引流瓶损坏,应立即用双钳夹闭胸壁引流导管,并更换引流装置；⑥若引流管从胸腔滑脱,应立即用手捏闭伤口处皮肤,消毒处理后,用凡士林纱布封闭伤口,并协助医师进一步处理。

（2）严格无菌技术操作,防止逆行感染：①保持引流装置无菌；②保持胸壁引流口处敷料清洁、干燥,一旦渗湿应及时更换；③引流瓶应低于胸壁引流口平面60～100cm,防止瓶内液体逆入胸膜腔；④按时更换引流瓶,更换时严格遵守无菌技术操作规程。

（3）保持引流通畅：①体位：患者取半坐卧位和经常改变体位,依靠重力引流。②定时挤压胸膜腔引流管,防止其阻塞、扭曲和受压。③鼓励患者咳嗽和深呼吸,以便胸腔内气体和液体排出,促进肺扩张。

（4）观察和记录：①密切观察长管中水柱随呼吸上下波动的情况,有无波动是提示引流管是否通畅的重要标志。水柱波动幅度反映无效腔的大小和胸膜腔内负压的情况。一般情况下,水柱上下波动的范围为4～6cm。若水柱波动过大,提示可能存在肺不张；若无波动,提示引流管不通畅或肺已经完全扩张；若患者表现为气促、胸闷、气管向健侧偏移等肺受压症状,则提示血块阻塞引流管,应积极采取措施,捏挤或用负压间断抽吸引流瓶中的短管,促使其通畅,并及时通知医师处理。②观察并准确记录引流液的颜色、性质和量。

（5）拔管：①拔管指征：置管引流 48～72h 后，临床观察引流瓶中无气体溢出且颜色变浅、24h 引流液量少于 50mL、脓液少于 10mL、胸部 X 线摄片显示肺膨胀良好无漏气、患者无呼吸困难或气促时，即可终止引流，考虑拔管。②协助医师拔管：嘱患者先深吸一口气，在其吸气末迅速拔管，并立即用凡士林纱布和厚敷料封闭胸壁伤口并包扎固定。③拔管后观察：拔管后 24h 内应密切观察患者是否有胸闷、呼吸困难、发绀、切口漏气、渗液、出血和皮下气肿等，若发现异常及时通知医师处理。

5.健康教育

（1）急救知识

①变开放性气胸为闭合性气胸：即在发生胸腔开放性损伤的危急情况下，立即用无菌或清洁的敷料或棉织物加压包扎，阻止外界空气通过伤口不断进入胸腔内而压迫心肺和大血管、危及生命。

②采取合适体位：当胸部损伤患者合并昏迷或休克时取平卧位。

（2）出院指导

①注意安全，防止发生意外事故。

②肋骨骨折患者在 3 个月后应复查胸部 X 检查，以了解骨折愈合情况。

③合理休息，加强营养的摄入。

（九）护理评价

（1）患者呼吸功能是否恢复正常，有无气促、呼吸困难或发绀等。

（2）患者疼痛是否减轻或消失。

（3）患者的病情变化是否被及时发现和处理，并发症是否得到有效预防或控制。

三、血胸

血胸指胸部损伤导致的胸膜腔积血。血胸可与气胸同时存在，称为血气胸。

（一）病因

多数因胸部损伤所致。肋骨断端或利器损伤胸部均可能刺破肺、心脏、血管而导致胸膜腔积血。大量持续出血所导致的胸膜腔积血称为进行性血胸。

（二）病理生理

随损伤部位、程度和范围而有不同的病理生理变化。肺裂伤出血时，常因循环压力低，出血量少而缓慢，多能自行停止；肋间血管、胸廓内血管或压力较高的动脉损伤出血时，常不易自行停止；心脏和大血管受损破裂，出血量多且急，易造成有效循环血量减少而致循环障碍或衰竭，甚至短期内死于失血性休克。

随着胸膜腔内血液积聚和压力的增高，使伤侧肺受压萎陷，纵隔被推向健侧，致健侧肺也受压，从而阻碍腔静脉血回流，严重影响呼吸和循环。由于心包、肺和膈肌的运动具有去纤维蛋白作用，故积血不易凝固。但短期内胸腔内迅速积聚大量血液时，去纤维蛋白作用不完善，即可凝固成血块，形成凝固性血胸。凝血块机化后形成的纤维组织束缚肺和胸廓，并影响呼吸运动和功能。由于血液是良好的培养基，细菌可通过伤口或肺破裂口进入，在积血中迅速滋生繁殖，并发感染，引起感染性血胸，最终形成脓胸。

（三）临床表现

血胸的临床表现与出血速度和出血量有关。

（1）小量血胸胸腔内积血量≤500mL，症状不明显。

（2）中量血胸（胸腔内积血量500～1000mL）和大量血胸（胸腔内积血量＞1000mL），特别是急性出血时，可出现以下两种症状。

①低血容量性休克表现，表现为面色苍白、脉搏快弱、血压下降、四肢湿冷、末梢血管充盈不良等。

②伴有胸水表现，如呼吸急促、肋间隙饱满、气管移向健侧、患侧胸部叩诊呈浊音、心界向健侧移位、呼吸音减低或消失等。

（3）感染症状：血胸患者多可并发感染，表现为高热、寒战、出汗和疲乏。

（四）辅助检查

1.实验室检查

血常规检查显示血红蛋白含量和血细胞比容下降。继发感染者，血白细胞计数和中性粒细胞比例增高。

2.影像学检查

（1）胸部X线检查：小量血胸者，胸部X线检查仅显示肋膈角消失；大量血胸时，显示胸膜腔内大片阴影，纵隔移向健侧；合并气胸者可见液平面。

（2）胸部B超检查：可明确胸部积液的位置和量。

3.胸膜腔穿刺

抽得血性液体时即可确诊。

（五）治疗

包括非手术和手术处理。

1.非进行性血胸

小量积血可自行吸收；积血量多者，应早期行胸腹腔穿刺抽除积血，必要时行胸腹腔闭式引流，以促进肺膨胀，改善呼吸。

2.进行性血胸

及时补充血容量，防治低血容量性休克；立即开胸探查、止血。

3.凝固性血胸

为预防感染或血块机化，于出血停止后数日内经手术清除积血和血块；对于已机化血块，于病情稳定后早期行血块和胸膜表面纤维组织剥除术；血胸已感染应按脓胸处理，及时做胸腔引流。

4.抗感染

合理有效应用抗菌药物防治感染。

（六）护理诊断

1.组织灌注量改变

与失血引起的血容量不足有关。

2.气体交换受损

与肺组织受压有关。

3.潜在并发症

感染。

（七）护理措施

1.维持有效的心排出量和组织灌注量

（1）建立静脉通路并保持其通畅,积极补充血容量和抗休克;遵医嘱合理安排和输注晶体和胶体溶液,根据血压和心肺功能状态等控制补液速度。

（2）密切监测生命体征:重点监测生命体征和观察胸腹腔引流液的量、色和性质,若每小时引流量超过 200mL 并持续 3h 及以上,引流出的血液很快凝固,胸部 X 线显示胸腔大片阴影,说明有活动性出血的可能,应积极做好开胸手术的术前准备。

2.促进气体交换,维持呼吸功能

（1）观察:密切观察呼吸形态、频率、呼吸音变化和有无反常呼吸运动。

（2）吸氧:根据病情给予鼻导管或面罩吸氧,观察血氧饱和度。

（3）体位:若生命体征平稳,可取半坐卧位,以利呼吸。

（4）排痰:协助患者拍背、咳痰,有效清除呼吸道分泌物;指导患者有效呼吸和深呼吸。

（5）镇痛:对因胸部伤口疼痛影响呼吸者,按医嘱予以镇痛。

3.预防并发症

（1）合理足量使用抗菌药物,并保持药物的有效浓度。

（2）指导和协助患者咳嗽、咳痰,排除呼吸道分泌物,保持呼吸道通畅,预防肺部并发症。

（3）密切观察体温、局部伤口和全身情况的变化。

（4）在进行胸腹腔闭式引流护理过程中,严格无菌操作,保持引流通畅,以防胸部继发感染。

第六节　脓胸的护理

脓胸是化脓性致病菌感染胸膜造成的胸膜腔积脓。常见的致病菌为金黄色葡萄球菌、肺炎双球菌等。致病菌侵入胸膜腔的途径有:①肺脓肿或邻近组织的脓肿破裂。②胸部外伤、手术污染、食管或支气管胸膜瘘引起继发感染。③血源性播散,如脓毒症。感染侵犯胸膜后,胸膜充血、水肿、渗出。早期渗出液为浆液性,病情加重后,变为脓性,随后纤维蛋白沉积于胸膜表面,形成纤维素膜,最后机化形成致密的纤维板,固定肺组织并限制胸廓活动,从而减低呼吸功能。

一、病因与发病机制

（一）急性脓胸

致病菌多来自肺内感染病灶,常见的致病菌是金黄色葡萄球菌,其次是肺炎球菌、大肠杆菌等。致病菌进入胸膜腔途径如下。①直接由化脓病灶侵入或破入胸膜腔,或因手术、外伤污染胸膜腔而感染。②经淋巴途径,如膈下脓肿、肝脓肿、化脓性心包炎等。③血源性播散,脓毒症时致病菌可经血液循环进入胸膜腔。

感染侵犯胸膜后,胸膜充血、水肿、渗出。早期渗出液含白细胞和纤维蛋白,呈浆液性。病情加重后,脓细胞及纤维蛋白增多,渗出液呈脓性。随后纤维蛋白沉积在脏、壁胸膜表面形成纤维素膜。

(二)慢性脓胸

慢性脓胸多由急性脓胸就诊太晚或未及时治疗;急性脓胸处理不当;脓腔内有异物存留,使胸膜腔内感染难以控制;胸膜腔毗邻有慢性感染病灶;有特殊病原菌存在等原因引起。

随着病情发展,毛细血管及炎性细胞形成肉芽组织,纤维蛋白沉着在胸膜上机化形成致密的纤维板,构成脓腔壁,腔内有脓性沉淀物和肉芽组织。纤维板紧束肺组织,牵拉胸廓内陷,牵拉纵隔移向患侧,使肺的膨胀和胸廓的活动受限,从而影响呼吸功能。

二、护理评估

(一)健康史

评估患者胸部有无感染病灶、有无手术史、外伤史。

(二)身体状况

1.急性脓胸

常有高热、胸痛、气促、全身乏力、咳嗽、咳痰、胸闷等症状。体检患侧胸部语颤减弱,胸廓饱满,肋间隙增宽,叩诊浊音,脓气胸叩诊上部鼓音,下部浊音。听诊呼吸音减弱或消失。严重者出现发绀和休克。

2.慢性脓胸

有长期低热、食欲缺乏、消瘦、贫血、低蛋白血症等全身慢性感染中毒症状,有时还有胸部隐痛、气促、咳嗽、咳脓痰。体检患侧胸壁塌陷,气管向患侧移位,肋间隙变窄,呼吸运动受限,叩诊实音,呼吸音减弱或消失,脊柱侧弯,杵状指(趾)。

(三)辅助检查

1.急性脓胸

X线显示患侧胸膜腔有致密阴影。血白细胞计数及中性粒细胞比例增高。胸膜腔穿刺抽出脓液。

2.慢性脓胸

X线显示患侧胸膜腔有密度增高的阴影,患侧胸壁塌陷,气管移向患侧,肋间隙变窄,脊柱侧弯。血红蛋白、血细胞、血浆蛋白、白蛋白降低。

(四)治疗与反应

1.急性脓胸

应用抗菌药控制感染,去除病因,加强全身支持治疗,胸膜腔穿刺或胸膜腔闭式引流排除脓液。

2.慢性脓胸

改善全身情况,消除中毒症状,纠正营养不良,积极对因治疗,必要时手术治疗以消灭脓腔,促使肺复张,恢复肺功能。

三、护理诊断

1.低效性呼吸形态

与脓液压迫肺组织、纤维板束缚肺组织牵拉胸廓有关。

2.体温过高

与感染有关。

3.营养失调:低于机体需要量

与摄入不足、消耗增加有关。

四、护理目标

患者呼吸功能改善;体温恢复正常;营养状况改善。

五、护理措施

(一)一般护理

鼓励患者进食高蛋白、高热量、富含维生素的饮食,必要时少量多次输血,多饮水。病情稳定后,取半卧位,多做深呼吸,有效咳嗽、排痰。有支气管胸膜瘘者取患侧卧位,防止脓液流向健侧或引起窒息。高热者给予物理降温,必要时按医嘱用药。

(二)胸膜腔穿刺护理

每日或隔日1次做胸膜腔穿刺抽脓,并向胸膜腔内注入抗菌药。穿刺中及穿刺后注意观察患者的反应。

(三)手术后护理

胸廓成形术后,取术侧向下卧位,定时检查调整胸带。胸膜纤维板剥除术后.应严密观察生命体征及引流液的性质和量,以便及早发现出血。若有出血,按医嘱输血、用止血药,必要时做好再次剖胸止血准备。

六、护理评价

患者呼吸功能是否改善;体温是否恢复正常;营养状况是否改善。

七、健康教育

指导胸廓成形术后的患者,在生活、工作中采取躯干直立的姿势,坚持练习头部前后左右回转运动,练习上半身的前屈运动及左右弯曲运动。指导患者合理营养,注意休息。出院后循序渐进进行增加肺活量的锻炼。

第四章 妇产科护理

第一节 生殖系统炎症的护理

一、非特异性外阴炎

（一）病因

由于解剖的特点，女性外阴部与尿道、阴道、肛门邻近，经常受到经血、阴道分泌物、尿液、粪便的刺激，若不注意皮肤清洁易引起外阴炎；此外，尿粪瘘患者的尿粪、糖尿病患者的含糖尿液、穿紧身化纤内裤导致局部通透性差、局部潮湿以及经期使用卫生巾的刺激等均可引起非特异性外阴炎。

（二）临床表现

外阴皮肤瘙痒、疼痛、烧灼感，于活动、性交、排尿及排便时加重。炎症多发生于小阴唇内、外侧和大阴唇，严重时可波及整个外阴部。检查可见外阴皮肤肿胀、局部充血、糜烂，常有抓痕，严重者形成溃疡或湿疹，甚至外阴部蜂窝织炎、外阴脓肿，伴腹股沟淋巴结肿大。慢性炎症可使皮肤增厚、粗糙、皲裂，甚至苔藓样变。

（三）辅助检查

1. 一般检验项目

因粪便、糖尿等的刺激可引发外阴炎。因此，通过尿糖、大便常规等一般检验诊断项目的检查，可以了解或排除引起外阴炎的某些原因。

2. 特殊检验项目

（1）阴道分泌物显微镜检查：包括阴道清洁度检查、阴道分泌物涂片检查病原体。

（2）阴道分泌物细菌培养：包括细菌的分离培养及鉴定、病原菌药物敏感性试验。

（四）诊断

根据病史及临床表现，诊断不难。有条件时应检查阴道分泌物，了解是否因滴虫、念珠菌、淋菌、衣原体、支原体、细菌等感染引起；对中老年患者应查尿糖，以除外糖尿病伴发的外阴炎；对年轻患者及幼儿应检查肛周有否蛲虫卵，以排除蛲虫引起的外阴部不适。

（五）治疗

1. 病因治疗

积极寻找病因，针对不同感染选用敏感药物；若发现糖尿病应积极治疗糖尿病；由尿瘘、粪瘘引起的外阴炎,应及时行修补;由阴道炎、宫颈炎引起者则应对其治疗。

2.局部治疗

(1)急性期应卧床休息,避免性生活。可用 0.1%聚维酮碘液或 1:5000 高锰酸钾液坐浴,每日 2 次,每次 15～30min,也可选用其他具有抗菌消炎作用的药物外用。

(2)有外阴溃疡或黏膜破损可予硼酸粉坐浴、维生素 E 霜等促进黏膜愈合。

3.物理治疗

可行微波、红外线等局部物理治疗。

(六)护理评估

1.病史评估

评估患者本次发病的诱因,有无合并症状,目前的治疗及用药;评估既往病史、家族史、过敏史、手术史、输血史,有无糖尿病或粪瘘、尿瘘;了解患者有无烟酒嗜好、性格特征等。

2.身体评估

评估患者意识状态、神志与精神状况、生命体征、营养及饮食情况、BMI、排泄形态、睡眠形态、强迫体位、外阴皮肤情况,有无皮疹、破溃等。

3.风险评估

患者入院 2h 内进行各项风险评估,包括患者压疮危险因素评估、患者跌倒/坠床危险因素评估、日常生活能力评定。

4.心理-社会评估

了解患者的文化程度、工作性质、患者家庭状况以及家属对患者的理解和支持情况。

5.其他评估

评估患者的个人卫生、生活习惯、对疾病认知以及自我保健知识掌握程度。

(七)护理措施

1.一般护理

(1)皮肤护理:外阴皮肤出现皮疹破溃的患者,密切观察皮损大小、严重程度及消退情况,保持皮肤清洁,床单位平整。告知患者内裤应柔软洁净,需每日更换,污染的内裤单独清洗,避免交叉、重复感染。

(2)饮食:禁酒;优化膳食结构,避免进食油腻、辛辣刺激性食物。

(3)生活护理:如患者因局部皮肤破溃活动受到限制时,协助患者大小便,将呼叫器置于患者易触及处,并采取预防跌倒、坠床护理措施;保持会阴部清洁,遵医嘱给予会阴擦洗、冲洗、烤灯等;及时更换清洁病号服、床单位及中单等。

2.病情观察

(1)皮肤:关注患者主诉;密切观察外阴皮肤有无皮疹、破溃、局部充血、肿胀(包括皮损大小,严重程度及消退情况)。

(2)分泌物:观察患者外阴皮损及阴道分泌物的性质、气味、量,警惕异常情况预防感染。

3.应用高锰酸钾的护理

(1)药理作用:本品为强氧化剂,对各种细菌、真菌等病原体有杀灭作用。

(2)用法:取高锰酸钾加温水配成 1:5000 约 40℃溶液,肉眼观为淡玫瑰红色进行坐浴,每次坐浴 15～30min,每天 2 次。

(3)适应证:用于急性皮炎或急性湿疹,特别是伴继发感染时的湿敷及清洗小面积溃疡。

(4)禁忌证:月经期禁用、禁口服。

(5)注意事项

①本品仅供外用,因其腐蚀口腔和消化道,出现口内烧灼感、上腹痛、恶心、呕吐、口咽肿胀等。

②本品水溶液易变质,故应临用前用温水配制,并立即使用。

③配制时不可用手直接接触本品,以免被腐蚀或染色,切勿将本品误入眼中。

④应严格在医生指导下使用,长期使用高锰酸钾,会引起阴道菌群紊乱。如浓度过高会刺激皮肤及黏膜。

⑤用药部位如有灼烧感、红肿等情况,应停药,并将局部药物洗净,必要时向医生咨询。

⑥不可与碘化物、有机物接触或并用。尤其是晶体,否则易发生爆炸。

(6)不良反应:高浓度反复多次使用可引起腐蚀性灼伤。

4.心理护理

倾听患者主诉,耐心解答患者的疑问,消除患者顾虑,使其积极配合治疗。许多非特异性外阴炎的患者普遍觉得羞于启齿,患者在医生为其检查、治疗等过程中易产生复杂的心理反应,为了尽快使患者适应陌生的环境,护士应有针对性地实施有效的心理护理。对患者的尊重与关爱是建立良好医患关系的关键,护士应给予患者安全感和信任感,在态度上应该和蔼可亲。通过身心护理使患者得到人性化的服务,提高医疗和护理服务的质量。

5.健康教育

(1)饮食

①禁烟酒。

②优化膳食结构,避免进食辛辣刺激性食物(辣椒、姜、葱、蒜等)。应多食新鲜蔬菜和水果,以保持大便通畅。

③多饮水,防止合并泌尿系感染。

(2)休息与活动:急性期应卧床休息。养成劳逸结合的生活习惯。避免骑自行车等骑跨类运动,减少摩擦。

(3)高锰酸钾坐浴指导:注意配制的浓度不宜过高,以免灼伤皮肤,每次坐浴 15～30min,每天 2 次。坐浴时要使会阴部浸没于溶液中,月经期禁止坐浴。

(4)出院指导:指导患者注意个人卫生,勤换内裤,保持外阴清洁干燥。局部严禁搔抓,勿用刺激性药物或肥皂擦洗。做好经期、孕期、分娩期及产褥期卫生,不穿化纤类及过紧内裤。

(5)感染防控:外阴破溃者要预防继发感染,使用柔软无菌会阴垫,减少摩擦和混合感染的机会。外阴溃疡或烧灼感时,建议硼酸粉坐浴、维生素 E 霜外用。

二、滴虫性阴道炎

(一)病因

滴虫性阴道炎是由阴道毛滴虫引起的常见阴道炎症。阴道毛滴虫适宜在温度 25～40℃、

pH 5.2～6.6 的潮湿环境中生长,在 pH 5 以下或 7.5 以上的环境中则不生长。滴虫的生活史简单,只有滋养体而无包囊期,滋养体生存力较强,能在 3～5℃生存 21d,在 46℃生存 20～60min,在半干燥环境中约生存 10h,在普通肥皂水中也能生存 45～120min。滴虫有嗜血及耐碱的特性,故于月经前、后阴道 pH 发生变化(经后接近中性)时,隐藏在腺体及阴道皱襞中的滴虫于月经前、后常得以繁殖,引起炎症发作。滴虫能消耗、吞噬阴道上皮内的糖原,并可吞噬乳杆菌,阻碍乳酸生产,使阴道 pH 升高。滴虫阴道炎患者的阴道 pH 5～6.5。滴虫不仅寄生于阴道,还常侵入尿道或尿道旁腺,甚至膀胱、肾盂以及男方的包皮皱褶、尿道或前列腺中。滴虫性阴道炎往往与其他阴道炎并存,美国报道约 60% 同时合并细菌性阴道病。

(二)传播途径

1.性交直接传播

与女性患者有一次非保护性交后,近 70% 男子发生感染,通过性交男性传染给女性的概率可能更高。由于男性感染滴虫后常无症状,易成为感染源。

2.间接传播

经公共浴池、浴盆、浴巾、游泳池、坐式便器、衣物、污染的器械及敷料等间接传播。

(三)发病机制

早在 1938 年研究人员即发现了阴道毛滴虫,但直到 1947 年才认识到阴道毛滴虫可引起阴道炎。由于缺乏理想的动物模型,对滴虫阴道炎的发病机制了解较少。滴虫主要通过其表面的凝集素(AP65、AP51、AP33、AP23)及半胱氨酸蛋白酶黏附于阴道上皮细胞,进而经阿米巴样运动的机械损伤以及分泌的蛋白水解酶、蛋白溶解酶的细胞毒作用,共同摧毁上皮细胞,并诱导炎症介质的产生,最后导致上皮细胞溶解、脱落、局部炎症发生。

(四)临床表现

潜伏期为 4～28d。感染初期 25%～50% 的患者无症状,其中 1/3 将在 6 个月内出现症状,症状轻重取决于局部免疫因素、滴虫数量多少及毒力强弱。主要症状为阴道分泌物增多及外阴瘙痒,间或有灼热、疼痛、性交痛等。分泌物特点为稀薄脓性、黄绿色、泡沫状、有臭味。分泌物呈脓性是因为分泌物中含有白细胞;呈泡沫状、有臭味是因为滴虫无氧酵解碳水化合物,产生腐臭气体。瘙痒部位主要为阴道口及外阴。若尿道口有感染,可有尿频、尿痛,有时可见血尿。阴道毛滴虫能吞噬精子,并能影响精子存活,可致不孕。检查见阴道黏膜充血,严重者有散在出血斑点,甚至宫颈有出血点,形成"草莓样"宫颈,后穹窿有多量白带,呈灰黄色、黄白色稀薄液体或黄绿色脓性分泌物,常呈泡沫状。带虫者阴道黏膜无异常改变。

(五)诊断

典型病例容易诊断,若在阴道分泌物中找到滴虫即可确诊。最简单的方法是生理盐水悬滴法:显微镜下见到呈波状运动的滴虫及增多的白细胞,有症状者阳性率达 60%～70%。对可疑患者,若多次悬滴法未能发现滴虫时,可送培养,准确性达 98% 左右。取分泌物前 24～48h 避免性交、阴道灌洗或局部用药,取分泌物时窥器不涂润滑剂,分泌物取出后应及时送检并注意保暖,否则滴虫活动力减弱,造成辨认困难。目前聚合酶链反应(PCR)也可用于滴虫的诊断,敏感性 90%,特异性 99.8%。

（六）治疗

因滴虫性阴道炎可同时有尿道、尿道旁腺、前庭大腺滴虫感染，欲治愈此病，需全身用药，主要治疗药物为甲硝唑及替硝唑。

1.全身用药

初次治疗推荐甲硝唑 2g，单次口服；或替硝唑 2g，单次口服。也可选用甲硝唑 400mg，每日 2 次，连服 7d；或替硝唑 500mg，每日 2 次，连服 7d。女性患者口服药物的治愈率为 82%～89%，若性伴侣同时治疗，治愈率达 95%。服药后偶见胃肠道反应，如食欲减退、恶心、呕吐。此外，若出现头痛、皮疹、白细胞减少等时应停药。治疗期间及停药 24h 内禁饮酒，因其与乙醇结合可出现皮肤潮红、呕吐、腹痛、腹泻等戒酒样反应。甲硝唑能通过乳汁排泄，若在哺乳期用药，用药期间及用药后 24h 内不宜哺乳。服用替硝唑者，服药后 3d 内避免哺乳。

2.性伴侣的治疗

滴虫性阴道炎主要由性行为传播，性伴侣应同时进行治疗，治疗期间禁止性交。

3.随访

治疗后无症状者无须随诊，有症状者需进行随诊。部分滴虫性阴道炎治疗后可发生再次感染或于月经后复发，治疗后需随访至症状消失，对症状持续存在者，治疗后 7d 复诊。对初次治疗失败患者增加药物剂量及疗程仍有效。初次治疗失败者可重复应用甲硝唑 400mg，每日 2～3 次，连服 7d。若治疗仍失败，给予甲硝唑 2g，每日 1 次，连服 3～5d。

4.妊娠期滴虫阴道炎治疗

妊娠期滴虫性阴道炎可导致胎膜早破、早产及低体重儿，但甲硝唑治疗能否改善以上并发症尚无定论。妊娠期治疗可以减轻症状，减少传播，防止新生儿呼吸道和生殖道感染。美国疾病控制中心建议甲硝唑 2g，单次口服，中华医学会妇产科感染协作组建议甲硝唑 400mg 口服，每日 2 次，共 7d，但用药前最好取得患者知情同意。

5.顽固病例的治疗

有复发症状的病例多数为重复感染。为避免重复感染，内裤及洗涤用的毛巾，应煮沸 5～10min 以消灭病原体，并应对其性伴侣进行治疗。对极少数顽固复发病例，应进行培养及甲硝唑药物敏感试验，可加大甲硝唑剂量及应用时间，每日 2～4g，分次全身及局部联合用药（如 1g 口服，每日 2 次，阴道内放置 500mg，每日 2 次），连用 7～14d。也可应用替硝唑或奥硝唑治疗。

6.治愈标准

滴虫性阴道炎常于月经后复发，故治疗后检查滴虫阴性时，仍应每次月经后复查白带，若经 3 次检查均阴性，方可称为治愈。

（七）评估和观察要点

1.评估要点

（1）健康史：了解个人卫生习惯，评估是否有诱发滴虫阴道炎的相关因素；既往有无阴道炎相关病史；月经周期与发病的关系。

（2）身体评估：评估患者有无外阴瘙痒、分泌物增多等症状。

2.观察要点

(1)观察患者外阴情况,有无阴道黏膜充血、出血点等。

(2)观察阴道分泌物的量、性状、气味。

(八)护理措施

1.指导患者进行自我护理

(1)保持外阴清洁干燥,勤换内裤,避免搔抓外阴部,以免皮肤破损继发感染。

(2)患者及其性伴侣治愈前避免无保护性行为。

(3)患者内裤、坐浴等用物应煮沸5~10min消灭病原体,以避免交叉及重复感染的概率。

2.告知患者正确用药

甲硝唑:用药期间及停药24h内,禁止饮酒;哺乳妇女用药期间及停用药24h内应停止哺乳;如服药期间发生胃肠道反应及皮疹,应即时告知医师。替硝唑:用药期间及停药72h内,禁止饮酒;哺乳妇女服药后72h内应停止哺乳。

3.指导患者配合检查

取分泌物前24~48h避免性生活、阴道清洗或局部用药。

4.指导患者预防感染

滴虫阴道炎主要由性行为传播,应建议患者性伴侣同时治疗,避免相互传染,影响治疗效果。

5.治愈标准

为连续3次月经干净后,复查阴道分泌物中滴虫均为阴性。

(九)健康教育

(1)告知患者取分泌物前24~48h避免性生活、阴道清洗或局部用药,以免影响检查结果。

(2)给予患者个人卫生指导,保持外阴清洁、干燥。内裤、毛巾等个人专用物品清洗后宜煮沸5~10min,消灭病原体。

(3)告知患者阴道内用药方法,注意浓度、剂量。经期暂停阴道冲洗、坐浴和阴道内用药。

(4)告知患者治疗后需定期复查,了解治疗效果。

三、细菌性阴道病

细菌性阴道病(BV)为阴道内正常菌群失调所致的一种混合感染。但临床及病理无炎症改变。正常阴道内以产生过氧化氢的乳杆菌占优势。细菌性阴道病时,阴道内能产生过氧化氢的乳杆菌减少,导致其他细菌大量繁殖,主要有加德纳菌、厌氧菌(动弯杆菌、普雷沃菌等)及人型支原体,其中以厌氧菌居多,厌氧菌数量可增加100~1000倍。促使阴道菌群发生变化的原因仍不清楚,推测可能与频繁性交、多个性伴侣或阴道灌洗使阴道碱化有关。

(一)临床表现

10%~40%患者无临床症状,有症状者主要表现为阴道分泌物增多,有鱼腥臭味,尤其性交后加重,可伴有轻度外阴瘙痒或烧灼感。分泌物呈鱼腥臭味是由于厌氧菌繁殖的同时可产生胺类物质所致。检查见阴道黏膜无充血的炎症表现,分泌物特点为灰白色,均匀一致,稀薄,常黏附于阴道壁,但黏度很低,容易将分泌物从阴道壁拭去。

细菌性阴道病除导致阴道炎症外,还可引起其他不良结局,如妊娠期细菌性阴道病可导致绒毛膜羊膜炎、胎膜早破、早产;非孕妇可引起子宫内膜炎、盆腔炎、子宫切除术后阴道顶端感染。

(二)诊断

目前使用最广泛的是 Amsel 诊断标准。

(1)均质、稀薄、白色阴道分泌物,常黏附于阴道壁。

(2)线索细胞阳性:取少许阴道分泌物放在玻片上,加一滴 0.9％氯化钠溶液混合,高倍显微镜下寻找线索细胞,与滴虫阴道炎不同的是白细胞极少。线索细胞即阴道脱落的表层细胞与细胞边缘贴附颗粒状物,即各种厌氧菌,尤其是加德纳菌,细胞边缘不清。

(3)阴道分泌物 pH＞4.5。

(4)胺臭味试验阳性:取阴道分泌物少许放在玻片上,加入 10％氢氧化钾溶液 1～2 滴,产生烂鱼肉样腥臭气味,系因胺遇碱释放氨所致。

具备上述标准的 3 条就可诊断 BV,其中第 2 条是必备的。其中阴道的 pH 是最敏感的指标,胺臭味试验是最具有高度特异性的指标,但该方法在实际工作中却常受到多种因素的干扰而影响临床诊断的准确性。除临床诊断标准外,还可应用革兰染色,根据各种细菌的相对浓度进行诊断。细菌性阴道病为正常菌群失调,细菌定性培养在诊断中意义不大。

(三)治疗

治疗原则为选用抗厌氧菌药物,主要有甲硝唑、克林霉素。甲硝唑抑制厌氧菌生长,不影响乳杆菌生长,是较理想的治疗药物,但对支原体效果差。

1.口服药物

首选甲硝唑 400mg,每日 2 次,口服,共 7d,或克林霉素 300mg,每日 2 次,连服 7d。甲硝唑 2g 顿服的治疗效果差,目前不再推荐应用。

2.局部药物治疗

含甲硝唑的栓剂,每晚 1 次,连用 7d;或 2％克林霉素软膏阴道涂布,每次 5g,每晚 1 次,连用 7d。口服药物与局部用药效果相似,治愈率 80％左右。

3.微生物及免疫治疗

国内外大量研究证实,传统抗生素的应用或多或少地影响了阴道菌群的恢复,而应用乳酸杆菌制剂治疗细菌性阴道病及预防其复发效果显著。因此,从微生态学的角度出发,通过生态制剂调整疗法,扶正和保护阴道内的正常菌群的组成和比例,恢复其自然的抵抗外来菌侵扰的能力,促进其本身的自净作用是治疗此类疾病的趋势。目前临床上常用的阴道用乳杆菌活菌胶囊(定君生)即为此类制剂,用法:每日 1 粒,用 10d,阴道置入。

4.性伴侣的治疗

本病虽与多个性伴侣有关,但对性伴侣给予治疗并未改善治疗效果及降低其复发率,因此,性伴侣不需要常规治疗。

5.妊娠期细菌性阴道病的治疗

由于本病与不良妊娠结局如绒毛膜羊膜炎、胎膜早破、早产有关,任何有症状的细菌性阴道病孕妇及无症状的高危孕妇(有胎膜早破、早产史)均需治疗。由于本病在妊娠期有合并上生殖道感染的可能,多选择口服用药,甲硝唑200mg,每日3次,连服7d;或克林霉素300mg,每日2次,连服7d。

6.随访

治疗后无症状者不需常规随访。细菌性阴道病复发较常见,对症状持续或症状重复出现者,应告知患者复诊,接受治疗。可选择与初次治疗不同的药物。

(四)评估和观察要点

1.评估要点

①健康史:询问患者有无诱发细菌性阴道病的相关因素。②身体评估:评估患者有无外阴瘙痒、烧灼感等症状及其程度。

2.观察要点

观察患者外阴情况,皮肤有无搔抓痕迹或破溃;阴道分泌物的量、性状、气味等。

(五)护理措施

(1)指导患者遵医嘱按照治疗方案周期正确用药。

(2)注意个人卫生,使用流动水清洁外阴,勤洗换内裤,避免搔抓会阴部造成皮肤损伤。

(3)治疗期间禁止游泳、盆浴,防止逆行感染。

(4)指导患者治疗期间性行为应采取保护性措施,防止交叉感染。

(5)指导选择清淡易消化、高维生素饮食,忌辛辣刺激性食物。

(6)给予患者心理护理及疾病知识的宣教,提高患者治疗的依从性,减少疾病的复发。

(六)健康教育

(1)给予患者个人卫生指导,保持外阴清洁,禁用肥皂清洗外阴,不宜经常使用药液清洗阴道;勤洗换内裤,不穿化纤内裤和紧身衣;避免不洁性行为。

(2)告知患者规范治疗的重要性,进行用药治疗指导。

四、前庭大腺炎

(一)病因及发病机制

前庭大腺位于两侧大阴唇下1/3深部,腺管开口于处女膜与小阴唇之间。因解剖部位的特点,在性交、分娩等情况外阴部受到污染时,病原体容易侵入前庭大腺而引起前庭大腺炎。以育龄妇女多见,幼女及绝经后妇女少见。主要病原体为内源性病原体及性传播疾病的病原体,前者如葡萄球菌、大肠埃希菌、链球菌、肠球菌;后者主要为淋病奈瑟菌及沙眼衣原体。急性炎症发作时,病原体首先侵犯腺管,腺管呈急性化脓性炎症,腺管开口往往因肿胀或渗出物聚集而阻塞,使脓液不能钛流而形成脓肿,即前庭大腺脓肿。

(二)临床表现

炎症多为一侧。初起时局部肿胀、疼痛、灼热感,行走不便,有时会致大小便困难。检查见局部皮肤红肿、发热、压痛明显,患侧前庭大腺开口处有时可见白色小点。当脓肿形成时,疼痛加剧,脓肿呈鸡蛋大小肿块,局部可触及波动感。当脓肿增大时,表面皮肤发红、变薄,脓肿可自行破溃。部分患者出现发热等全身症状。

（三）辅助检查

1.触诊

前庭大腺炎首先侵犯腺管,局部有红、肿、热、痛表现,腺管口往往因肿胀或渗出物聚集发生阻塞,使脓液不能外流而形成脓肿,局部可有波动感。腹股沟淋巴结可触及肿大。

2.实验室检查

（1）检查血常规。

（2）细菌培养:培养取材应尽可能靠近脓肿壁,必要时可切取少许脓肿壁坏死组织送培养,也可进行药敏试验。

（3）分泌物涂片检查:在前庭大腺开口处及尿道口尿道旁腺各取分泌物做涂片,查病原菌。

（四）诊断

根据病史及局部外观与指诊,一般不难诊断。应注意尿道口及尿道旁腺有无异常。

（五）治疗

（1）急性炎症发作时,需卧床休息,局部保持清洁。可取前庭大腺开口处分泌物做细菌培养,确定病原体,根据病原体选用口服或肌内注射抗生素。

（2）脓肿形成后需行切开引流及造口术,并放置引流条。外阴用0.5%碘伏棉球擦洗,每日2次。伤口愈合后改用1:5000高锰酸钾坐浴,每日2次。

（六）护理评估

1.病史评估

评估患者本次发病的诱因,有无流产、分娩、外阴阴道手术后感染史,有无局部肿胀、疼痛、灼热感,了解疼痛的性质、部位及局部皮肤情况,了解目前的治疗及用药;评估既往病史、家族史、过敏史、手术史、输血史。

2.身体评估

评估患者的意识状态、神志、精神状况、生命体征,营养及饮食情况、BMI、排泄型态、睡眠型态;了解有无大小便困难、是否采取强迫体位、有无行走不便、有无发热等全身症状。

3.风险评估

患者入院2h内进行各项风险评估,包括患者压疮危险因素评估、患者跌倒/坠床危险因素评估、日常生活能力评定。

4.心理-社会评估

了解患者的文化程度、工作性质、患者家庭状况以及家属对患者的理解和支持情况。

5.其他评估

评估患者的个人卫生习惯、生活习惯、性格特征,有无烟酒嗜好,对疾病认知以及自我保健知识掌握程度等。

（七）护理措施

1.一般护理

（1）皮肤护理:保持皮肤清洁、床单位平整,内裤柔软洁净、每日更换,污染内裤单独清洗。

（2）饮食:禁酒,忌辛辣食物。

（3）休息与活动:急性期嘱患者卧床休息,活动时减少局部摩擦。

(4)生活护理:如患者因局部肿胀、疼痛、烧灼感而导致行动不便时,协助患者大小便,并将呼叫器置于患者易触及处;脓肿切开引流及造口术后,遵医嘱擦洗或协助患者坐浴;实施预防跌倒、坠床护理措施;及时更换清洁病号服、床单位及中单等。

2.病情观察

(1)皮肤:关注患者主诉,密切观察外阴部局部充血、肿胀或破溃情况(包括脓肿严重程度及消退情况)。

(2)行脓肿切开引流及造口术后,观察引流液的性质、气味及引流量,警惕感染加重。

(3)注意观察有无发热等全身症状。

3.用药护理

(1)遵医嘱给予抗生素及镇痛剂。

(2)脓肿切开引流及造口术后,外阴用 0.5%碘伏棉球擦洗,每日 2 次。伤口愈合后改用 1∶5000高锰酸钾坐浴,每次坐浴 15～30min,每日 2 次。

4.坐浴指导

实施坐浴时先将坐浴盆刷洗干净,并做到专人专用。盆内放入清洁的热水约八分满,温度 41～43℃,注意不要过烫,以免烫伤。坐浴前清洁外阴及肛周,坐浴时将伤口完全浸入药液中,每次坐浴 15～30min,中间可以加入热水以维持水温,每日坐浴 1～2 次。

5.心理护理

许多前庭大腺炎患者普遍觉得羞于启齿,患者在医生为其检查、治疗等过程中易发生复杂的心理反应。倾听患者主诉,耐心解答患者的疑问,消除患者顾虑,使其积极配合治疗。尽快使患者适应陌生的环境,护士应有针对性地实施有效的心理护理。

6.健康教育

(1)饮食:禁烟、酒,避免进食辛辣刺激性食物。应多食新鲜蔬菜和水果,以保持大便通畅;多饮水,防止合并泌尿系感染。

(2)休息与活动:急性期卧床休息;非急性期也要劳逸结合,避免骑自行车等骑跨类运动,以减少局部摩擦。

(3)用药指导:严格遵照医嘱用药,坚持每天坐浴直至痊愈,避免病情反复或产生耐药。

(4)卫生指导:指导患者注意个人卫生,勤换内裤,不穿化纤类及过紧内裤,保持外阴清洁干燥。局部严禁搔抓,勿用刺激性药物或肥皂擦洗。

(5)感染防控:局部严禁搔抓,勿用刺激性药物或肥皂擦洗,指导患者注意经期、孕期、分娩期及产褥期卫生,勤换内裤,保持外阴清洁干燥,预防继发感染。

五、慢性子宫颈炎

(一)概述

慢性子宫颈炎是生育期妇女最常见的疾病之一,多由急性子宫颈炎未治疗或治疗不彻底转变而来,常因分娩、流产或手术损伤子宫颈后,病原体侵入而引起感染。卫生习惯不良或因雌激素缺乏,局部免疫力差,也易引起慢性子宫颈炎。其病理特点如下。

1.子宫颈糜烂

炎症刺激子宫颈表面的鳞状上皮脱落,宫颈管柱状上皮覆盖,外观呈红色区,称为子宫颈糜烂。

(1)分型

①单纯型:表面平坦。

②颗粒型:组织增生使糜烂面呈颗粒状。

③乳头型:间质显著增生致表面凹凸不平,呈乳头状。

(2)分度

①轻度(Ⅰ度):糜烂面积小于整个子宫颈面积的1/3。

②中度(Ⅱ度):糜烂面积占整个子宫颈面积的1/3～2/3。

③重度(Ⅲ度):糜烂面积占整个子宫颈面积的2/3以上。

2.子宫颈肥大

炎症的长期刺激使子宫颈组织充血、水肿,腺体和间质增生导致子宫颈肥大。肥大的子宫颈质较硬,表面多光滑。

3.子宫颈息肉

炎症刺激宫颈管局部黏膜增生,向子宫颈外口突出形成带蒂的赘生物。息肉色红、舌形、质软而脆、易出血、蒂细长,除去后易复发。

4.子宫颈腺体囊肿

子宫颈糜烂愈合过程中发生,检查时见子宫颈表面突出形成多个青白色小囊泡,内含透明黏液。

5.子宫颈黏膜炎

子宫颈黏膜炎又称宫颈管炎,表现为子宫颈口充血,可见脓性分泌物。

(二)护理评估

1.健康史

询问患者有无分娩、流产或手术损伤子宫颈后的感染史,评估患者日常卫生习惯。

2.身体评估

(1)临床表现:白带增多为主要症状,白带呈乳白色黏液状或淡黄色脓性,可有血性白带。轻者多无不适感,严重者可伴有腰骶部疼痛和下腹坠痛,甚至性交后出血或不孕。妇科检查可见子宫颈有不同程度的糜烂、肥大、息肉或子宫颈腺体囊肿等。

(2)心理、社会状况:由于病程较长,白带多致外阴不适,患者思想压力大;因性交后出血或怀疑恶变,使患者焦虑不安。

3.辅助检查

行子宫颈刮片细胞学检查,必要时进行子宫颈活检,以排除子宫颈癌。

(三)护理诊断

1.组织完整性受损

与炎症及分泌物刺激有关。

2.焦虑

与病程长或害怕恶变有关。

3.舒适度改变

与分泌物增多有关。

(四)护理措施

1.配合治疗,促进组织修复,以缓解症状

(1)做好检查和治疗的解释工作:慢性子宫颈炎以局部治疗为主。物理疗法是目前治疗子宫颈糜烂最常用的有效治疗方法;药物治疗适用于糜烂面积较小和炎症浸润较浅的病例;手术治疗适用于子宫颈息肉行息肉摘除术、子宫颈肥大行锥形切除术并送病理检查。子宫颈腺体囊肿可选用物理疗法破坏囊壁。

(2)配合物理治疗,告知患者注意事项

①治疗时间选择月经干净后3~7d。

②术后阴道黄水样排液较多,应保持外阴清洁,2个月内禁止性生活和盆浴。

③治疗后1~2周脱痂时可有少量出血,出血多者应及时到医院就诊。

④一般于2次月经干净后3~7d复查,未痊愈者可择期再做第二次治疗。

2.心理护理

向患者及家属解释发病原因及防治措施,积极配合治疗,防止恶变发生。

3.健康指导

指导妇女定期做妇科检查,发现炎症及时治疗;保持良好的个人卫生习惯,注意性生活卫生。

六、盆腔炎性疾病

盆腔炎性疾病(PID)是指女性上生殖道的一组炎性疾病,主要包括子宫内膜炎、输卵管炎、输卵管卵巢脓肿、盆腔腹膜炎。炎症可局限于一个部位,也可同时累及几个部位,最常见的是输卵管炎及输卵管卵巢炎,单纯的子宫内膜炎或卵巢炎较少见。

误诊断和未能得到有效治疗有可能导致上生殖道感染后遗症(不孕、输卵管妊娠、慢性腹痛等),称为盆腔炎性疾病后遗症,从而影响妇女的生殖健康,且增加家庭与社会的经济负担。

(一)病因

女性生殖系统具有比较完善的自然防御功能,当自然防御功能遭到破坏或机体免疫力降低、内分泌发生变化或外源性病原体入侵而导致子宫内膜、输卵管、卵巢、盆腔腹膜、盆腔结缔组织发生炎症。

1.内源性病原体

来自寄居于阴道内的菌群,包括需氧菌(金黄色葡萄球菌、溶血性链球菌等)和厌氧菌(脆弱类杆菌、消化球菌等)。

2.外源性病原体

主要是性传播疾病的病原体,如淋病奈瑟菌、沙眼衣原体、支原体等。需氧菌或厌氧菌可以单独引起感染,但以混合感染多见。

（二）临床表现

1.急性盆腔炎性疾病

（1）轻者：无症状或症状轻微不易被发现，常因延误正确治疗时间而导致上生殖道感染后遗症。常见症状为下腹痛、发热、阴道分泌物增多。腹痛表现为持续性、活动性或性交后加重。妇科检查可发现宫颈举痛或宫体压痛或附件区压痛等。

（2）重者：可有寒战、高热、头痛、食欲缺乏等。月经期发病者可出现经量增多、经期延长；腹膜炎者可出现消化系统症状如恶心、呕吐、腹胀、腹泻等。若有脓肿形成，可有下腹包块及局部压迫刺激症状。包块位于子宫前方可出现排尿困难、尿频等膀胱刺激症状，若引起膀胱肌炎还可有尿痛等；包块位于子宫后方可有直肠刺激症状；若在腹膜外可导致腹泻、里急后重感和排便困难。患者若有输卵管炎的症状及体征并同时伴有右上腹疼痛者，应怀疑有肝周围炎。

2.盆腔炎性疾病后遗症

有时出现低热、乏力等，临床表现多为不孕、异位妊娠、慢性盆腔痛或盆腔炎性疾病反复发作等症状。根据病变涉及部位，妇科检查可呈现不同特点：通常发现子宫大小正常或稍大、常呈后位、活动受限或粘连固定、触痛；宫旁组织增厚，骶韧带增粗，触痛；或在附件区可触及条索状物、囊性或质韧包块、活动受限，有触痛。如果子宫被固定或封闭于周围瘢痕化组织中，则呈"冰冻骨盆"状态。

（三）治疗

（1）及时、足量及个体化的抗生素治疗，必要时手术治疗。

（2）对于盆腔炎性疾病后遗症者，多采用综合性治疗方案控制炎症，缓解症状，增加受孕机会。包括中西药治疗、物理治疗、手术治疗等，同时注意增强机体免疫力。

（四）护理评估

1.病史评估

评估患者本次发病的诱因，有无急性感染病史，有无发热，有无尿频、尿痛、腹泻等；评估病程长短，月经情况，有无不孕等情况；了解目前的治疗及用药；评估既往病史、家族史、过敏史、手术史、输血史等。

2.身体评估

评估意识状态、神志、精神状况、生命体征、营养及饮食情况、BMI、排泄形态、睡眠形态，有无大小便困难，是否采取强迫体位。

3.风险评估

患者入院2h内进行各项风险评估，包括患者压疮危险因素评估、患者跌倒/坠床危险因素评估、日常生活能力评定。

4.心理社会评估

了解患者的文化程度、工作性质、患者家庭状况以及家属对患者的理解和支持情况。评估个人卫生、生活习惯，有无烟酒嗜好，对疾病认知以及自我保健知识掌握程度。

（五）护理措施

1.一般护理

（1）皮肤、黏膜护理：高热患者，皮肤长期处于潮湿状态，全身免疫力也下降，易发生压疮、感染,应及时更换潮湿的衣裤、床单,保持床单位平整,定时翻身;高热患者的唾液分泌减少,口腔黏膜干燥,口腔内食物残渣易发酵,细菌易生长繁殖,应嘱患者多饮水,多漱口,必要时给予口腔护理;行冰袋降温时,选择合理部位(如腋下、额头、腹股沟等),禁忌用于枕后、耳郭、心前区、腹部、足底等处,并定时更换冷敷部位,避免冻伤,酒精擦浴浓度不宜过高,以 $25\%\sim35\%$ 为宜,注意酒精过敏者禁用,避免对皮肤造成损伤。盆腔炎症患者有时会伴阴道大量脓性分泌物,长期刺激外阴皮肤会出现皮疹、破溃,应密切观察会阴部皮肤情况,告知患者保持清洁,每日更换内裤,污染的内裤单独清洗,避免交叉、重复感染。

(2)饮食:高热期间应选择高营养易消化的流食,如豆浆、藕粉、果泥、菜汤等;体温下降或病情好转时,可进食半流食或普食,如面条、粥,配以高蛋白、高热量、高维生素易消化的菜肴,如精瘦肉、豆制品、蛋黄及各种新鲜蔬菜等。

(3)生活护理:保持室内清洁舒适、通风良好,合理降低室温,有利于降低患者体温;高热、大汗时注意保暖;必要时遵医嘱给予口腔护理,预防口腔疾病;长期高热者,机体处于高代谢状态,食欲不佳,活动耐力下降,更应加强生活护理,如协助患者起床如厕等;将呼叫器置于患者手边,实施预防跌倒、坠床护理措施;保持会阴部清洁,遵医嘱给予会阴擦(冲)洗,及时更换清洁、干燥的病号服、床单位及中单等。

2.病情观察

(1)生命体征:密切观察体温的变化,有预见性地给予护理干预,体温过高时给予物理降温;监测患者的出入量,预防脱水。

(2)疼痛:观察患者疼痛的性质、程度,及早发现病情变化给予积极处理。

(3)皮肤、黏膜:观察口腔黏膜情况,预防口腔炎症;观察高危部位皮肤情况,预防压疮。

(4)并发症:警惕因长期高热导致严重脱水、高热惊厥甚至循环衰竭、酸中毒等情况的发生;预防感染控制不佳造成的全身感染,如菌血症、败血症等。

3.用药护理

(1)头霉素类或头孢菌素类药物:头霉素类,如头孢西丁钠 2g,静脉滴注,每 6h 1 次;或头孢替坦二钠 2g,静脉滴注,每 12h 1 次。常加用多西环素 100mg,每 12h 1 次,静脉或口服。头孢菌素类,如头孢呋辛钠、头孢唑肟钠、头孢曲松钠,头孢噻肟钠也可选用。临床症状改善至少 24h 后转为口服药物治疗,多西环素 100mg,每 12h 1 次,连用 14d。对不能耐受多西环素者,可用阿奇霉素替代,每次 500mg,每日 1 次,连用 3d。对输卵管卵巢脓肿的患者,可加用克林霉素或甲硝唑,从而更有效地对抗厌氧菌。

(2)克林霉素与氨基糖苷类药物联合方案:克林霉素 900mg,每 8h 1 次,静脉滴注;庆大霉素先给予负荷量(2mg/kg),然后给予维持量(1.5mg/kg),每 8h 1 次,静脉滴注。临床症状、体征改善后继续静脉应用 24~48h,克林霉素改为口服,每次 450mg,每日 4 次,连用 14d 或多西环素 100mg,口服,每 12h 1 次,连服 14d。

4.专科指导

预防炎症扩散,禁止阴道冲洗,尽量避免阴道检查。严格执行无菌操作,防止医源性感染。

5.心理护理

盆腔炎患者一般病程较长,患者心理较为复杂,多有焦虑,应做好心理疏导,减轻患者心理压力。注意倾听患者主诉,耐心解答患者疑问,消除患者顾虑,有针对性地实施有效的心理护理,使其积极配合治疗。患者多会担心发生盆腔炎性疾病后遗症,影响家庭生活和夫妻感情,护士应获取患者的信任,告知患者疾病及预防知识,使患者树立治疗疾病的信心,保持乐观情绪。

6.健康教育

(1)饮食:健康合理的饮食调理有利于患者免疫力以及体质的增强。患者应加强营养,多饮水,避免进食生冷、辛辣等刺激性食物,定时定量进食。发热时选择高营养易消化的流食,如豆浆、藕粉、果泥、菜汤等,体温下降或病情好转时,可进半流食或普食,如面条、粥,配以高蛋白、高热量、高维生素易消化的菜肴,如精瘦肉、豆制品、蛋黄及各种新鲜蔬菜等。

(2)休息活动:急性期采取半卧位卧床休息使感染局限。得到控制后应加强锻炼,增加机体免疫力,预防慢性盆腔炎急性发作。

(3)用药指导:指导患者连续彻底用药,及时治疗盆腔炎性疾病,防止后遗症发生。

(4)宣讲疾病相关知识

①讲解盆腔炎发病原因及预防复发的相关知识。

②急性期应避免性生活及阴道操作;指导患者保持外阴清洁、养成良好的经期及性生活卫生习惯。

③对沙眼衣原体感染高危妇女进行筛查和治疗可减少盆腔炎性疾病的发病率。虽然细菌性阴道炎与盆腔炎性疾病相关,但检测和治疗细菌性阴道炎能否降低盆腔炎性疾病发病率,至今尚不清楚。

④及时治疗下生殖道感染。

第二节 生殖内分泌疾病的护理

一、功能失调性子宫出血

功能失调性子宫出血(DUB)简称功血,是由于生殖内分泌轴功能紊乱引起的异常子宫出血,可表现为经期出血量过多及持续时间过长,间隔时间时长时短、不可预计或出血量不多但淋漓不尽。其基本的病理生理改变为中枢神经系统下丘脑-垂体-卵巢轴神经内分泌调控异常,或卵巢、子宫内膜或肌层局部调控功能的异常。

按发病机制可分无排卵性功血和有排卵性功血两大类,前者占70%～80%,多见于青春期和绝经过渡期妇女;后者占20%～30%,多见于育龄妇女。

(一)病因及发病机制

从内分泌角度分析,异常子宫出血可由以下情况引起。

1.雌激素撤退性出血

雌激素撤退性出血对切除卵巢的妇女给予适当剂量及疗程的雌激素后停药,或将雌激素量减少一半以上,即会发生子宫出血。

2.雌激素突破性出血

雌激素突破性出血是相当浓度的雌激素长期作用,无孕激素的对抗影响,可造成子宫内膜过度增生。

3.孕激素突破性出血

孕激素突破性出血是体内孕激素与雌激素浓度比值过高,不能维持分泌期内膜的完整性而引起出血。

4.其他

子宫内膜局部的出血原因还可以见于局部血管的异常,如动静脉瘘,全身止血、凝血功能异常等。

(二)临床表现

1.症状

主要症状是月经完全不规则。

(1)无排卵性功血:常见的症状是子宫不规则出血,表现为月经周期紊乱,出血量多少与持续及间隔时间均不定,经量不足或增多甚至大量出血。大量出血或出血时间长时,可造成继发贫血甚至休克。

(2)排卵性功血

①黄体功能不足者表现为月经周期缩短,月经频发。

②子宫内膜不规则脱落表现为月经周期正常,但经期延长,多达 9~10d,且出血量多,后几日常常表现为少量淋漓不尽的出血。

(3)其他常见症状

①不规则子宫出血:多发生于青春期和更年期妇女,其出血特点是月经周期紊乱,经期延长,血量增多。

②月经过频:出血时间和出血量可能正常,但月经频发、周期缩短,一般少于 21d,发生于各年龄段的妇女。

③月经过多:a.经血量多,>80mL,周期正常。b.经期延长,>7d。

④月经间期出血:两次月经期中间出现子宫出血,流血量少,常不被注意,多发生于月经周期的 12~16d,持续 1~2h 至 1~2d,很少达到月经量。常被认为是月经过频,周期缩短<21d。

⑤绝经期后子宫出血:闭经 1 年以后,又发生子宫出血,出血量少,但由于绝经期后子宫恶性肿瘤发病率高,故应到医院检查以排除恶性肿瘤的可能性。

2.临床分型

(1)无排卵性功血:青春期型功血、绝经过渡期功血、生育期无排卵功血。

(2)排卵性功血

①黄体功能不足:卵泡发育不良、黄体生成素(LH)排卵高峰分泌不足、LH 排卵峰后低脉冲缺陷。

②子宫内膜不规则脱落。

（三）辅助检查

（1）诊断性刮宫：用于止血及明确子宫内膜病理诊断。

（2）排卵和黄体功能监测。

（四）治疗

1.无排卵性功血

止血、手术治疗或控制月经周期。

2.有排卵性功血

药物治疗、手术治疗。

（五）护理评估

1.病史评估

（1）询问患者年龄、月经史、婚育史、避孕措施、既往史、有无慢性疾病（如肝病、血液病、高血压、代谢疾病等）。

（2）了解患者精神情况，是否因紧张焦虑、过度劳累、情绪及环境改变引起月经紊乱。

（3）回顾发病经过，如发病时间、目前流血情况、流血前有无停经史及治疗经历和病理结果。

2.身体评估

观察精神和营养状态，有无肥胖、贫血貌、出血点、紫癜、黄疸和其他情况。

3.风险评估

患者入院2h内进行各项风险评估，包括患者压疮危险因素评估、患者跌倒/坠床危险因素评估、日常生活能力评定、入院护理评估。

4.心理状态评估

评估患者焦虑、抑郁情绪及其对疾病的认知程度等。

（六）护理措施

1.术前护理

（1）一般护理

①基础护理

a.测量生命体征，为患者佩戴腕带，根据病历首页正确填写姓名、年龄、病历号、护理单元、床号等信息，通知其主管医生。

b.安置好床位，向患者详细介绍病室环境、病室内设施的使用方法、病房人员、规章制度、安全防范制度、饮食等。

c.根据各项风险评估结果，告知患者防范措施。

d.保持病室整洁、舒适、安全，保持适宜的温度和湿度，定时开窗通风，减少探视，预防感染。

e.患者入院3d内，每日测量体温、脉搏、呼吸2次。体温≥37.3℃的患者，每日测量体温、脉搏、呼吸4次，连续测3d正常后改为每日2次。高热者按高热护理常规进行护理。

f.每日记录大便次数，3d无大便者遵医嘱给予缓泻剂。

g.每周测体重1次。

h.做好晨、晚间护理,保持床单位整洁。协助患者做好个人卫生,定期洗澡、洗发、剪指甲。入院时未做卫生处理者,应在入院后 24h 内协助完成。

i.按患者护理级别要求定时巡视病房,细致观察患者病情变化及治疗反应等。

j.做好生活护理,提供必要的帮助。

②配合术前检查:协助患者做好血、尿常规,肝、肾功能,感染疾病筛查、出凝血时间、血型、B 超检查、心电图、X 线检查等各项检查。

③术前准备

a.肠道准备:术前禁食 8h,禁水 4h。

b.遵医嘱做药敏试验。

c.术前 1d 起测 4 次体温,体温≥37.5℃及时请示医生。

d.术前 1d 嘱患者洗澡、剪指甲。

e.术前晚可遵医嘱给予口服镇静剂。

f.告知患者贴身穿病号服,并为患者取下发卡、义齿、首饰及贵重物品交家属保管。体内有钢钉或钢板及因有特殊疾病需携带药品者,要告知医生及手术室护士。

g.手术室接患者时,病房护士在床旁核对好患者的病历、术前带药、手术所需物品后将患者带至手术室平车前,再与手术室人员核对患者的信息、病历、带药及术中所需物品。交接无误后患者可被接去手术室。核对时需由患者自行说出名字并与腕带信息核对。

(2)病情观察

①阴道流血:严密观察患者阴道流血量、性质,必要时保留患者会阴垫,记录阴道流血量。

②观察患者生命体征变化,如出现生命体征异常应及时通知医生。

③出血不止者应密切观察患者的面色、神志、血压、心率及脉率变化。做好输液、输血等抢救准备。

④严重贫血患者在行输血治疗时,应密切观察有无输血反应。

(3)用药护理

①补血治疗用药

a.口服补血药:琥珀酸亚铁片,用于缺铁性贫血的预防和治疗。每日 3 次,每次 1 片,口服。建议同时口服维生素 C 片,以促进吸收。生血丸,用于失血血亏,放、化疗后全血细胞减少及再生障碍性贫血。每日 3 次,每次 5g,口服。

b.静脉补血药:蔗糖铁注射液,用于口服铁剂效果不好而需要静脉铁剂治疗的患者。注意给药速度不应过快,以防引发低血压,同时谨防静脉外渗。

②激素类药物

a.孕激素:即药物刮宫法。补充孕激素使处于增生期或增生过长的子宫内膜转化为分泌期,停药后内膜脱落,出现撤药性出血,适用于体内已有一定雌激素水平的患者。黄体酮注射液,每日 20mg,连续 3～5d,肌内注射。安宫黄体酮,每日 6～10mg,连续 10d,口服。高效合成孕激素:左炔诺孕酮每日 2～3mg;炔诺酮每日 5～10mg;醋甲地孕酮每日 8mg;醋甲孕酮每日 10mg 等,连续 22d,口服。主要缺点是近期内会有进一步失血,可导致血红蛋白进一步下降。

b.雌激素:可迅速提高血内雌激素浓度,促使子宫内膜生长,短期内修复创面而止血。适用于内源性雌激素不足者,主要用于青春期功血。常用苯甲酸雌二醇,原则上应以最小的有效剂量达到止血目的。

③止血药:在治疗中有辅助作用。

④手术前30min预防性应用抗生素,用药前询问患者是否有药物过敏史,给药期间观察患者有无药物不良反应。

(4)心理护理:长期或大量的阴道流血会引起患者的焦虑和紧张情绪,应认真倾听患者主诉,积极宣教卫生知识,消除患者对疾病的恐惧,使其积极配合治疗及护理。做好患者家属的宣教,给予患者心理支持。

(5)健康教育

①饮食:患者体质往往较差,应加强营养,改善全身状况,适当补充铁剂、维生素C及蛋白质,适当多食红肉。忌煎炸、刺激性食物。

②活动:出血期间应多休息、少活动,避免劳累。经量多时应绝对卧床休息。

③用药指导

a.口服补血药(琥珀酸亚铁片):嘱患者口服补血药时不能与浓茶同服,宜在饭后或进餐时服用,以减轻胃部刺激。告知患者口服补铁补血药物时,可引起便秘,并排黑粪,避免引起患者紧张情绪。

b.激素类药物:告知患者在用药期间需严格按照医嘱的剂量、时间进行用药,勿漏服、勿停药,并定期监测子宫内膜及乳腺状况。年龄大者注意预防下肢静脉血栓的形成。

2.术后护理

(1)一般护理

①床旁交接:与手术室人员核对腕带信息后交接患者血压、脉搏、呼吸、意识、皮肤、管路、伤口及出血情况,并签字。

②病室环境:为患者提供良好的生活环境,保持室内清洁卫生、安静舒适、通风良好,空气清新,注意勿让风口直对患者。保持适宜的温度和湿度,室温以22~24℃为宜,相对湿度以55%~60%为宜,避免温度过高和干燥。严格控制陪住人数和探视人数,做好手卫生的指导,预防交叉感染。

③术后卧位:静脉全麻患者手术返回后即可垫枕。

(2)病情观察

①观察阴道流血情况,注意出血量、颜色及性质,必要时保留会阴垫并记录阴道出血量。

②观察患者生命体征。

(3)并发症护理观察:因患者长期、大量阴道出血,造成患者贫血,免疫力下降,增加了感染的风险。故应严密观察与感染有关的征象,如体温、脉搏、子宫体压痛等,监测白细胞计数和分类,同时做好会阴护理,保持局部清洁。如有感染征象,及时通知医生,遵医嘱进行抗生素治疗。

(4)健康教育

①饮食:患者清醒后,无恶心、呕吐等不适症状,即可进食、饮水,以易消化饮食为宜,可根据个人体质,进食含铁丰富的食物,如猪肝、豆角、蛋黄、胡萝卜、葡萄干等。

②活动：术后鼓励患者早期活动，可有效预防肺部并发症、下肢深静脉血栓的发生。但由于部分患者贫血较重，在患者活动时，护士应陪伴，预防跌倒的发生。

③出院指导

a.注意经期卫生：除了要预防全身疾病的发生外，还必须注意经期卫生，每日要清洗会阴部1～2次，并勤换会阴垫及内裤。

b.恢复期应注意生活调养，避免重体力劳动；劳逸适度，尽量避免精神过度紧张。

c.平时注意不要冒雨涉水，衣裤淋湿要及时更换，避免寒邪侵入，防止寒凝血滞。

d.加强平时身体锻炼，增强免疫力，保持身体健康，是避免发生功血的主要环节。

二、闭经

闭经是妇科常见症状，通常分为原发性闭经和继发性闭经。年龄超过16岁，第二性征已发育但月经尚未来潮或年龄超过14岁，仍无第二性征发育者，称为原发性闭经。继发性闭经是指正常月经建立后，因某种病理因素而停经6个月以上，或以自身月经周期计算停经3个周期以上者。临床上多见继发性闭经。青春期前、妊娠期、哺乳期及绝经后月经不来潮属于生理现象。

（一）概述

1.病因及发病机制

（1）下丘脑性闭经：下丘脑性闭经最常见，以功能性原因为主。精神创伤、过度劳累、长期剧烈运动、体重下降和神经性厌食均可诱发闭经；长期应用某些药物（如氯丙嗪、奋乃静等）也可引起闭经；颅咽管瘤压迫下丘脑和垂体柄时导致闭经。

（2）垂体性闭经：垂体性闭经常见的原因有席汉综合征、垂体肿瘤、原发性垂体促性腺功能低下等。

（3）卵巢性闭经：卵巢性闭经常见的原因有卵巢早衰（40岁以前绝经者）、多囊卵巢综合征、卵巢切除、卵巢肿瘤等。

（4）子宫性闭经：子宫性闭经常见的原因有子宫内膜炎症、刮宫过度损伤子宫内膜或粘连、子宫内膜结核、先天性无子宫、子宫腔放射性治疗等。

2.治疗要点

针对病因进行全身治疗、激素治疗或手术治疗。

（二）护理评估

1.健康史

询问患者月经史、婚孕史、服药史、家族史及发病的可能诱因如环境变化、精神心理创伤、职业、营养状况等。原发性闭经者还应了解其青春期和第二性征发育情况。

2.身体评估

（1）临床表现：年龄超过16岁，第二性征已发育但月经尚未来潮，或正常月经建立后停经6个月以上。

（2）心理、社会评估：无法判定确切病因的闭经患者，因担心自身健康而忧心忡忡、焦虑不安；频繁的检查和治疗使患者丧失生活的勇气。由于对于未来能否生育的不确定性，年轻患者常表现出悲伤、焦虑。

3.辅助检查

(1)功能试验

①药物撤退试验：用于评估体内雌激素水平，以确定闭经程度。a.孕激素试验：口服醋酸甲羟孕酮或肌内注射黄体酮5d，停药后3～7d观察结果。出现阴道出血为阳性反应，提示体内有一定水平的雌激素；无阴道出血者为阴性反应，进一步做雌激素、孕激素序贯试验。b.雌激素、孕激素序贯试验：口服雌激素21d，最后10d加用孕激素，停药3～7d发生阴道出血为阳性，提示患者体内雌激素水平较低；无阴道出血者为阴性，可重复一次，结果相同者，提示子宫内膜有异常，为子宫性闭经。

②垂体兴奋试验：阳性说明垂体功能正常，病变在下丘脑；阴性说明垂体功能减退，如席汉综合征。

(2)影像学检查：通过B超检查观察盆腔情况。通过蝶鞍X线摄片、CT或MRI检查了解下丘脑、垂体情况。

(3)其他

①血甾体激素测定、基础体温测定、子宫颈黏液结晶检查、阴道脱落细胞检查等。

②诊断性刮宫：适用于已婚妇女，可用于了解子宫腔大小、有无粘连及子宫内膜对激素的反应，必要时行子宫腔镜检查。

③根据病因选择染色体核型检查或其他内分泌检查。

(三)护理诊断

1.焦虑

与担心闭经影响健康、性生活及生育有关。

2.功能障碍性悲伤

与长期闭经及治疗效果不佳有关。

(四)护理措施

1.心理护理

允许患者说出不良感受，与患者及时进行沟通，提供信息及帮助。使患者放松心情，树立信心，走出疾病的阴影，积极配合治疗。

2.治疗配合

指导合理用药，向患者说明合理使用性激素治疗的方法、剂量、时间、不良反应等。子宫腔粘连者行扩张分离术，生殖器畸形、卵巢肿瘤等需手术治疗者做好手术配合。

3.健康指导

鼓励患者加强锻炼，合理饮食，生活规律，保持心情舒畅，保持体重适中，积极接受正规治疗。

三、痛经

凡在月经前或月经期出现下腹疼痛、坠胀、腰酸或其他不适，程度较重，影响生活和工作者，称为痛经。痛经分为原发性痛经和继发性痛经。原发性痛经是指生殖器官无器质性病变的痛经；继发性痛经是指由于生殖器官器质性病变引起的痛经。

（一）概述

1.病因

原发性痛经以青少年常见,确切病因不清,可能与经期子宫内膜释放前列腺素含量过高引起子宫平滑肌收缩产生痉挛性疼痛有关。另外,精神紧张、创伤等精神、神经因素使痛阈降低,也可致痛经发生。

2.治疗要点

对症治疗,以止痛、解痉、镇静为主,并加强心理治疗。

（二）护理评估

1.健康史

询问患者的年龄、月经史、婚孕史及既往史,疼痛的发生时间、特点、部位及程度,诱发的相关因素、伴随症状等。

2.身体评估

(1)临床表现:月经前或月经期开始后的周期性下腹疼痛为主要症状。在月经前数小时或月经来潮时,出现下腹部痉挛性疼痛、胀痛,疼痛可延至腰骶、背部或大腿内侧,行经第1d最剧烈,持续2～3d逐渐有所缓解,常伴有四肢冰冷、头痛、恶心、呕吐、腹泻等症状,严重者还可发生晕厥。

(2)心理、社会评估:反复发生的痛经常常使患者惧怕月经来潮,甚至会出现烦躁、易怒、忧郁、情绪不稳定等。

3.辅助检查

(1)妇科检查:无异常发现。

(2)B超检查、腹腔镜检查、子宫腔镜检查及子宫碘油造影:用于排除子宫内膜异位症、子宫肌瘤、盆腔炎等器质性病变引发的继发性闭经。

（三）护理诊断

1.疼痛

与月经期子宫收缩,子宫缺血、缺氧有关。

2.恐惧

与长期痛经造成的精神紧张有关。

（四）护理措施

1.一般护理

讲解月经期的保健知识,嘱患者适当休息,注意保暖,月经前期及月经期少吃生冷和辛辣等刺激性强的食物,注意经期卫生。

2.治疗配合

疼痛发作时,热敷下腹部或多食热汤、热饮有助于减轻症状。严重者可服用前列腺素合成酶抑制剂,如吲哚美辛、阿司匹林等对症处理。痛经一般发生在有排卵的月经周期,口服避孕药物抑制排卵也可以缓解痛经症状。

3.心理护理

消除患者对月经的紧张、恐惧心理,解除思想顾虑,放松心情。

4.健康教育

平时多参加体育锻炼,尤其是体质虚弱者,应改善营养状态,注意保暖及充足睡眠。

第三节 生殖系统肿瘤的护理

一、外阴癌

外阴鳞状细胞癌是最常见的外阴恶性肿瘤,占外阴恶性肿瘤80%～90%,多见于60岁以上老年妇女。其他外阴恶性肿瘤还有恶性黑色素瘤、基底细胞癌、前庭大腺癌等。约2/3外阴癌发生于大阴唇,其余1/3发生在小阴唇、阴蒂、会阴、阴道等部位。近年外阴癌发病率有增高趋势。

(一)病因及发病机制

病因目前尚不清楚,可能与以下因素相关。

1.人乳头瘤病毒(HPV)感染

与外阴癌前病变及外阴癌有相关性,以HPV16、18、31等感染较多见。此外单纯疱疹病毒Ⅱ型和巨细胞病毒等与外阴癌的发生可能有关。

2.慢性外阴营养不良

发展为外阴癌的概率为5%～10%。

3.性传播疾病

如淋巴肉芽肿、尖锐湿疣、梅毒、淋病,性卫生不良亦可能与发病相关。

(二)临床表现

1.局部肿物

主要为久治不愈的外阴瘙痒和各种不同形态的肿物,如结节状、菜花状、溃疡状。

2.疼痛

肿物合并感染或较晚期癌肿向深部浸润时,可出现疼痛、渗液和出血。

3.其他

肿瘤侵犯尿道或直肠时,可出现尿频、尿急、尿痛、血尿、便秘、便血等症状。

4.临床分期

采用国际妇产科联盟最新的分期,见表4-3-1。

表4-3-1 外阴癌FIGO分期

FIGO	癌肿累及范围
Ⅰ期	肿瘤局限于外阴,无淋巴结转移
ⅠA期	肿瘤局限于外阴或外阴和会阴,肿瘤最大直径≤2cm,伴间质浸润≤1mm
ⅠB期	肿瘤局限于外阴或外阴和会阴,肿瘤最大直径>2cm和(或)伴间质浸润>1mm

FIGO	癌肿累及范围
Ⅱ期	肿瘤有或无侵犯下列任何部位:下 1/3 尿道、下 1/3 阴道、肛门,无淋巴结转移
Ⅲ期	肿瘤有或无侵犯下列任何部位:下 1/3 尿道、下 1/3 阴道、肛门,有腹股沟淋巴结转移
ⅢA期	(1)1 个淋巴结转移(≥5mm)
	(2)1~2 个淋巴结转移(<5mm)
ⅢB期	(1)2 个或以上淋巴结转移(≥5mm)
	(2)3 个或以上淋巴结转移(<5mm)
ⅢC期	淋巴结阳性伴包膜外转移
Ⅳ期	肿瘤累及其他区域(上 2/3 尿道、上 2/3 阴道)或远处转移
ⅣA期	肿瘤累及下列部位
	(1)上尿道和(或)阴道黏膜、膀胱黏膜、直肠黏膜或达盆壁
	(2)腹股沟淋巴结固定或溃疡形成
ⅣB期	任何远处转移,包括盆腔淋巴结转移

注:浸润深度指肿瘤邻近最表浅真皮乳头的表皮-间质链接处至浸润最深点。

(三)辅助检查

1.妇科检查

早期为外阴结节或小溃疡,晚期累及全外阴时伴破溃、出血、感染。

2.细胞学检查

病灶有糜烂、溃疡或色素沉着者可做细胞学涂片或印片。

3.病理组织学检查

病理组织学检查是确诊外阴癌的唯一方法。

4.其他

B 超检查、CT、MRI、膀胱镜检、直肠镜检有助于诊断。

(四)治疗

手术治疗为主,晚期可辅以放射治疗、化学药物治疗等。

1.手术治疗

手术范围取决于临床分期、病变部位、肿瘤细胞分化程度、浸润深度等。手术方式包括外阴局部切除术、单纯外阴切除术、外阴广泛切除术及腹股沟淋巴结切除术等。

2.放射治疗

外阴鳞癌对放射治疗较为敏感,但外阴组织易发生放射反应(肿胀、糜烂、剧痛),难以达到放射治疗量。

3.化学药物治疗

多用于晚期或复发癌的综合治疗。

(五)护理评估

1.病史评估

外阴癌多发生在 60 岁以上的老年人,应评估患者有无不明原因的外阴瘙痒、外阴赘生物病史等;评估患者有无高血压、冠心病、糖尿病等慢性病史。

2.身体评估

评估外阴局部丘疹、硬结、溃疡或赘生物情况,是否伴随疼痛、瘙痒、恶臭分泌物、尿频、尿痛或排尿困难等症状。

3.心理状态评估

外阴癌患者大部分会出现恐惧心理,如害怕疼痛、害怕被遗弃、害怕失去女性性征、害怕死亡,应加强心理疏导,使其勇敢面对疾病,积极配合治疗。

4.营养评估

评估患者对摄入足够营养的认知水平,目前的营养状况及摄入营养物的习惯。术前的营养状况直接关系到术后康复,应通过观察患者皮肤的颜色、弹性和血红蛋白的含量等了解患者的营养状况。

5.疼痛评估

评估患者疼痛部位、性质、程度、持续时间、诱因、缓解方式等,疼痛程度采用数字评分法进行评估。

6.社会状况评估

外阴部是体表特别的隐私部位,术后可能对性生活造成影响,护士应评估患者及家属是否忧虑和担心以及合作程度。

(六)护理措施

1.术前护理

(1)一般护理:①安置好床位,向患者详细介绍病室环境、病室内设施的使用方法、病房人员、规章制度、安全防范制度、饮食等。②术前准备:a.外阴癌患者多为老年人,常伴有高血压、冠心病、糖尿病等疾病,应协助做好各项检查,积极纠正内科并发症。术前1d进行备皮,范围上至耻骨联合上10cm,下至大腿上1/3的部位,包括外阴部、肛门周围、臀部。b.如外阴需植皮者,应在充分了解手术方式的基础上对取皮部位进行剃毛、消毒后用无菌治疗巾包裹,以备术中使用。c.准备好术后使用的无菌棉垫、绷带、各种引流管。d.其他同妇科手术护理常规。

(2)病情观察:观察患者外阴局部有无丘疹、硬结、溃疡或赘生物,并观察其形态、范围、伴随症状等。

(3)专科指导

①外阴瘙痒的护理

a.嘱患者卧床休息,减少摩擦。

b.保持外阴清洁,及时更换内衣裤、床单,每日用温开水清洁外阴及肛周,清洁时禁止用毛巾擦患处,忌用肥皂水或其他刺激性药物擦洗外阴。

②疼痛护理:外阴部对各种刺激比较敏感,在准确评估患者疼痛的基础上,遵医嘱给予抗生素及镇痛药。

(4)心理护理:向患者讲解外阴癌相关知识、手术目的、注意事项,向患者讲解手术的方式、手术中将重建切除的会阴,使患者对手术充满信心,使其消除悲哀、恐惧等不良情绪,积极配合治疗。向患者介绍一些成功的病例,鼓励与病友交往,使其增强信心。

（5）健康教育

①饮食：鼓励患者进食营养丰富的饮食，并定期评估其营养状况。如患者的营养状况较差，应通过改善饮食或静脉营养的方式给予纠正。术前遵医嘱进食少渣饮食。

②活动：指导患者练习深呼吸、有效咳嗽、床上翻身等动作，为术后卧床做准备。讲解术后预防便秘的方法。

③药物指导：需肠道准备的患者，遵医嘱给予肠道抗生素，指导患者餐后服用，减少胃肠道刺激。

2.术后护理

（1）一般护理

①伤口护理：术后 7d，根据伤口愈合情况，决定是否拆线。腹股沟切口术后 7d 拆线。术后第 2d 起，会阴部及腹股沟部可用红外线照射，每天 2 次，每次 20min，促进伤口愈合。

②疼痛护理：会阴部神经末梢非常丰富，对各种刺激比较敏感，在正确评估疼痛的基础上，采取不同的镇痛方法，如更换体位减轻伤口张力、自控镇痛泵的应用、遵医嘱给予镇痛药等，同时应注意观察镇痛效果。

③肠道护理：涉及肠道手术的患者，于术后 5d 给予缓泻剂使大便软化，避免排便困难。

（2）病情观察

①严密观察患者生命体征变化。

②保持引流通畅，注意观察引流物的量、色、性状等。

③观察切口有无渗血，观察伤口皮肤温度、湿度、颜色，有无红、肿、热、痛等感染征象。保持伤口清洁、干燥、透气。

④保留尿管期间，注意观察外阴部是否清洁干燥。

（3）用药护理

①盐酸洛哌丁胺：a.适应证：用于控制急、慢性腹泻的症状，可减少排便次数，增加大便稠硬度。b.用法：起始剂量，成人 2 粒；维持剂量每日 1～6 粒或遵医嘱服用。c.禁忌证：对本品过敏者。d.不良反应：过敏，如皮疹；消化道症状，如便秘、口干、腹胀、食欲缺乏、胃肠痉挛、恶心、呕吐；头晕、头痛、乏力等。

②外阴癌的化学药物治疗，用于晚期癌或复发癌的综合治疗。常用的化疗方案有单药顺铂与放疗同时进行。常采用静脉注射或局部动脉灌注。

（4）专科指导

①体位指导：术后指导患者取平卧、外展、屈膝体位，并在腘窝处垫软枕，以减少腹股沟及外阴部张力，有利于伤口愈合，并减轻患者不适感。鼓励患者进行上半身及上肢活动，注意预防压疮。

②拆线指导：外阴切口 5d 开始间断拆线，腹股沟切口 7～10d 拆线，阴阜部伤口 7～10d 拆线。

③放疗患者的皮肤护理：a.放射线治疗者的皮肤反应常发生在照射后 8～10d。轻度损伤表现为皮肤红斑，然后转化为干性脱屑；中度损伤表现为水疱、溃烂和组织皮层丧失；重度损伤表现为局部皮肤溃疡。轻度者可在保护皮肤的基础上继续照射，中重度者应停止放射治疗。

b.随时观察照射皮肤的颜色及结构完整性,注意保持皮肤清洁、干燥,避免感染,勿刺破水疱,可涂1%甲紫或用抗生素软膏换药,根据患者皮损程度认真做好皮肤护理。

(5)健康教育

①饮食:鼓励患者合理进食,术后可进食流食或少渣饮食,尽量控制首次排大便时间。对于营养较差的患者,进食高蛋白、高维生素等含营养素丰富、全面的食物以满足机体康复的需要。

②活动:腹部压力会影响伤口愈合,应避免长期下蹲、用力大便、咳嗽等增加腹压行为。

③出院指导:a.注意调整自己的情绪,保持乐观开朗的心态。b.注意保暖,避免感冒着凉。c.告知患者随时复查,外阴根治术后3个月复诊,复诊时全面评估患者术后恢复情况。d.外阴癌放疗后2年内复发的患者占80%,5年内约占90%。嘱患者重视随访,告知随访时间。术后第1年的1~6个月每月随访1次,7~12个月每2月1次;第2年每3个月1次;第3~4年每半年1次;第5年以后每年1次,随访内容包括评估放疗效果、不良反应及有无肿瘤复发征象。

(6)延续护理:做好电话及门诊的随访,以便全面评估患者的治疗效果。

二、子宫颈癌

子宫颈癌是女性生殖系统最常见的恶性肿瘤。患者年龄分布呈双峰状,即35~39岁和60~64岁发病率高。近40年来,由于子宫颈刮片细胞学检查在我国的普及,使得子宫颈癌能被早期发现、早期诊断和早期治疗,从而大大降低了子宫颈癌的发病率和死亡率。

(一)概述

1.病因

子宫颈癌的病因尚不清楚。国内外大量临床和流行病学研究表明,与下列因素有关。

(1)早婚、性生活过早(指16岁以前有性生活者):绝大多数子宫颈癌患者为已婚妇女,未婚妇女患子宫颈癌者极少见。

(2)早育、多产(产次不少于5次)、分娩频繁,有性乱史,该病的发生率明显增高。

(3)慢性子宫颈炎、病毒感染、高危型人类乳头瘤病毒感染是子宫颈癌的主要危险因素。与患有阴茎癌、前列腺癌或其性伴侣患子宫颈癌的高危男子性接触的妇女也易患子宫颈癌。

(4)子宫颈癌的发病率还与经济状况、种族和地理等因素有关。

2.分类

(1)按组织学分类:按组织学可分为鳞癌(80%~85%)、腺癌(15%~20%)和鳞腺癌(3%~5%)。

(2)按病变发生和发展过程的病理改变分类:按病变发生和发展过程的病理改变可分为子宫颈上皮内瘤样变(CIN)和子宫颈浸润癌。CIN包括子宫颈不典型增生和子宫颈原位癌。

(3)按其外观形态分类:按其外观形态可分为外生型、内生型、溃疡型、颈管型。

3.转移途径

转移途径以直接蔓延和淋巴转移为主,血行转移极少见。

4.临床分期

目前采用国际妇产科联盟(FIGO)临床分期法,大体分为五期。

0 期:原位癌。

Ⅰ期:癌灶局限于子宫颈。

Ⅱ期:癌灶超过子宫颈,阴道受浸润,但未达阴道下 1/3,子宫旁浸润未达盆壁。

Ⅲ期:癌灶已超过子宫颈,扩展到骨盆壁,阴道浸润达下 1/3,有肾盂积水或肾无功能者。

Ⅳ期:癌灶已超过真骨盆或浸润膀胱、直肠黏膜。

5.临床表现

早期子宫颈癌无明显症状体征,最早症状常为接触性出血及白带增多,晚期明显症状为阴道流血、排液、疼痛及恶病质等全身衰竭症状。

6.处理原则

子宫颈癌采取以手术和放射治疗(简称放疗)为主、化学治疗(简称化疗)为辅的综合治疗方案。手术治疗适用于Ⅰ期、Ⅱ期无手术禁忌证的患者;放射治疗主要适用于年老、严重并发症或Ⅲ期、Ⅳ期以上不能手术的患者;化学治疗适用于晚期或复发转移的患者。

(二)护理评估

1.健康史

在询问中注意婚育史、性生活史、慢性子宫颈炎病史、与高危男子性接触史等;关注年轻患者是否有接触性出血及月经改变,对年老患者关注绝经后阴道有无不规则流血。

2.身心状况

(1)症状:早期子宫颈癌无明显症状,子宫颈光滑或肉眼上难以与子宫颈糜烂区别,随病变发展,可出现以下表现。

①阴道流血:早期表现为性交后或妇科检查后出血,即接触性出血。外生型子宫颈癌出血早,量多;内生型子宫颈癌出血晚、量少;年轻患者,可表现为经期延长,经量增多;老年患者绝经后有不规则阴道流血。

②阴道排液:多数患者阴道有白色或血性、稀薄如水样或米泔状、有腥臭味排液。晚期继发感染有大量脓性或米汤样恶臭白带。

③晚期症状:疼痛为晚期主要症状。由于侵犯盆壁,压迫神经,可出现持续性腰骶部或坐骨神经痛。当病变广泛时,可因静脉淋巴回流受阻出现下肢肿痛,如肿瘤压迫输尿管可导致肾盂积液等。

(2)体征

①早期:子宫颈癌无明显表现,子宫颈光滑或呈一般子宫颈炎表现。

②外生型:可见子宫颈赘生物向阴道突起形成息肉状、菜花状,组织脆易脱落,继发感染时可见灰白色渗出物,触之易出血。

③内生型:可见子宫颈肥大、质硬,颈管如桶状。

④晚期:由于癌组织坏死、脱落,形成凹陷性溃疡,有恶臭。

⑤妇科三合诊检查:可扪及两侧盆腔组织增厚、质硬、结节状,有时形成冰冻骨盆。

(3)心理、社会评估:评估患者心理、社会问题的表现及严重程度,分析原因。早期子宫颈癌患者在发现子宫颈刮片结果异常时,常感到震惊而出现一些令人费解的自发行为。几乎所有患者都会产生恐惧感,当确诊后,也会经历"否认、愤怒、妥协、忧郁、接受"各期的心理反应过程。

3.辅助检查

(1)子宫颈刮片细胞学检查:子宫颈刮片细胞学检查为最常用、最简单的早期发现、筛查子宫颈癌的方法,应在子宫颈移行区取材。巴氏染色结果为Ⅲ级或Ⅲ级以上或 TBS 分类发现异常上皮细胞,均应进行活组织检查。

(2)碘试验:正常的子宫颈阴道部和阴道鳞状上皮含糖原丰富,可被碘染为棕色或深赤褐色,若不染色为阳性,则该处上皮有病变。在碘不染色区取材做活组织检查可提高诊断率。

(3)子宫颈和宫颈管活组织检查:子宫颈和宫颈管活组织检查是确诊子宫颈癌最可靠的依据。选择子宫颈鳞-柱交接部的 3 点、6 点、9 点、12 点处取组织做活检或在碘试验、阴道镜中观察到的可疑癌变部位取组织做病理检查,所取组织应包含上皮和间质。

(4)其他:氮激光肿瘤固有荧光诊断法。

(三)护理诊断

1.恐惧

与子宫颈癌诊断有关。

2.疼痛

与晚期病变浸润、广泛性子宫切除术有关。

3.排尿异常

与癌细胞浸润、子宫颈癌根治术而影响膀胱正常张力有关。

(四)护理措施

1.术前护理

(1)心理护理:倾听患者的主诉,同情理解患者的心情,关心患者对治疗的反应,鼓励家属多给予亲情关怀。

(2)指导患者接受各种诊治方案:评估患者目前的身心状态及对诊治方案的心理反应,鼓励患者提出问题并与患者共同讨论问题,缓解其不安情绪,使患者以积极的态度接受诊疗。

(3)加强营养:给予高蛋白、高脂肪、高维生素饮食,必要时给予静脉营养治疗。

(4)保证手术能够按时实施的护理:

①术前为患者及家属讲解各项操作的目的、意义、时间、过程和可能出现的不适,使患者理解并主动配合。

②每日冲洗外阴,勤换会阴垫,保持局部清洁、干燥。

③术前 3d 开始肠道准备,给予少渣、半流质饮食,遵医嘱给予肠道抑菌剂和导泻剂。术前1d 晚清洁灌肠,保证肠道清洁。

2.术后护理

(1)严密观察患者病情变化,根据护理级别监测生命征。

(2)及时准确记录出入液量。

(3)观察切口是否渗血,保持敷料清洁、干燥。

(4)保持腹腔引流、阴道引流通畅,认真观察引流液的颜色、性质和量的变化,如有异常及时通知医师处理,引流管一般于术后 7～8d 拔除。

(5)留置导尿管的护理:①术后留置尿管 7～14d,应注意保持通畅,定时更换集尿袋,注意无菌操作。②拔除尿管前 3d,夹闭尿管,每 2～3h 开放 1 次,以恢复膀胱功能。③拔除尿管后协助患者排尿,无法自行排尿者给予诱导排尿,仍无效时重新留置尿管。

(6)指导卧床患者在床上进行肢体锻炼,以预防并发症的发生。

(7)术后接受化疗、放疗者按相应的护理常规进行护理。

3.健康教育

(1)提供预防保健知识,宣传诱发宫颈癌的高危因素,积极治疗慢性宫颈炎,定期进行妇科普查,发现异常及时就诊。

(2)鼓励患者及家属参与出院计划的制订,以保证计划的实施。

(3)告知患者出院后如有阴道出血或分泌物增多等异常情况,应及时复诊。

(4)向患者及家属宣传随访的重要意义,告知术后随访时间及内容。

①治疗后 2 年内每 3 个月复查 1 次,3～5 年内每 6 个月复查 1 次,第 6 年开始每年复查 1 次。

②随访内容:包括盆腔检查、阴道刮片细胞学检查、胸部 X 片及血常规等。

(5)根据患者的具体情况指导术后生活方式。

三、子宫内膜癌

子宫内膜癌是发生于子宫体内膜层的一组上皮性恶性肿瘤,以来源于子宫内膜腺体的腺癌最为常见,其前驱病变为子宫内膜增生过长和子宫内膜不典型增生。该病占女性生殖道恶性肿瘤的 20%～30%,占女性全身恶性肿瘤的 7%,是女性生殖道常见三大恶性肿瘤之一。平均发病年龄为 60 岁。在发达国家和地区,子宫内膜癌是最常见的女性生殖器官恶性肿瘤,近年来发病率在全世界范围内呈上升趋势。

(一)病因
确切病因不明,目前根据发病原因分两种类型。

1.雌激素依赖型

其发生的主要原因是长期无孕激素拮抗的雌激素刺激导致子宫内膜增生症,继而癌变。该类型占子宫内膜癌的大多数,均为内膜样腺癌,肿瘤分化较好,雌、孕激素受体阳性率高,预后好。

2.非雌激素依赖型

发病与雌激素无明确关系,与基因突变有关。该类子宫内膜癌的病理形态属于少见类型,如透明细胞癌、黏液腺癌、腺鳞癌等,患者多为老年体瘦妇女。

(二)临床表现
(1)阴道流血:主要为绝经后阴道流血,通常出血量不多,可表现为持续或间歇性出血。尚未绝经者可表现为月经增多、经期延长或月经紊乱。

（2）阴道排液：多为血性液体或浆液性分泌物,系癌瘤渗出液或感染坏死所致。

（3）下腹疼痛及其他：若癌肿累及宫颈内口,可引起宫腔积脓,出现下腹胀痛及痉挛样疼痛。晚期患者常伴全身症状,表现为贫血、消瘦、恶病质、发热及全身衰竭等情况。

（4）早期患者妇科检查时无明显异常。随病程进展,晚期可有子宫明显增大,合并宫腔积脓时可有明显压痛,宫颈管内偶有癌组织脱出,触之易出血。癌灶浸润周围组织时,子宫固定或在宫旁扪及不规则结节状物。

（三）治疗

目前子宫内膜癌的治疗方法为手术、放疗、化学药物和孕激素治疗。早期患者以手术为主,术后根据高危因素选择辅助治疗;晚期患者则采用手术、放疗、药物等综合治疗方案。

1.手术治疗

手术治疗为首选方法。通过手术切除病灶,同时进行手术病理分期。根据病情选择手术方案,如Ⅰ期行筋膜外全子宫切除术及双侧附件切除术;Ⅱ期行改良广泛子宫切除术及双侧附件切除术,同时行盆腔及腹主动脉旁淋巴结清扫术,或肿瘤细胞减灭术等。

2.放射治疗

放射治疗为有效方法之一,适用于已有转移或可疑淋巴结转移及复发的内膜癌患者。根据病情需要于术前或术后加用放射治疗提高疗效。

3.药物治疗

（1）孕激素：适用于晚期或癌症复发者,不能手术切除或年轻、早期、要求保留生育功能者,以高效、大剂量、长期应用为宜。

（2）抗雌激素制剂：如他莫昔芬,是一类非甾体类抗雌激素药物,与孕激素配合使用可望增加疗效。

（3）化学药物：适用于晚期不能手术或治疗后复发者。

（四）护理评估

1.病史评估

收集病史时应高度重视患者的高危因素,如老年、肥胖、绝经期推迟、少育、不育、育龄妇女曾用激素治疗但效果不佳的月经失调史及停经后接受雌激素补充治疗史等;评估家属的肿瘤病史;详细询问并记录发病经过、检查、治疗其出现症状后机体的反应等。

2.身心状况评估

评估患者是否有阴道排液,是否有疼痛、贫血、发热等全身症状。评估患者对疾病预后、手术及术后恢复知识是否了解。评估患者是否出现震惊、恐惧、否认、愤怒、妥协、忧郁等心理反应。

3.疼痛评估

内膜癌晚期患者因癌组织扩散,侵犯周围组织压迫神经时可出现下腹及腰骶疼痛,并向下肢及足部放射。用疼痛评估量表进行疼痛部位及疼痛程度的评估。

4.社会状况评估

评估患者的情绪状态、沟通能力、感认知能力（意识、视力、听力、疼痛）及有无宗教信仰。评估患者的家庭经济承受能力,家属对本病的治疗方法、预后是否了解及焦虑程度。

（五）护理措施

1.术前护理

（1）一般护理：开腹手术的患者，术前为患者准备沙袋、腹带。

（2）病情观察

①阴道流血：观察患者阴道流血情况。子宫内膜癌的患者不规则的阴道流血最为多见，绝经后阴道流血是最典型的症状。了解患者的阴道流血量、颜色、性质及阴道排出物。流血多时应注意生命体征变化。

②阴道排液：观察患者阴道排液情况，少数子宫内膜癌患者阴道排液增多，早期多为浆液性或浆液血性排液，晚期合并感染则有大量恶臭的脓血样液体排出。

③全身症状：观察患者的全身症状，如贫血、消瘦、恶病质、发热等情况。患者会出现恐惧和焦虑等心理改变。注意观察患者是否有上述症状及患者的心理变化。

（3）用药护理

①孕激素：以高效、大剂量、长期应用为宜，至少应用 12 周方能评定疗效。鼓励患者遵医嘱坚持服药，应具备一定的耐心和信心。告知患者用药的不良反应为水钠潴留、药物性肝炎等，但停药后可好转。

②他莫昔芬（TMX）：可抑制雌激素对内膜的增生作用。用药的不良反应有潮热、急躁、恶心、呕吐、白细胞减少等表现。国内外研究表明，与孕激素联合应用对于治疗子宫内膜癌有效，但不主张单独使用。

（4）专科指导

①行盆腔放射治疗的患者，应先灌肠、留置尿管，保持直肠、膀胱处于空虚状态，以免放射性损伤。腔内置入放射源时，保证患者绝对卧床，取出放射源后，鼓励患者逐渐下床活动。

②保留生育功能指导：a.全面评估：保守治疗前需按照初治评估标准进行全面评估，包括病史、身心状况、病情知晓程度，患者双侧卵巢情况。b.若患者为年轻、渴望生育，属于Ⅰa期、高分化腺癌、糖类抗原 125（CA125）不高且双侧卵巢外观正常、有随诊条件者，在充分告知风险情况下可保留生育功能；完成生育功能后，需根据情况，行子宫、双侧附件切除术。c.子宫内膜癌保守治疗成功的患者，何时可以怀孕，何时可以开始助孕治疗，对此目前并没有统一的看法。由于保留子宫内膜癌复发率高达 46%～50%，因此，多数学者认为，一旦内膜癌消退，就应尽早怀孕。也有人认为，至少应在两次子宫内膜活检中未看到病变后再停用孕激素。而对于有高危因素的患者，子宫内膜正常后，应持续应用孕激素，直至准备怀孕。

（5）心理护理：责任护士主动与患者沟通，了解患者的心理，耐心讲解术后注意事项和术后恢复指导，取得患者配合，减轻患者的紧张情绪。给患者讲解子宫内膜癌的治疗方法和预后等情况，增强患者战胜疾病的信心。强调家属在疾病治疗中的重要作用，让患者充分感受到家庭的温暖与家人的支持和帮助，树立战胜疾病的信心。

（6）健康教育

①饮食：鼓励患者进食高蛋白质、高能量、富含维生素和膳食纤维的食物，多饮水，加强营养，纠正贫血等不良状态。

②休息：为患者提供安静、舒适的睡眠环境，减少夜间不必要的治疗。教会患者使用放松

等技巧促进睡眠,必要时按医嘱使用镇静剂,保证患者夜间连续睡眠。

③卫生指导:指导患者保持床单位清洁,注意室内空气流通。指导患者自我护理,注意个人卫生,勤换会阴垫,每天冲洗会阴2次,便后及时冲洗外阴并更换会阴垫,保持外阴部清洁干燥,避免感染。

④疾病相关知识:针对不同患者的需求及学习能力,为患者讲解治疗过程及可能出现的不适反应。努力使患者确信子宫内膜癌的病程发展缓慢,是女性生殖器官肿瘤中预后较好的一种,缓解患者的焦虑情绪,增强治病信心。

2.术后护理

(1)病情观察

①严密心电监护,观察血压、脉搏、呼吸及伤口渗血情况。

②术后6～7d阴道残端感染可致残端出血,需严密观察并记录出血情况,指导患者减少活动。

(2)用药护理:化学药物治疗为辅助治疗方法之一,适用于晚期不能手术或子宫内膜癌治疗后复发的患者。常用的化疗药物有顺铂、多柔比星、紫杉醇、依托泊苷等,可单独使用,可联合应用,也可与孕激素合用。

①依托泊苷:a.目的:作用于DNA化学结构,产生细胞毒作用。b.注意事项:静脉滴注速度不宜过快,否则易引起低血压;不能与葡萄糖溶液混合,应使用等渗盐水稀释。c.不良反应:骨髓抑制;胃肠道反应,如恶心、呕吐、食欲缺乏、口腔炎、腹泻,偶有腹痛、便秘;过敏反应,有时可出现皮疹、红斑、瘙痒等过敏症;皮肤反应,脱发较明显;有时发展至全秃,但具可逆性。

②多柔比星:a.目的:嵌入DNA而抑制核酸的合成。b.注意事项:严重器质性心脏病和心功能异常者禁用;用药期间严格检查血象、肝功能及心电图。c.不良反应:骨髓抑制,表现为血小板及白细胞减少,多在使用本药后10d左右出现;心脏毒性,可表现为心动过缓,严重时可出现心力衰竭;口腔溃疡,可能存在口腔烧灼感的先兆症状。

(3)专科指导:广泛子宫切除术后影响膀胱正常张力,需进行尿管护理。①观察尿的颜色、性质和量及尿道口的情况。②保留尿管期间每天行会阴擦洗2次,每周更换抗反流引流袋。保持尿管通畅并使尿袋低于耻骨联合水平,防止逆行感染。③拔除留置尿管时动作轻柔,避免损伤尿道黏膜,拔除尿管后鼓励患者多饮水、多排尿。

(4)心理护理:告知患者及家属子宫内膜癌是女性生殖器官肿瘤中预后较好的一种,缓解患者的焦虑,动员家庭成员关心和爱护患者,让患者体会到家庭的温暖,增强治病的信心。鼓励和指导患者逐步恢复自理能力,最终使患者回归社会。

(5)健康教育

①饮食:进食有营养、清淡、易消化的食物,少食多餐,改善营养状况。

②活动:可根据术后身体恢复情况适当逐渐增加日常活动。

③疾病相关知识宣教:普及防癌知识,定期防癌普查。中年妇女应每年进行妇科检查,尤其注意子宫内膜癌的高危因素。

④出院指导

a.75%～95%子宫内膜癌的复发是在术后2～3年内,在治疗后应密切定期随访,争取及早发现有无复发。随访内容:常规随访应包括详细病史(包括任何新的症状)、盆腔的检查、阴道细胞学涂片、胸片、血清 CA125 检测等,必要时可做 CT 及 MRI 检查。随访时间:一般术后 2 年内,每 2～3 个月 1 次,术后 3～5 年每 3～6 个月 1 次,5 年后 1 年 1 次。对保留生育功能的年轻患者应随访了解其生育情况,为其提供相应的健康宣教及生育指导。

b.对绝经期有不规则阴道流血的高危妇女及合并高血压、糖尿病、肥胖的妇女应增加检查次数。一旦发现问题及时做宫颈涂片和诊断性刮宫,以便早发现、早诊断、早治疗。

(6)延续护理

①电话或门诊随访:随访患者的一般情况,做好妇科 B 超检查、妇科检查、细胞学检查及影像学检查,并记录。

②术后定期随访。

四、子宫肌瘤

(一)概述

1.病因

子宫肌瘤的确切病因尚不清楚,由于其好发于生育期妇女,患病后子宫肌瘤继续生长和发展,绝经后子宫肌瘤停止生长,甚至萎缩或消失等特点,提示子宫肌瘤的发生、发展过程可能与女性激素有关。研究表明,25％～50％的子宫肌瘤存在遗传学异常。

2.病理

(1)巨检:子宫肌瘤表面光滑,为球形实质结节,大小不一,质地较子宫肌层硬,外表有被压迫的肌纤维束和结缔组织构成的假包膜,故与周围肌组织分界清楚,子宫肌瘤与假包膜之间有一层疏松网状间隙,手术时易剥出。一般子宫肌瘤呈灰白色,切面呈漩涡状结构。

(2)镜检:子宫肌瘤由平滑肌纤维和不等量的纤维结缔组织构成,肌细胞大小均匀,排列成漩涡状,细胞核呈杆状,染色较深。

3.分类

(1)按子宫肌瘤部位分类:按子宫肌瘤部位分为子宫体肌瘤(90％)和子宫颈肌瘤(10％)。

(2)根据子宫肌瘤与子宫肌壁的关系分类:根据子宫肌瘤与子宫肌壁的关系分为肌壁间肌瘤、浆膜下肌瘤、黏膜下肌瘤三种类型。子宫肌瘤可单发,也可多发。各种类型的子宫肌瘤发生在同一子宫上,称为多发性子宫肌瘤。

4.子宫肌瘤变性

当子宫肌瘤失去原来的典型结构时,称为子宫肌瘤变性。常见的变性有玻璃样变、囊性变、肉瘤变、红色变及钙化。

5.临床表现

典型症状为经量增多、经期延长及白带增多,多见于大的肌壁间肌瘤及黏膜下肌瘤,伴有下腹部包块及相应的压迫症状。

6.治疗要点

根据患者年龄、症状、肌瘤大小及生育功能的要求等情况进行全面分析后,可采取随访观察、药物治疗或手术治疗方案。

（二）护理评估

1.健康史

注意了解有无子宫肌瘤好发因素存在、有无子宫肌瘤家族史等。注意既往月经史、生育史,是否有不孕、流产史;询问有无长期使用雌激素类药物、病后月经变化情况、曾接受的治疗经过和疗效。

2.身体状况

(1)症状:大多数患者无明显症状,仅于妇科检查时发现。有无临床表现及症状的轻重与子宫肌瘤发生部位、生长速度及子宫肌瘤有无变性有关。

①月经量增多、经期延长:最常见的症状,多见于黏膜下肌瘤及肌壁间肌瘤。黏膜下肌瘤伴感染时,可有不规则阴道流血或血样脓性排液。如长期多量出血,可导致继发性贫血。

②白带增多:子宫肌瘤使子宫腔面积增大,内膜腺体分泌增多,导致白带增多。

③下腹包块:当子宫肌瘤逐渐增大使子宫超过3个月妊娠大小时,下腹部可扪及包块。

④腰酸、下腹坠及腹痛:常感腰酸或下腹坠胀,当子宫肌瘤发生蒂扭转出现缺血坏死时,可出现急性腹痛,红色变性时腹痛剧烈并伴发热、恶心。

⑤压迫症状:子宫肌瘤生长部位大小不同,可产生不同的压迫症状,压迫膀胱时可出现尿频或尿潴留,如压迫直肠可出现里急后重、便秘等症状。

(2)体征:其体征与子宫肌瘤的大小、数目、位置及有无变性有关,子宫肌瘤较大者可在下腹部扪及质硬、不规则、结节状硬块物;妇科检查时子宫呈不规则形或均匀增大,质硬,表面可有数个结节状突起。黏膜下肌瘤的子宫多为均匀性增大,当肌瘤脱出于子宫颈口或阴道时,可见红色、表面光滑的实质性肿块;如伴有感染,表面可见溃疡,排液有臭味。

(3)心理、社会评估:患者对子宫肌瘤的性质缺乏了解,不知该选择何种治疗方案或因需要手术治疗而感到害怕与焦虑。

3.辅助检查

采用B超检查、内镜检查、子宫输卵管造影等协助诊断。

（三）护理诊断/合作性问题

1.知识缺乏

缺乏子宫切除术后保健知识。

2.疲乏

与长时间月经量大而致贫血有关。

3.个人应对无效

与对子宫肌瘤治疗方案的选择无能为力有关。

（四）护理措施

1.术前护理

(1)心理护理:重视患者对疾病的认识和尊重患者的意愿,说明手术不会对患者自身形象和夫妻生活带来大的影响,解除患者的顾虑,愉快接受手术治疗。

（2）纠正贫血：当血红蛋白(Hb)<60g/L 时，遵医嘱输入浓缩红细胞。

（3）评估患者血糖变化，控制血糖<8mmol/L。

（4）评估患者血压和心脏功能，遵医嘱使用降压药，监测血压和心功能。

（5）阴道出血的护理：保持外阴清洁，评估出血量，对出血量、性状准确记录。及时通知医师，遵医嘱使用止血剂。

（6）巨大肌瘤患者出现局部压迫致排尿、排便不畅时，应予导尿或遵医嘱给缓泻剂软化大便，以缓解尿潴留、便秘症状。

（7）肌瘤脱出阴道内者，应保持局部清洁，防止感染。

合并妊娠者应定期进行产前检查，多能自然分娩，不需急于干预，但需预防产后出血；若肌瘤阻碍胎先露下降或致产程异常发生难产时，应遵医嘱做好剖宫产术前准备及术后护理。

2.术后护理

（1）饮食：术后当日禁饮食，后进食免奶、免糖流质饮食，肠蠕动恢复后进半流质饮食，逐渐过渡到普通饮食。

（2）卧位与活动：术后平卧 6h，根据麻醉情况和病情及时改为半卧位；鼓励患者活动肢体，一般术后 24h 可下地活动；早期活动应扶持，运动量适当，可促进肠蠕动的恢复，预防血栓性疾病和坠积性肺炎的发生。

（3）生命征、血氧饱和度监测：注意体温、血压、心律、心率的变化，SpO_2<92% 时给予氧气吸入。

（4）术后不适：腹痛、发热、腹泻、尿潴留、恶心、呕吐、腹胀等，遵医嘱给予相应处理。

（5）保持导尿管通畅，观察尿液的颜色、性状、量，准确记录，有异常及时通知医师。

（6）观察阴道出血情况：子宫肌瘤剥除（剔除）术后，应用缩宫素，以减少子宫出血；术后 1 周左右肠线吸收后阴道残端可有粉红色分泌物自阴道流出，不需处理；偶有阴道出血较多者，应及时复诊。

（7）并发症观察及护理

①观察有无血栓性疾病：下肢出现血栓性静脉炎时表现为皮肤发紧、肿胀、疼痛，肺栓塞时表现为突然胸痛、咯血、血氧饱和度急剧下降。嘱患者卧床休息，给予氧气吸入并及时通知医师，遵医嘱应用溶栓药物，并注意观察药物疗效及反应。

②腹胀：告知患者勿急躁，鼓励患者适时活动，及时取半卧位，可减轻腹胀。必要时遵医嘱肛管排气，口服四磨汤等。

③观察腹部切口有无出血、感染、裂开，如发现异常及时告知医师。

3.健康教育

（1）子宫肌瘤<5cm，无明显症状或近绝经期者应遵医嘱定期复查。

（2）向接受药物治疗的患者讲明药物名称、使用目的、剂量、方法，可能的不良反应及应对措施。

（3）指导贫血患者进食高蛋白、含铁高、高维生素饮食。

（4）告知患者术后 1 个月返院复查内容、具体时间、地点及联系人等。

（5）日常活动的恢复需复查后遵医嘱进行。

五、卵巢肿瘤

(一)概述

1.病因

卵巢肿瘤的发病可能与家族史、高胆固醇饮食、内分泌等因素有关。未产、不孕、初潮早、绝经迟等是卵巢肿瘤的危险因素,多次妊娠、哺乳和口服避孕药是其保护因素。

2.组织学分类

卵巢组织成分非常复杂,是全身各器官原发肿瘤类型最多的部位。不同类型卵巢肿瘤的组织学结构和生物学行为,均存在很大差异。按组织来源,卵巢肿瘤可分为卵巢上皮性肿瘤、卵巢生殖细胞肿瘤、卵巢性索间质肿瘤、卵巢转移性肿瘤及卵巢瘤样病变。

3.病理

常见的几种卵巢肿瘤病理特征。

(1)卵巢上皮性肿瘤:卵巢上皮性肿瘤是最多见的卵巢肿瘤,约占卵巢肿瘤的 2/3,有良性、恶性、交界性之分。

①浆液性囊腺瘤:常见,约占卵巢良性肿瘤的 25%,多为单侧、球形、大小不等、表面光滑、囊性、壁薄,囊内充满淡黄清亮液体。

②浆液性囊腺癌:最常见的卵巢恶性肿瘤,多为双侧、体积较大、半实质性、囊液呈血性。肿瘤生长速度快,预后差,5 年存活率仅 20%~30%。

③黏液性囊腺瘤:人体中生长最大的一种肿瘤,多为单侧多房,表面光滑,囊液呈胶冻样,偶可自行穿破,黏液性上皮种植在腹膜上继续生长并分泌黏液,极似卵巢肿瘤转移,多限于腹膜表面生长,一般不浸润脏器实质。

④黏液性囊性癌:多为单侧,瘤体较大,切面为囊实性,囊液呈浑浊或血性。5 年存活率为40%~50%。

(2)卵巢生殖细胞肿瘤:卵巢生殖细胞肿瘤是来源于原始生殖细胞的一组卵巢肿瘤,好发于年轻妇女及幼女。

①畸胎瘤:由多胚层组织构成,分为成熟畸胎瘤和未成熟畸胎瘤。成熟畸胎瘤为良性肿瘤,可发生于任何年龄,以 20~40 岁女性居多。多为单侧,中等大小,壁光滑,囊内充满油脂毛发,有时见牙齿或骨骼,恶变率为 2%~4%;未成熟畸胎瘤为恶性肿瘤,多见于年轻患者,复发及转移率均高,多实性。

②无性细胞瘤:中等恶性的实性肿瘤,好发于青春期及生育期妇女。多为单侧,中等大小,表面光滑,切面呈淡黄色。对放疗敏感。

③内胚窦瘤:又名卵黄囊瘤,较罕见,恶性程度高,多见于幼女及年轻妇女,多为单侧,体积较大,易破裂,并产生甲胎蛋白(AFP),血清中的甲胎蛋白浓度可作为诊断和治疗监护的重要指标。生长迅速,易早期转移,预后差。

(3)卵巢性索间质肿瘤

①颗粒细胞瘤:为常见的功能性肿瘤,44~45 岁为多发期,低度恶性,肿瘤能分泌雌激素,

青春期前患者出现性早熟,生育年龄患者出现月经紊乱,绝经后期患者则有不规则阴道流血,常合并子宫内膜增生,甚至癌变。多为单侧、光滑、圆形、实性或部分囊性。预后较好,5年存活率为80%以上,但有远期复发倾向。

②卵泡膜细胞瘤:良性,多为单侧,表面被覆薄纤维包膜,常与颗粒细胞瘤合并存在,常合并子宫内膜增生甚至子宫内膜癌,恶性较少见。

③纤维瘤:良性,多见于中年妇女,多为单侧,中等大小,表面光滑,切面呈灰白色,常伴胸腔积液、腹腔积液者,称为梅格斯综合征。行手术切除肿瘤后,胸腔积液、腹腔积液自行消失。

(4)卵巢转移性肿瘤:体内任何部位的原发癌均可能转移到卵巢,常见的库肯勃瘤是一种特殊的转移性癌,其原发部位是胃肠道。恶性程度高,预后极差。

4.卵巢恶性肿瘤的转移途径与临床分期

(1)转移途径:卵巢恶性肿瘤主要通过直接蔓延和腹腔种植方式转移,淋巴道也是重要的转移途径,横膈为转移的好发部位,血行转移者少见。

(2)临床分期

Ⅰ期:肿瘤限于卵巢。

Ⅱ期:一侧或双侧卵巢肿瘤,伴盆腔内扩散。

Ⅲ期:一侧或双侧卵巢肿瘤,并有显微镜证实的盆腔外腹膜转移和(或)局部淋巴结转移。

Ⅳ期:一侧或双侧卵巢肿瘤,有超出腹腔外远处转移。

5.临床表现

(1)良性肿瘤:发展缓慢,肿瘤较小,多无症状,常在妇科检查时偶然发现。肿瘤增大时,常感腹胀或腹部扪及肿块。双合诊检查可在子宫一侧或双侧触及圆形或类圆形肿块,包块边界清楚,活动度好,表面光滑,与周围组织无粘连。

(2)恶性肿瘤:早期多无自觉症状,出现症状时已属晚期。由于肿瘤生长迅速,短期内会出现腹胀、腹部肿块及腹腔积液等症状;功能性肿瘤可出现不规则阴道流血或绝经后阴道流血表现,可有消瘦、贫血、低热等恶病质表现。三合诊检查可在直肠子宫陷凹处触及质硬结节或肿块,肿块多为双侧性、实性或囊实性,表面凹凸不平,活动度差,与周围组织分界不清,有粘连。

6.并发症

(1)蒂扭转:蒂扭转最常见,属妇科急腹症。好发于蒂长、活动度大、中等大小、重心偏向一侧的肿瘤,可造成肿瘤蒂扭转。肿瘤蒂扭转的典型症状为患者突然出现一侧下腹部剧烈疼痛,伴有恶心、呕吐,甚至休克。盆腔检查可扪及压痛的肿块,以肿瘤蒂处最明显。

(2)破裂:腹部压痛、反跳痛、肌紧张,盆腔原存在的肿块消失或缩小。

(3)感染:感染较少见,多因肿瘤蒂扭转或破裂后引起。主要表现为腹腔炎征象,同时有白细胞计数增高。

(4)恶变:肿瘤生长迅速,尤其呈双侧性,应怀疑为恶变。

7.治疗要点

怀疑卵巢瘤样病变者,囊肿直径小于5cm,可进行随访观察。确诊为卵巢肿瘤者,原则上应立即手术。恶性肿瘤以手术为主,辅以放疗、化疗等综合治疗。

（二）护理评估

1.风险评估

评估患者的日常活动能力,有无发生压疮、跌倒、坠床的风险及其程度。

2.身体评估

评估患者的年龄、健康状态、意识状态、神志与精神状况、生命体征、营养及饮食情况、BMI、排泄形态、睡眠形态,评估是否采取强迫体位、有无行走不便。有盆腔包块者应重视肿块的生长速度、性质、伴随症状等,评估肿块的部位、活动度、边界是否清楚。

3.病史评估

询问家族史并收集与发病有关的高危因素;了解患者是否疼痛,包括疼痛的性质、部位;了解目前的治疗及用药;评估既往病史、家族史、过敏史、手术史、输血史。根据患者年龄、病程长短及局部体征初步判断是否为卵巢肿瘤,有无并发症。

4.心理-社会评估

了解患者的文化程度、工作性质、家庭状况以及家属对患者的理解和支持情况。评估患者的心理适应情况、社会支持系统、经济状况、性格特征、文化背景等。

5.疼痛评估

评估疼痛部位、性质、程度、持续时间、诱因、缓解方式等,疼痛程度采用数字评分法进行评估。

6.评估患者的个人卫生、生活习惯

对疾病认知以及自我保健知识的掌握程度,了解患者有无烟酒嗜好。

（三）护理措施

1.术前护理

（1）病情观察

①包块:观察生长的部位、性质、活动度、边界是否清楚,是否伴随如尿频、尿潴留、便秘、肠梗阻等。

②疼痛:卵巢恶性肿瘤患者早期多无自觉症状,不易察觉,后期肿瘤浸润周围组织或压迫神经症状明显。密切观察疼痛部位,性质、程度、持续时间,诱因、缓解方式等。

③监测空腹体重及腹围,观察有无腹腔积液。

④观察患者有无呼吸困难或心悸等症状。

⑤关注营养消耗、食欲等,恶性肿瘤患者关注有无恶病质等征象。

（2）用药护理:术前预防性应用抗生素可明显降低手术部位感染率,常用注射用盐酸头孢替安。

①药理作用:本品的抗菌作用机制是阻碍细菌细胞壁的合成。本品对革兰氏阴性菌有较强的抗菌活性,是因为它对细菌细胞外膜有良好的通透性和对 β-内酰胺酶比较稳定,以及对青霉素结合蛋白 1B 和 3 亲和性高,从而增强了对细胞壁黏肽交叉联结的抑制作用所致。

②用法:术前 30min 预防性应用,将 1g 本品用生理盐水溶解后静脉滴注,30min 到 1h 内滴注完毕。

③适应证:适用于治疗敏感菌所致的肺炎、支气管炎、胆道感染、腹膜炎、尿路感染以及手

术后或外伤引起的感染和败血症等。

④禁忌证:既往对本品有休克史者、对本品或对头孢类抗生素有过敏史者。

⑤不良反应

a.休克:偶有发生休克症状,因而给药后应注意观察,若发生感觉不适、口内感觉异常、喘鸣、眩晕、排便感、耳鸣、出汗等症状,应停止给药。

b.过敏性反应:若出现皮疹、荨麻疹、红斑、瘙痒、发热、淋巴结肿大、关节痛等过敏性反应时应停止给药并做适当处置。

c.肾脏:偶尔出现急性肾衰竭等严重肾功能障碍,因而应定期检查、充分观察,出现异常情况时,应中止给药,并做适当处置。

d.血液:有时出现红细胞减少、粒细胞减少,嗜酸性粒细胞增高,血小板减少,偶尔出现溶血性贫血。

e.肝脏:少数患者可出现一过性丙氨酸氨基转移酶升高和碱性磷酸酶升高。

f.消化系统:恶心、呕吐、腹泻、食欲缺乏、腹痛等症状。

g.呼吸系统:偶尔发生发热、咳嗽、呼吸困难、胸部 X 线片异常。

h.中枢神经系统:对肾衰竭患者大剂量给药时有时可出现痉挛等神经症状。

i.菌群交替现象:偶有出现口腔炎、念珠菌病。

j.维生素缺乏症:偶有出现维生素 K 缺乏症(低凝血酶原血症、出血倾向等),B 族维生素缺乏症(舌炎、口腔炎、食欲缺乏、神经炎等)。

k.其他:偶有引起头晕、头痛、倦怠感、麻木感等。

⑥注意事项

a.对青霉素类抗生素有过敏史者、孕妇及哺乳期妇女、本人或父母兄弟有易引起支气管哮喘、皮疹、荨麻疹等变态反应性疾病体质者及严重肾功能障碍者应慎用;高龄者、全身状态不佳者因可能出现维生素 K 缺乏症,应用时要充分进行观察。

b.为了避免大剂量静脉给药时偶尔引起的血管痛、血栓性静脉炎,应充分做好注射液的配制、注射部位的观察、注射方法的熟练等,并尽量减慢注射速度,现用现配。

(3)腹腔化疗的护理:腹腔化疗主要用于卵巢癌扩散至盆、腹腔内,合并腹腔积液,腹膜面及横膈下常有广泛转移者。腹腔用药直接接触肿瘤,加强了药物对肿瘤的作用,其疗效与药物浓度呈正相关。腹腔化疗能有效防止晚期卵巢癌复发转移,缩小肿瘤病灶。通过对腹腔化疗密切观察及化疗前后的精心护理,减轻了化疗药物对正常组织的损害,提高了患者对化疗的耐受性,有效预防了并发症的发生。同时正确引导患者树立战胜疾病的信心,可有效提高治疗效果。

①腹腔化疗前:讲解腹腔化疗的目的和方法。嘱咐患者尽量排空膀胱以免穿刺时误伤膀胱。清洁腹部皮肤,测量腹围、空腹体重、身高,以准确计算化疗药物的剂量。若有腹腔积液的患者应先缓慢放出腹腔积液,一次放出量最多不能超过 1000mL,以免腹压突然降低发生虚脱。进行腹腔灌注前应将液体温度加温至与患者体温相近,以减少腹部刺激。

②腹腔化疗中:严密观察患者有无出现腹痛、腹胀及其他胃肠道不良反应,监测患者血压、呼吸、脉搏等。及时更换输液,防止空气注入腹腔,影响化疗药物的输入。严密观察穿刺部位

是否有红、肿、胀、痛等,若有液体外渗应及时更换敷料,以防化疗药物外渗,引起局部皮肤坏死。

③腹腔化疗后:注药后协助患者变换体位,从平卧头低位→平卧头高位→左侧卧位→右侧卧位→俯卧位,各种体位均需保持15min,以使药物在腹腔内均匀分布,便于吸收和提高疗效。操作后,按压穿刺点5~10min,以免液体流出、皮下出血。

④不良反应

a.腹痛、腹胀:因腹腔内一次性灌注大量液体,易出现腹胀、腹痛等症状。当患者诉腹胀时,应向患者解释原因,解除患者顾虑,转移患者注意力。高浓度化疗药物的持续浸泡可刺激腹膜和肠管,引起痉挛性腹痛,如灌注速度过快则可加重腹痛症状,故在控制灌注速度的同时可在灌注液中加入利多卡因、地塞米松等药物以减轻刺激症状。若患者腹痛明显,应密切监测生命体征,在遵医嘱给予镇痛药物的同时,向患者解释腹痛原因,安慰患者,消除其恐惧心理。

b.药物外渗:化疗前先用生理盐水连接输液通道,确定药物无外渗时,再输注化疗药。输注过程中观察有无渗漏现象,严密观察穿刺部位是否有红、肿、胀、痛等,随时询问患者是否有疼痛感。怀疑有渗漏时应立即停止输注化疗药。

c.感染:进行操作时应严格遵守无菌原则。穿刺部位要保持清洁,如发生渗血、渗液,应及时通知医生处理。

d.肠粘连:化疗药物输注后,嘱患者多翻身活动,抬高臀部,使药物充分弥散,一方面促进药物的均匀分布和吸收,另一方面也可减少肠粘连的发生。

(4)并发症的护理观察

①便秘、尿潴留:巨大肿块出现局部压迫致排尿、排便不畅时,应予以导尿,使用缓泻剂软化粪便。

②蒂扭转:患者突然发生一侧下腹剧痛,可伴有恶心、呕吐甚至出现休克。

a.协助患者取舒适体位,以减轻疼痛,减少疲劳感和体力消耗。患者呕吐时协助患者坐起或侧卧,头偏向一侧,以免误吸。

b.观察患者腹痛及呕吐情况,记录呕吐次数,观察疼痛的性质、程度、缓解方式及呕吐物的性质、量、颜色和气味等。

c.观察患者有无脱水征象,如出现软弱无力、口渴,皮肤黏膜干燥、弹性减低,尿量减少、烦躁、神志不清等症状及时通知医生,遵医嘱补充水分和电解质。

d.急性疼痛未明确诊断时,不可随意使用镇痛药物,以免掩盖病情。

e.观察患者有无休克征象,记录尿量、生命体征。

③肿瘤破裂:患者突然出现急性腹痛,有肿瘤破裂的可能。大囊肿破裂时常伴有恶心、呕吐,易导致腹腔内出血、腹膜炎及休克。若患者腹痛缓解后又突然加剧,同时出现烦躁、面色苍白、肢端温度下降、呼吸及脉搏增快,血压不稳或下降等表现,血常规检查示红细胞计数、血红蛋白和血细胞比容等降低,常提示腹腔内有活动性出血,应立即通知医生。

④感染:患者出现发热、腹痛,腹部压痛、反跳痛、肌紧张等,提示感染的可能。应协助患者取半坐卧位,以减少炎症扩散,密切观察生命体征变化,遵医嘱给予抗生素治疗,加强巡视。

⑤腹腔积液:a.协助患者取舒适体位,大量腹腔积液时可取半卧位,使膈肌下降,有利于呼

吸。b.每日监测患者腹围、空腹体重。c.遵医嘱给予低盐饮食,补充蛋白质。d.遵医嘱使用利尿剂,准确记录出入量。e.腹腔穿刺前排空膀胱,以免穿刺时损伤膀胱。f.腹腔穿刺引流时注意要点:协助医生操作,注意保持无菌,以防止腹腔感染。操作过程中如患者自感头晕、恶心、心悸、呼吸困难,应及时告知医护人员,以便及时处理。注意观察并记录积液的颜色、性质、量。放液速度不宜过快,每小时不应超过1000mL,一次放腹腔积液量不超过4000mL,以免引起蛋白质急性大量丢失及电解质紊乱。若出现休克征象,立即停止放腹腔积液。大量放腹腔积液后需束以腹带,以防腹压骤降,内脏血管扩张而引起休克。放腹腔积液前后均应测量腹围、生命体征,检查腹部体征,以观察病情变化。

⑥心理护理:护士应积极主动与患者沟通,了解患者的心理状态,消除患者的焦虑、恐惧等不良情绪反应。列举身边预后良好的病例来鼓励患者,使其树立战胜疾病的信心,积极配合治疗。

2.术后护理

(1)病情观察

①观察阴道流血的颜色、性质、量。

②观察伤口渗血的情况。

③恶性肿瘤患者,应观察其出入量情况及生命体征。

(2)用药护理

①注射用奈达铂

a.药理作用:奈达铂为顺铂类似物。进入细胞后,甘醇酸酯配基上的醇性氧与铂之间的键断裂,水与铂结合,导致离子型物质(活性物质或水合物)的形成,断裂的甘醇酸酯配基变得不稳定并被释放,产生多种离子型物质并与DNA结合,并抑制DNA复制,从而产生抗肿瘤活性。

b.用法:现用现配,用生理盐水溶解后,再稀释至500mL,静脉滴注,滴注时间不应少于1小时,滴完后需继续点滴输液1000mL以上。推荐剂量为每次给药$80\sim100mg/m^2$,每疗程给药1次,间隔3~4周后方可进行下一疗程。

c.适应证:主要用于头颈部癌、小细胞癌、非小细胞肺癌、食管癌、卵巢癌等实体瘤。

d.禁忌证:有明显骨髓抑制及严重肝、肾功能不全者;对其他铂制剂及右旋糖酐过敏者;孕妇、可能妊娠及有严重并发症的患者。

e.注意事项:听力损害,骨髓、肝、肾功能不良,合并感染,水痘患者及老年人慎用。本品有较强的骨髓抑制作用,并可能引起肝、肾功能异常。应用本品过程中应定期检查血液常规,肝、肾功能,并密切注意患者的全身情况,若发现异常应停药,并适当处置。对骨髓功能低下、肾功能不全及应用过顺铂者,应适当减少初次给药剂量;本品长期给药时,毒副反应有增加的趋势,并有可能引起延迟性不良反应,应密切观察。注意出血倾向及感染性疾病的发生或加重。本品主要由肾脏排泄,应用本品过程中须确保充分的尿量以减少尿液中药物对肾小管的毒性损伤。必要时适当输液,使用甘露醇、呋塞米等利尿剂。饮水困难或伴有恶心、呕吐、食欲缺乏、腹泻等患者应特别注意。对恶心、呕吐、食欲缺乏等消化道不良反应注意观察,并进行适当的处理。合用其他抗恶性肿瘤药物(氮芥类、代谢拮抗类、生物碱、抗生素等)及放疗可能使骨髓抑制加重。育龄患者应考虑本品对性腺的影响。本品只能静脉滴注,应避免漏于血管外。本品配制时,不可与其他抗肿瘤药混合滴注,也不宜使用氨基酸溶液、pH 值≤5 的酸性液体(如电解质补液、5%葡萄糖溶液或葡萄糖氯化钠溶液等)。本品忌与含铝器皿接触。在存放及滴注时应避免直接日光照射。

②紫杉醇

a.目的:抑制细胞分裂和增生,发挥抗肿瘤作用。

b.注意事项:治疗前,应先采用地塞米松、苯海拉明及 H_2 受体拮抗剂治疗。轻微症状如面色潮红、皮肤反应、心率略快、血压稍降可不必停药,可将滴速减慢。但如出现严重反应如血压低、血管神经性水肿、呼吸困难、全身荨麻疹,应遵医嘱停药并给以适当处理。有严重过敏的患者下次不宜再次应用紫杉醇治疗。

c.不良反应:过敏反应:多数为 I 型变态反应,表现为支气管痉挛性呼吸困难、荨麻疹和低血压。几乎所有的反应发生在用药后最初的 10min。骨髓抑制:贫血较常见。神经毒性:表现为轻度麻木和感觉异常。胃肠道反应:恶心、呕吐、腹泻和黏膜炎。

③吉西他滨

a.目的:破坏细胞复制。

b.注意事项:可引起轻度困倦,患者在用药期间应禁止驾驶和操纵机器;滴注药物时间的延长和增加用药频率可增大药物的毒性,需密切观察。

c.不良反应:骨髓抑制:可出现贫血、白细胞计数降低和血小板减少。胃肠道反应:出现恶心、呕吐、腹泻等。肾脏损害:出现轻度蛋白尿和血尿。过敏:出现皮疹、瘙痒、支气管痉挛症状。

(3)化验及检查护理指导:CA125 是监测卵巢癌的一项特异性较强的指标,对卵巢癌的诊断、监测、术后观察和预后判断都有较好的实用性。正常值一般<35U/mL,其升高幅度与肿瘤的发展程度相关。其数值对手术或治疗后肿瘤复发的监测有重要意义,复发者 CA125 的阳性率甚至高于原发瘤,持续升高的血清 CA125 常意味着呈恶性病变或治疗无效,而测定值明显下降则预示治疗显效。

(4)并发症护理观察:高龄、手术时间长、癌症患者术后遵医嘱指导并帮助患者穿着抗血栓弹力袜以促进下肢静脉血液的回流,预防血栓的发生,注意保持弹力袜平整。术后使用气压式循环驱动泵按摩下肢,以避免因术后活动少而发生血栓的危险。

(5)心理护理:晚期卵巢癌患者对自己的病情很容易产生悲观、绝望心理,这种心理对治疗和康复很不利,故必须引起高度重视。及时把握患者的心理活动,抓住时机有针对性地对患者进行心理疏导,尽量消除患者的悲观情绪,以减轻患者的心理压力,保持乐观情绪,树立战胜疾病的信心。对于性格内向的患者可以与家属取得一致,善意地隐瞒病情,手术后尽可能地利用家人的关心和医护人员的耐心疏导逐渐让患者接受事实并配合治疗。卵巢癌患者普遍思想负担重、顾虑多,容易产生恐惧心理,对治疗丧失信心,表现为情绪低落。这时需要安慰患者,与患者建立融洽的护患关系,给患者讲解腹腔化疗的优点及重要性,使患者了解化疗的目的,简单说明操作步骤及可能出现的不良反应,使患者有充分的心理准备,使之能积极有效地配合治疗。

（6）健康教育

①饮食：进食高蛋白（牛奶、鸡蛋、瘦肉等）、富含维生素 A（动物肝脏、蛋类、鱼肝油等）的食物，避免高胆固醇饮食。

②休息与活动：术后鼓励患者早期活动，有利于增加肺活量、减少肺部并发症、改善血液循环、促进伤口愈合、预防深静脉血栓、预防肠粘连、减少尿潴留的发生。开腹手术患者活动时应注意保护伤口，避免过度活动影响伤口愈合。恢复期应劳逸结合，避免重体力劳动。

③疾病相关知识宣教

a.普查：30 岁以上妇女每年应行妇科检查，高危人群每半年检查 1 次，必要时进行 B 超检查和 CA125 等肿瘤标记物检测。

b.高危人群：乳腺癌和胃肠癌患者治疗后应严密随访，定期妇科检查，确定有无卵巢转移。

c.随访：卵巢非赘生性肿瘤直径＜5cm，应定期（3～6 个月）接受复查。卵巢恶性肿瘤易复发，应长期随访与监测。在治疗后第 1 年，每 3 个月随访 1 次；第 2 年后每 4～6 个月 1 次；第 5 年后每年随访 1 次。随访内容包括症状、体征、全身情况、盆腔检查及 B 超检查。根据组织学类型，进行血清 CA125、AFP、hCG 等肿瘤标志物测定。

④出院指导

a.手术患者：遵医嘱坚持治疗，按时复查。注意饮食合理搭配，少食辛辣、盐腌、油炸食物，多吃蔬菜水果。劳逸结合，避免重体力劳动。保持会阴清洁，勤换内裤。卵巢肿瘤患者术后不宜马上进行性生活，通常应等到身体完全恢复、阴道残端愈合良好，复查时根据医嘱确定恢复性生活的时间。

b.化疗患者：注意口腔卫生，使用软毛刷清洁口腔。化疗前及化疗期间应多饮水，尿量维持在每日 2000mL 以上。预防便秘，保持大便通畅。出院期间如出现腹痛、腹泻、阴道出血、异常分泌物及发热、乏力应立即就医。告知患者化疗引起的脱发不必担心，停药后会自行恢复，化疗结束后恶心、呕吐及胃部不适大概要持续 1 周左右。嘱患者加强营养，少食多餐，进食一些清淡、易消化的食物。化疗后 2～3d 复查血常规及肝、肾功能等，4 周后复查血常规、尿常规、肝肾功能、肿瘤标志物、心电图、酌情做胸片检查，结果合格后，根据预约时间再次入院进行化疗。如有不适随时就诊。

（7）延续护理

①化疗结束后督促患者定期在门诊进行复查，及时发现有无复发迹象。

②建立定期随访登记本，电话或门诊随访患者的情况，做好肿瘤标志物、B 超检查、妇科检查及影像学检查的记录。

③定期开展"妇科肿瘤健康教育"活动，与患者进行交流、沟通，拉近医患距离。告知患者肿瘤俱乐部微信平台，患者遇到问题可随时咨询。定期开展肿瘤知识讲座，讲解妇科肿瘤疾病相关知识，提高患者对疾病的认识，增强患者战胜疾病的信心。

第四节　妊娠滋养细胞疾病的护理

一、葡萄胎

(一)疾病概述

葡萄胎亦称水泡状胎块,是因妊娠后胎盘绒毛滋养细胞增生、间质水肿,而形成大小不一的水泡,水泡间借蒂相连成串,形如葡萄而名之。葡萄胎分为完全性葡萄胎和部分性葡萄胎两类,其中大多数为完全性葡萄胎。

1.主要病因

确切原因尚未完全清楚,可能与种族因素、营养因素、内分泌失调以及遗传因素等有关。

2.主要临床表现

由于诊断技术的进步,越来越多的患者在尚未出现症状或仅有少量阴道流血之时,已作出诊断并得以治疗,所以症状典型的葡萄胎临床已越来越少见。

(1)完全性葡萄胎的典型症状

①停经后不规则阴道流血:为最常见的症状,80%以上患者会出现阴道流血,一般在停经8~12周开始不规则阴道流血,量多少不定。

②子宫异常增大、变软:因葡萄胎迅速增长及宫腔内积血,约半数以上患者的子宫大于停经月份,质地变软,并伴血清绒毛膜促性腺激素(hCG)水平异常升高。

③妊娠剧吐:多发生膜促性腺激素于子宫异常增大和血清 hCG 水平异常升高者,出现时间一般较正常妊娠早,症状严重,且持续时间长。

④子痫前期征象:多发生于子宫异常增大者,出现时间较正常妊娠早,可在妊娠 24 周前出现高血压、水肿和蛋白尿,而且症状严重。

⑤腹痛:因葡萄胎增长迅速和子宫过度快速扩张所致。表现为阵发性下腹痛,一般不剧烈,能忍受,常发生于阴道流血之前。若发生卵巢黄素囊肿扭转或破裂,可出现急性腹痛。

⑥卵巢黄素化囊肿:由于大量血清 hCG 刺激卵巢卵泡内膜细胞发生黄素化而形成囊肿,常为双侧性,但也可单侧,大小不等,切面为多房,囊肿壁薄,囊液呈清亮或琥珀色。

⑦甲状腺功能亢进:约 7%的患者可出现轻度甲状腺功能亢进表现。

(2)部分性葡萄胎:大多没有完全性葡萄胎的典型症状,程度也常较轻。阴道流血常见,但子宫多数与停经月份相符或更小,一般无子痫前期、卵巢黄素化囊肿等,妊娠呕吐较轻。

3.诊疗原则

一旦确诊应及时清宫,清宫前仔细全身检查,必要时先对症处理,稳定病情。对于子宫大于妊娠 12 周或术中感到一次吸刮干净有困难者,可于 1 周后行第二次清宫。清宫后定期进行血 hCG 测定。

(二)护理评估

1.健康史及相关因素

(1)健康史及相关因素:月经史、生育史、本次妊娠的早孕反应时间、程度等。

（2）有无阴道流血，以及流血的量、性质，有无水泡状物质排出。

（3）患者及家族的既往病史，包括妊娠滋养细胞疾病史。

（4）生命体征：体温、脉搏、呼吸及血压等情况。

（5）有无早孕剧吐、中孕水肿、蛋白尿、高血压等妊娠期高血压疾病征象。

2.诊断检查

（1）体格检查：有无腹痛，腹痛的部位，腹肌有无紧张等，注意有无贫血貌、突眼、双手有无震颤等。

（2）妇科检查：了解子宫大小与停经月份是否相符，质地如何，有无宫颈举痛、宫体压痛、附件区压痛，有无肿块以及肿块的位置、大小、性质，以及与子宫及邻近器官的关系。

（3）辅助检查：了解血尿常规、肝肾功能、电解质、血凝、甲状腺功能、人绒毛膜促性腺激素（β-hCG）、盆腔 B 超等检查结果。

3.心理-社会状况

评估患者有无焦虑以及患者、家属对疾病的认知程度。

（三）护理问题

1.舒适的改变

与妊娠呕吐及妊娠期高血压疾病相关症状等有关。

2.有感染的可能

与清宫手术有关。

3.潜在并发症

出血。

4.焦虑

与担心疾病的恶变及再次妊娠的复发有关。

（四）护理措施

1.术前护理

（1）一般护理：向患者介绍住院环境、治疗过程、可能出现的不适及影响预后的有关因素，协助患者完成各项辅助检查；提供舒适安静的住院环境，保证充足的睡眠。

（2）妊娠呕吐的护理

①饮食宜清淡、少量多餐，指导患者进食富含营养和适合口味的食物，呕吐严重者可静脉补液。

②保持口腔卫生，每次呕吐后漱口，并观察呕吐物的性状。

③室内保持清洁、空气清新，消除可能引起呕吐的因素。

④卧床休息，必要时给予镇静、止吐药物。

（3）病情观察：评估患者生命体征和心、肺、肝、肾等重要脏器的状况；评估专科情况；严密观察腹痛及阴道流血的量和性状，有无水泡状物质排出，必要时保留会阴纸垫。流血过多时，密切观察生命体征变化。

（4）做好清宫术前准备：清宫前做交叉配血试验，备血，建立静脉通道，做好经腹手术准备并备好抢救物品。

（5）心理护理:评估患者对疾病的认识和心理承受能力,向患者和家属介绍疾病知识,使患者积极配合治疗。

2.术后护理

（1）病情观察:观察阴道出血量及子宫收缩等情况,出血多或腹痛剧烈者及时报告医生。

（2）用药护理:遵医嘱及时使用抗生素预防感染,观察药物的疗效及不良反应,做好相应的处理及记录。

（3）实验室检查:遵医嘱留取血标本监测血 hCG 的变化。

（4）心理护理:葡萄胎清宫一次不易吸刮干净,需再次刮宫者,做好患者的心理护理。

（五）健康教育

（1）清宫手术前需备血、建立静脉通道、做好经腹手术准备,指导患者积极配合。

（2）讲解葡萄胎的发生、发展以及治疗的过程,让患者及家属了解葡萄胎是良性病变,经过治疗后能恢复正常,不影响再次妊娠。及时清宫,坚持正规的治疗和随访是根治葡萄胎的基础。

（3）卵巢黄素化囊肿在葡萄胎清宫后常会自行消退,一般不需处理。但若有腹痛伴恶心、呕吐、腹胀等情况应立即告知医务人员。

（4）出院指导

①清宫术后禁止性生活和盆浴 1 个月。

②随访指导:葡萄胎排出后,部分患者仍有恶变的可能,故应定期随访。随访内容:a.血清 hCG 定量测定,第一次测定应在清宫后 24h 内,以后每周 1 次,直至连续 3 次阴性,以后每月 1 次,共 6 个月,然后再每 2 个月 1 次,共 6 个月,自第 1 次阴性后共计 1 年;b.随访期间若出现血清 hCG 异常或有临床症状或体征时行妇科检查,必要时行 B 超、X 线胸片或 CT 检查;c.应注意月经是否规则,有无阴道流血,有无咳嗽、咯血及其他转移灶症状。

③避孕指导:葡萄胎随访期间应可靠避孕 1 年,葡萄胎后 6 个月若血清 hCG 成对数下降至阴性者可以妊娠,但对血清 hCG 下降缓慢者应延长避孕时间,避孕方法首选避孕套或口服避孕药,不选用宫内节育器,以免穿孔或混淆子宫出血原因。

④再次妊娠指导:葡萄胎后的再次妊娠,应在早孕期间做 B 超和血清 hCG 测定,以明确是否正常妊娠,产后也需血清 hCG 随访至阴性。

二、妊娠滋养细胞肿瘤

妊娠滋养细胞肿瘤(GTN)是恶性妊娠滋养细胞疾病,发病率在东南亚最高,欧美地区较低,包括侵蚀性葡萄胎、绒毛膜癌以及罕见的胎盘部位滋养细胞肿瘤。侵蚀性葡萄胎是指葡萄胎组织侵入子宫肌层或转移至子宫以外的疾病,全部继发于葡萄胎妊娠,一般认为有 5%～20% 的葡萄胎可发展成侵蚀性葡萄胎,大多数侵蚀性葡萄胎发生在葡萄胎清除后 6 个月内,恶性程度一般不高,预后较好。绒毛膜癌是滋养细胞疾病中恶性程度最高的一种,患者多为育龄妇女,也可发生于绝经后妇女,其中 50% 继发于葡萄胎,少数发生于足月产、流产及异位妊娠后。在化疗药问世之前,绒毛膜癌的死亡率高达 90% 以上。随着诊断技术及治疗方法的发展,绒毛膜癌患者的预后已得到极大的改善。

（一）病因及发病机制

病因尚不清楚,可能与卵子的异常受精有关。侵蚀性葡萄胎镜下可见水泡状组织侵入子宫肌层,有绒毛结构及滋养细胞增生和异型性,但绒毛结构也可退化,仅见绒毛阴影。绒毛膜癌镜下可见滋养细胞和合体滋养细胞成片状高度增生,明显异型,不形成绒毛或水泡状结构,并广泛侵入子宫肌层造成出血坏死。

（二）临床表现

1.无转移滋养细胞肿瘤

大多数继发于葡萄胎妊娠。

(1)阴道流血:在葡萄胎排空、流产或足月产后,有持续的不规则阴道流血,量多少不定。也可表现为一段时间的正常月经后再停经,然后又出现阴道流血。长期阴道流血者可继发贫血。

(2)子宫复旧不全或不均匀性增大:在葡萄胎排空后4～6周子宫尚未恢复到正常大小,质地偏软。也可受肌层内病灶部位和大小的影响,表现出子宫不均匀性增大。

(3)卵巢黄素化囊肿:由于 hCG 的持续作用,在葡萄胎排空、流产或足月产后,两侧或一侧卵巢黄素化囊肿可持续存在。

(4)腹痛:一般无腹痛,但当子宫病灶穿破浆膜层时可引起急性腹痛及其他腹腔内出血症状。若子宫病灶坏死继发感染也可引起腹痛及脓性白带。黄素化囊肿发生扭转或破裂时也可出现急性腹痛。

(5)假孕症状:由于肿瘤分泌的 hCG 及雌、孕激素的作用,表现出乳房增大,乳头及乳晕着色,甚至有初乳样分泌,外阴、阴道、宫颈着色,生殖道质地变软。

2.转移性滋养细胞肿瘤

大多为绒毛膜癌,肿瘤主要经血行播散,转移发生早而且广泛。最常见的转移部位是肺(80%),再依次是阴道(30%)、盆腔(20%)、肝(10%)和脑(10%)等,各转移部位症状的共同特点是局部出血。

(1)肺转移:通常无症状,仅通过 X 线胸片或肺 CT 做出诊断。典型表现为胸痛、咳嗽、咯血及呼吸困难。这些症状常呈急性发作,但也可呈慢性持续状态达数月之久。在少数情况下,可因肺动脉滋养细胞瘤栓形成,造成急性肺梗死,出现肺动脉高压、急性呼吸功能衰竭及右心衰竭。

(2)阴道转移:转移灶常位于阴道前壁及穹窿,呈紫蓝色结节,破溃时引起不规则阴道流血,甚至大出血。一般认为系宫旁静脉逆行性转移所致。

(3)肝转移:为不良预后因素之一,多同时伴有肺转移。多数无转移相关症状,也可表现上腹部或肝区疼痛、黄疸等,若病灶穿破肝包膜可出现腹腔内出血,导致死亡。

(4)脑转移:预后凶险,为主要的致死原因。一般同时伴有肺转移和(或)阴道转移。转移初期多无症状。脑转移的形成可分为 3 个时期:

①瘤栓期:可表现为一过性脑缺血症状如猝然跌倒、暂时性失语、失明等。

②脑瘤期:出现头痛、喷射样呕吐、偏瘫、抽搐直至昏迷。

③脑疝期:颅内压不断升高,脑疝形成,压迫生命中枢,最终死亡。

(5)其他转移:包括脾、肾、膀胱、消化道、骨等,其症状视转移部位而异。

3.临床分期

采用国际妇产联盟(FIGO)妇科肿瘤委员会制定的临床分期,该分期包含了解剖学分期和预后评分系统两个部分(表4-4-1),其中规定预后评分≤6分为低危,≥7分为高危。

表 4-4-1　滋养细胞肿瘤解剖学分期

Ⅰ期	病变局限于子宫
Ⅱ期	病变扩散,但仍局限于生殖器官(附件、阴道、阔韧带)
Ⅲ期	病变转移至肺,有或无生殖系统病变
Ⅳ期	所有其他转移

(三)辅助检查

1.侵蚀性葡萄胎

(1)血 hCG 值连续测定:葡萄胎清宫后血 hCG 值连续 2 周升高或平台状超过 3 周或葡萄胎排空后 6 周,血 hCG 持续高水平超过 6 周,且临床已排除葡萄胎残留、黄素化囊肿或再次妊娠。

(2)彩色多普勒超声:显示低阻抗丰富血流改变。

(3)胸片,CT,MRI,动脉造影,腹腔镜检查等:可用于诊断肺转移、脑转移和盆腹腔脏器、腹膜和子宫的转移病灶。

2.绒毛膜癌

(1)hCG 测定:是诊断绒毛膜癌的最重要手段。一般 β-hCG 降至正常值在人工流产和自然流产后分别约需 30d 和 19d,足月妊娠分娩后为 12d,异位妊娠为 8~9d。若超过上述时间,hCG 仍持续在高值并有上升,结合临床情况,绒毛膜癌诊断可以确定。

(2)影像学诊断:B 超(子宫、肝、脾、肾等),X 线胸片、CT、MRI。

(3)组织学诊断:在子宫肌层内或子宫外转移灶组织中若见到绒毛或退化的绒毛阴影,则诊断为侵蚀性葡萄胎;若仅见成片滋养细胞浸润及坏死出血,未见绒毛结构者则诊断为绒癌。

(四)治疗

以化疗为主,手术和放疗为辅。年轻未生育者尽可能不切除子宫,以保留生育功能,如不得已切除子宫者仍可保留正常卵巢。需手术治疗者一般主张先化疗,待病情基本控制后再手术,对肝、脑有转移的重症患者可加用放射治疗。

(五)护理评估

1.病史评估

评估个人及家属的既往史,包括滋养细胞疾病史、药物使用史及过敏史。若既往曾患葡萄胎则应详细了解第 1 次清宫的时间、水泡大小、吸出组织物的量,以及清宫后阴道流血的量、性质、时间长短、子宫复旧情况。了解血、尿 hCG 水平及肺部 X 线检查结果。采集阴道不规则出血的病史,询问生殖道、肺部、脑等转移的相应症状。了解是否做过化疗及化疗的时间、药物、剂量、疗程、疗效及用药后机体的反应情况。

2.身体评估

(1)评估临床症状:了解阴道出血情况,有无腹痛等症状。

(2)评估患者有无咳嗽、咳痰、咯血、胸痛、头痛、呕吐等转移症状。

3.风险评估

患者入院2h内进行各项风险评估,包括患者压疮危险因素评估、患者跌倒/坠床危险因素评估、日常生活能力评定、入院护理评估。

4.心理-社会评估

(1)评估患者是否有恐惧、焦虑、情绪低落、对预后担心、害怕化学药物治疗等不良情绪。掌握患者心理,如生育过的患者因为要切除子宫而担心女性特征的改变,未生育的患者则因为要切除子宫而绝望。

(2)评估患者的宗教信仰、价值观、工作状况、生活方式、家庭状况、经济状况等。评估家属对本病及其治疗方法、预后是否了解及焦虑程度。

(六)护理措施

1.术前护理

(1)病情观察

①观察阴道流血:严密观察腹痛及阴道流血情况,记录出血量,流血多时密切观察生命体征,观察阴道排出物,有水泡样组织及时送检并保留会阴垫,以便评估出血量及排出物的性质。随时做好术前准备,配血备用,建立静脉通道,准备好催产素及抢救物品及药品。

②发现大出血时,应立即报告医生,及时监测生命体征,并做好急诊手术准备。

(2)心理护理:评估患者及家属对疾病的心理反应,了解患者既往面对应激情况的反应、方式,并指导患者面对疾病的应对方式。向患者及家属讲解疾病的相关知识,帮助患者和家属树立信心。让患者诉说心理痛苦及失落感,并鼓励其接受现实。介绍化疗方案及药物的相关知识及自我护理的常识,以减少顾虑。

(3)健康教育

①饮食:鼓励患者进食高蛋白、高热量、高维生素、易消化饮食,同时注意食物色、香、味搭配,以增进患者的食欲。对不能进食或进食不足者,应遵医嘱给予静脉补充营养。

②卫生指导:病房应空气流通,安静舒适。保持皮肤及外阴清洁,患者可每日用温水清洗外阴1~2次。

(4)肿瘤转移患者的护理

①阴道转移:a.禁止做不必要的检查和使用窥器,尽量卧床休息,密切观察阴道有无破溃出血。b.准备好各种抢救器械和物品。c.如发生转移灶破溃大出血时应立即通知医生并配合抢救。遵医嘱用长纱条压迫止血,同时注意保持外阴清洁,严密观察出血情况和生命体征,观察有无感染及休克。纱条必须于24~48h取出,取出时做好输液、输血及抢救的准备。若出血未止可重新填塞,记录取出和再次填塞纱条的数量,同时给予输血、输液,遵医嘱应用抗生素预防感染。

②肺转移:a.嘱卧床休息,减轻患者消耗,协助呼吸困难者取半卧位并给予吸氧。b.按医嘱给予镇静剂及化疗药。c.大量咯血时有窒息、休克甚至死亡的危险,给予患者头低患侧卧位

并保持呼吸道的通畅,轻击背部,排出积血。同时迅速通知医生,配合医生进行止血、抗休克治疗。

③脑转移:a.严密观察病情。b.让患者尽量卧床休息,起床时应有人陪伴,防止瘤栓期一过性症状发生时造成损伤。观察颅内压增高的症状,记录出入量,观察有无电解质紊乱的症状,一旦发现异常情况立即通知医生并配合处理。c.按医嘱给予静脉补液、止血剂、脱水剂、吸氧、化疗等,严格控制补液总量和补液速度,防止颅内压升高。d.采取必要的护理措施预防跌倒、咬伤、吸入性肺炎、角膜炎、压疮等情况的发生。e.做好 hCG 测定、腰穿的配合。f.昏迷、偏瘫者按相应的护理常规实施护理。

2.术后护理

(1)病情观察

①术后每小时观察 1 次血压、脉搏、呼吸并记录,共 3 次。

②观察腹部伤口有无渗血、渗液,观察疼痛程度。

(2)用药护理:常用的一线化疗药物有甲氨蝶呤(MTX)、放射菌素 D(Act-D)、氟尿嘧啶(5-FU)等。

①甲氨蝶呤(MTX):a.目的:可抑制四氢叶酸生成,从而干扰 DNA 合成。b.方法:肌内注射者,0.4mg/(kg·d),连续 5d,疗程间隔 2 周;静脉滴注者,250mg,维持 12h。c.注意事项:给药期间应测定血 β-hCG 及进行 B 超检查,严密监护。d.不良反应:用药后可能出现胃肠炎、药物性肝炎、肾功能损害、骨髓抑制、皮炎、口腔炎等不良反应。

②放射菌素 D(Act-D):a.目的:嵌入 DNA 双螺旋的小沟中,与 DNA 形成复合体,阻碍 RNA 多聚酶的功能,抑制 RNA 的合成,特别是 mRNA 的合成。b.方法:静脉滴注,10～12μg/(kg·d),连续 5d,疗程间隔 2 周。c.注意事项:最近患过水痘者不宜用本品;骨髓功能低下、有痛风病史、肝功能损害、感染等应慎用。d.不良反应:可引起骨髓抑制、胃肠道反应、脱发等。

③氟尿嘧啶(5-FU):a.目的:通过抑制胸腺嘧啶核苷酸合成酶而抑制 DNA 的合成。b.方法:28～30mg/(kg·d),静脉滴注,连续 8～10d,疗程间隔 2 周。c.注意事项:用药期间应严格检查血象。

④不良反应:骨髓抑制、胃肠道反应、脱发、红斑性皮炎、皮肤色素沉着等。

(3)化疗患者的护理:积极采取措施减轻患者化疗的不良反应及疼痛等不适症状。

(4)健康教育

①饮食:忌生、冷、刺激性食物,可适当进食高蛋白、高维生素、易消化饮食。鼓励患者多进食,以增加机体免疫力。

②卫生指导:术后 2～7d 内,阴道可能有少量血性分泌物,需保持会阴部的清洁以防感染。

③化疗间歇期指导:指导患者适当活动。若患者有造血功能抑制,尤其是白细胞计数较低时应移至单人病房,并谢绝探视,实行保护性隔离。根据病情决定每日测量体温的次数,遵医嘱使用升白细胞药物和抗生素。

④出院指导:a.自术后到来正常月经前禁性生活及盆浴,以免发生感染。b.教会患者正确留取中段尿。c.1 周后电话查询病理结果。d.术后 1 个月到门诊复查,不适随诊。e.注意休息,

不过分劳累,阴道转移者应卧床休息,以免引起破溃大出血。f.做好避孕,但应避免选用宫内节育器和药物避孕方法。

(5)延续护理

①出院后严密随访,警惕复发:第1年每月随访1次;1年后每3个月随访1次,持续3年;再改为每年1次,持续2年;此后每2年1次,随访至少5年。

②随访内容:在随访血、尿 hCG 的同时,应注意有无阴道异常流血、咳嗽、咯血及其他转移灶症状。定时做妇科检查、盆腔 B 超及胸片或胸部 CT 检查。

第五节 产科一般护理

一、产科入院护理

(1)按一般入院护理常规。

(2)测体重、血压、体温、脉搏、呼吸,听胎心,查宫缩。

(3)已有产兆,应先做阴道检查(有阴道出血者禁查),再行其他检查。

(4)来院途中分娩者,入院后应立即进行新生儿脐带及产妇会阴部消毒处理,遵医嘱给母婴注射破伤风抗毒素,新生儿隔离观察 3d。

(5)需查看产妇门诊病历,如有传染性疾病或感染的孕妇必须安置在隔离间,进行隔离。

(6)胎膜早破者,嘱产妇取平卧位,严格卧床休息,防止脐带脱垂,观察并记录羊水颜色和性状。

(7)对患妊娠期高血压疾病的孕妇,需安置在单间或相对安静的房间,避免声、光刺激。

(8)病情危重者,需安置在抢救间,护士要准备抢救物品,并做好抢救准备。

(9)因阴道出血入院的孕产妇,需详细询问出血量,保留会阴垫,观察并记录阴道出血量及性质。

(10)凡产妇入院,应向家属交代入院须知,有异常情况立即通知医生,酌情留一名家属或陪送人员,向其交代初步检查结果及处理意见。

二、产前护理

(1)待产期间听胎心、查宫缩,每日 6 次,做胎心外监护每日 1~2 次。

(2)测体温、脉搏、呼吸每日 3 次,正常 3d 后改为每日 2 次。测体重、血压至少每周 1 次,有妊娠期高血压疾病、糖尿病、心脏病、肾病、羊水过多等并发症者,测体重、血压至少每周 2 次。

(3)嘱孕妇左侧卧位,适当休息。

(4)指导孕妇的饮食护理,防止便秘。

(5)指导并协助孕妇行乳房护理,纠正乳头凹陷。

（6）向孕妇讲解有关母乳喂养的知识，并指导其学会哺乳方法。

（7）向孕妇宣教阴道分娩的好处及剖宫产术的利弊。

（8）注意观察产兆，临产后送待产室，胎膜已破者，用平车推送。

（9）需行剖宫产者，备腹部及会阴部皮肤，嘱禁食水 6h 以上，向孕妇交代术后注意事项。

三、分娩期护理

正式临产产妇即入待产室，进行分娩前准备及护理。

（1）复习病历，无阴道检查禁忌者立即行阴道检查，测血压，听胎心，估计胎儿大小，备会阴部皮肤。

（2）填写待产记录，对立即分娩者做好分娩护理，待产后补充分娩记录产后补充。

（3）接诊未进行产前检查的急诊、危重、疑难并发症产妇时，及时报告医生。

（4）产妇置胎心外监护，做入室试验 20min，判断胎儿有无宫内缺氧。

（5）观察宫缩强度、间歇时间及持续时间，每小时 1 次。

（6）听胎心每小时 1 次，破膜前后必须连续听 2 次胎心。胎心＞160 次/min 或＜120 次/min，或不规则时应立即吸氧并进行连续的胎心监护，通知医生并准备好新生儿窒息复苏的药品及用物。

（7）阴道检查宫颈口开大程度及胎先露高低，初产妇每 2h 1 次，经产妇每小时 1 次，对可疑前置胎盘者，避免行阴道检查。

（8）记录破膜时间，头先露者发现羊水Ⅰ度应立即报告医生，同时进行初步处理，观察记录羊水量、性质、颜色，每 2h 1 次。

（9）测量血压、脉搏每 4h 1 次，妊娠期高血压疾病、心脏病产妇每 2h 1 次。

（10）协助产妇按时进食水，保证入量及排尿、排便通畅，如 6h 不能排尿或膀胱过度充盈，可行导尿并留置，以免膀胱胀满影响胎先露的下降。

（11）做好产妇思想工作，解除思想顾虑，放松身心。

（12）经产妇宫口开到 3～4cm，初产妇宫口开全者即送入分娩室进行分娩。

（13）进入第二产程后，听胎心、观察宫缩每 10～15min 1 次，胎心异常者做好新生儿急救准备。

（14）入分娩室后估计产妇 30min 内将分娩者，应立即消毒外阴，准备接生用物。

（15）指导产妇调整呼吸及正确使用腹压。

（16）胎头拨露 2～3cm，接生者刷手，并穿无菌手术衣，戴无菌手套。

（17）准备产台，摆放清点器械、纱布，铺新生儿抢救包。

（18）消毒会阴部，行双侧阴部神经阻滞＋局部麻醉术。

（19）胎头着冠后行会阴左中侧切术。

（20）助产者行接生术。

（21）新生儿娩出后立即对新生儿进行快速评估，需常规护理或新生儿抢救。

（22）新生儿结扎脐带并进行初步体检，与母亲核对性别后，交与台下进行早接触、早吸吮，并给予系手脚腕条,测量身长、体重。

(23)剥离胎盘:胎盘剥离后协助娩胎盘,按顺时针方向旋转牵引娩出胎盘。

(24)冲洗伤口,整理手术台,将计血量盘垫于臀下收集血量。

(25)缝合会阴切口。

(26)胎盘娩出后2h内严密观察产妇血压、脉搏、宫缩、子宫底高度、出血量及主诉。

(27)向产妇交代自然分娩后注意事项及护理要点。

(28)填写分娩记录及分娩登记本。

(29)分娩结束送回病房,严格查对新生儿出生时间及性别,交接母亲并发症、出血量。

四、产后护理

(1)产妇回病房时,病房护士与助产士详细交接分娩情况及特殊医嘱;床边交接产妇及新生儿,按摩子宫,以便了解子宫收缩的情况,防止产后出血;有留置尿管者注意是否通畅,适当固定尿袋;有静脉输液者要了解输入液体种类以及是否通畅;查看新生儿的情况。

(2)给予软、热、多汤饮食,或按医嘱进食。

(3)观察子宫收缩及出血量,每15~30min 1次,2h后,每小时观察1次直至产后24h。按摩子宫,挤出宫腔内积血,出血多时报告医生。

(4)督促并协助产妇及时排尿,有尿潴留者,酌情放置导尿管。

(5)注意产后排便情况,有便秘者可服用缓泻药,也可用开塞露或甘油合剂纳肛,严重者肥皂水灌肠。

(6)会阴护理前后要洗手,产妇使用的卫生垫需消毒,勤更换。

(7)产妇衣服、床单及臀垫应及时更换,换后消毒处理。

(8)会阴水肿明显者,可用50%的硫酸镁湿热敷,每日2次。

(9)产后3d内或会阴切口拆线前,行会阴冲洗每日2次,有严重撕裂或较大、较深的切口者,每次排便后需冲洗会阴。

(10)会阴Ⅰ度和Ⅱ度裂伤者,缝线于24~48h拆除,侧切伤口缝线于48~72h拆除。

(11)如无禁忌者,应鼓励产妇早下地活动,48h后可做产后保健操。

(12)硬膜外麻醉下剖宫产术后产妇的护理如下所述。

①体位与活动:术后去枕平卧6h,6h后可垫枕。协助产妇床上翻身,每2h 1次。拔除尿管后,协助产妇下地活动。

②饮食:术后6h内禁食水,6h后进清流食,1d后进半流食,未排气前禁食糖水、牛奶、鸡蛋等产气的食物,排气后进普食。

③排尿:留置尿管24h,拔除后,协助产妇如厕排尿。

④术后记录特护24h。

⑤会阴冲洗:早、晚各1次,共3d。

⑥背部护理:每日1次,共3d;术后48h可揭去硬膜外麻醉针眼处胶布。

(13)产后新生儿无异常者均应母婴同室,有条件者可设温馨病房,由亲属陪伴。

（14）母婴同室病房应保持空气清新，定时通风，但注意避免对流风，防止产妇受凉。严格执行探视制度，每床每次探视人员不超过1人。

（15）产后1h内，指导并协助产妇与新生儿早接触、早吸吮、早哺乳。

（16）鼓励并指导产妇母乳喂养，按需哺乳，喂奶前洗手，清水擦净乳头。指导乳头凹陷者自行牵拉纠正，乳头皲裂者，可涂抹乳汁、香油、安息香酸酊等。

（17）已出院或转出的新生儿不得重新抱回母婴同室病房。

（18）正常产后2～3d出院（剖宫产4～5d），出院前，讲解母婴注意事项，协助新生儿更衣，并核对姓名、性别、出生时间、胸牌及手腕条等。

第六节　产科常见症状的护理

一、尿潴留

尿潴留是指膀胱充盈，不能自行排尿或排尿后残余尿量＞100mL者。

（一）常见原因及临床表现

（1）排尿习惯改变，如胎膜早破孕妇因胎先露高，不宜下床排尿或排尿时不敢用力导致尿潴留。

（2）产程中胎先露压迫膀胱颈及骨盆底，产生暂时性神经支配障碍，以及尿道周围或膀胱三角区水肿，导致产程中尿潴留。

（3）产后由于腹腔内压力降低，膀胱壁传入神经功能尚未完全恢复，产妇在膀胱充盈时无尿意，可能导致膀胱过度充盈而不能自行排尿，发生尿潴留。

（4）剖宫术后腹部切口疼痛或会阴侧切口疼痛，产妇不敢用力而导致尿潴留。

（二）护理

（1）胎膜早破者，评估产程进展情况，检查胎位、胎先露下降情况，听胎心。如果是头位，且胎先露达到坐骨棘水平以下，可以让产妇下地排尿；如果是臀位，或虽是头位但胎先露未达到坐骨棘水平应协助产妇床上排尿，提供安静、隐蔽的排尿环境，并嘱产妇每1～2h排尿1次。

（2）产妇临产后，鼓励自由体位，每1～2h督促产妇排尿1次。

（3）鼓励产妇多饮水，使用"腹部叩诊-尿意法"评估产妇膀胱充盈程度，当储尿量达到300～350mL时，无论产妇有无尿意都要协助如厕排尿。

（4）排尿时，可让产妇听流水声，刺激排尿反射，或按摩腹部，以促进膀胱肌肉收缩。

（5）针刺或按摩穴位，如刺激关元、气海、三阴交、阴陵穴等可促进排尿。

（6）遵医嘱肌内注射新斯的明0.5mg，可使膀胱平滑肌收缩，促进排尿。

（7）心理护理：多与产妇交流，解除思想负担，增强产妇自我排尿的信心。

（8）如果上述措施均无效，应实施导尿。导尿时要严格无菌操作，一次排尿量不可＞800mL。

二、乳房肿胀

乳房肿胀是指哺乳期妇女因为乳汁淤积，乳腺管不通等因素引起乳房水肿、充血、疼痛，可引起短期发热，是哺乳期常见症状之一。

（一）常见原因及临床表现

常见原因：①乳汁分泌量多；②开奶晚；③含接差；④不能经常排空乳房；⑤限定喂奶时间。

临床表现：乳房疼痛、水肿、绷紧感，特别是乳头部分发亮、发红，乳汁不畅，可能引起体温升高。

（二）护理

（1）预防：分娩后实行"三早"，即早接触、早吸吮、早开奶。教会产妇正确的喂养姿势和含接姿势，告诉产妇不要限制喂奶时间。

（2）排出乳汁：消除乳房肿胀最根本的措施是排出乳汁，如果乳汁不能排出，可能发展成乳腺炎，形成脓肿，泌乳量会减少，所以嘱咐产妇不要让乳房"休息"，如果婴儿能够吸吮，要经常喂他，这是最好的排出乳汁的办法；如果婴儿不能吸吮，帮助产妇将奶挤出。可以用手挤奶，也可以用奶泵吸出。喂奶或挤奶之前，需刺激母亲的射乳反射。

（3）刺激射乳反射的方法：①热敷乳房；②热水淋浴；③按摩母亲的颈部和背部；④轻轻按摩乳房；⑤刺激乳房和乳头皮肤；⑥帮助母亲放松。

（4）喂奶后，冷敷乳房，可以帮助减轻水肿。

（5）安慰产妇很快就能舒适地哺乳，帮助产妇树立信心。

三、乳头疼痛

乳头疼痛是指产妇由于哺乳不当或局部感染等因素引起乳头红肿而致，婴儿吸吮时疼痛加剧，产妇可能因为疼痛而拒绝母乳喂养。

（一）常见原因

（1）新生儿含接姿势不当。

（2）乳房过度肿胀。

（3）乳头皲裂。

（4）新生儿口腔有念珠菌感染。

（5）新生儿舌系带短。

（二）临床表现

乳头红肿、破裂，产妇喂奶时表情痛苦或拒绝喂养。

（三）护理

（1）帮助产妇树立能成功喂养的信心，解释疼痛是暂时的，良好的喂养方式可减轻乳头疼痛。

（2）帮助改进婴儿的含接姿势，教会母亲一手正确抱住婴儿，一手以"C"字托起乳房，用乳头刺激婴儿口周，当婴儿嘴巴张大的瞬间，将乳头和乳晕大部分放入婴儿口中。

（3）鼓励产妇继续喂奶，不需要让乳房"休息"，可以让婴儿先吸疼痛较轻的一侧乳房。

（4）嘱产妇喂奶后，挤出少许乳汁涂在乳头上，可促进乳头皲裂的愈合。

（5）如果产妇奶胀，指导产妇喂奶或挤奶，以便减轻奶胀。

（6）如果乳头或乳晕的皮肤发红、发亮、剥落、发痒、深部痛或者持续性痛，应按念珠菌感染治疗。

（7）指导产妇用温水洗乳房，不要用肥皂水或乙醇等擦洗，不可用力搓擦乳头，不要用药物洗剂或软膏。

第五章 儿科护理

第一节 新生儿黄疸的护理

新生儿黄疸是因胆红素在体内积聚引起的皮肤或其他器官黄染。可分为生理性及病理性,严重者可导致中枢神经损害,产生胆红素脑病。

一、新生儿黄疸的分类

(一)生理性黄疸

由于新生儿胆红素代谢特点,50%～60%的足月儿和80%的早产儿出现生理性黄疸。足月儿生后2～3d出现黄疸,4～5d达高峰,5～7d消退,最迟不超过2周,黄疸的程度较轻,先见于面部、颈、巩膜,然后遍及躯干及四肢,胎粪都呈黄色,一般无症状,脐血血清总胆红素(TSB) $<42.7\mu mol/L(2.5mg/dL)$,24h内 $<102.6\mu mol/L(6mg/dL)$,48h内 $<153.9\mu mol/L(9mg/dL)$,72h以内及以后 $<220.6\mu mol/L(12.9mg/dL)$。早产儿生后3～5d出现黄疸,黄疸程度较足月儿重,消退也较慢,可延长至2～4周。24h TSB $<136.8\mu mol/L(8mg/dL)$,48h内 $<205.2\mu mol/L(12mg/dL)$,72h内 $<256.5\mu mol/L(15mg/dL)$。

(二)病理性黄疸

新生儿黄疸出现下列情况之一时要考虑为病理性黄疸:①生后24h内出现黄疸,TSB $>102.6\mu mol/L(6mg/dL)$;②足月儿TSB $>220.6\mu mol/L(12.9mg/dL)$,早产儿或低体重儿TSB $>255\mu mol/L(15mg/dL)$;③血清结合胆红素 $>26\mu mol/L(1.5mg/dL)$;④TSB每天上升 $>85\mu mol/L(5mg/dL)$;⑤黄疸持续时间较长,足月儿超过2周,早产儿超过4周或进行性加重。对病理性黄疸应积极查找病因。

二、病因与病理生理

(一)病因

1.感染性

(1)新生儿肝炎:由于母亲在怀孕期间感染了巨细胞病毒、乙型肝炎、风疹、单纯疱疹等,通过胎盘屏障传染给胎儿或分娩时产道感染。

(2)新生儿败血症及其他感染:由于细菌感染,其毒素加快了红细胞的破坏所致。

2.非感染性

(1)新生儿溶血病:可分为 ABO 血型不合及 Rh 血型不合导致的溶血病,ABO 血型不合多为母亲 O 型,新生儿 A 型或 B 型。Rh 血型不合主要发生在 Rh 阴性母亲和 Rh 阳性胎儿。

(2)胆道闭锁:多数见于胎儿宫内病毒感染导致胆管炎、胆管闭锁,结合胆红素排泄障碍。

(3)母乳性黄疸:约 1% 左右的母乳喂养的新生儿会出现黄疸,非结合胆红素升高。在停止母乳喂养后 3d,黄疸下降可诊断。

(4)遗传性疾病:葡萄糖 6-磷酸脱氢酶(G6PD)丙酮酸激酶和己糖激酶缺陷均可影响红细胞正常代谢。

(5)药物性黄疸:某些药物如磺胺类、水杨酸盐、维生素 K 等,可与胆红素竞争 Y、Z 蛋白的结合点,影响胆红素的代谢。

(二)病理生理

当患儿饥饿、缺氧、脱水、酸中毒、感染或颅内出血时,使红细胞破坏加速,胆红素的生成过多,肝细胞处理胆红素的能力减弱,肝肠循环增加,则使黄疸加重。Rh 溶血可引起胎儿重度贫血。由于重度贫血、低蛋白血症和心力衰竭可导致全身水肿。骨髓外造血增加,可出现肝、脾大。血清未结合胆红素增高,可透过血-脑屏障,使基底核黄染、坏死,发生胆红素脑病,多留有后遗症。

三、治疗

1.产前治疗

可采用提前分娩、血浆置换、宫内输血。

2.新生儿治疗

包括光照疗法、药物治疗、换血疗法以及防止低血糖、低体温、纠正酸中毒、贫血、水肿和心力衰竭等。

四、护理评估

(一)健康史

了解母亲的妊娠史、生育史,分娩过程有无窒息史、抢救史;父母及新生儿血型、新生儿体重、用药史等;新生儿体温及感染史等。

(二)身体状况

评估新生儿的皮肤情况、神志、反应、肌张力。监测新生儿心率、体温、呼吸。患儿有无抽搐、惊厥,了解血胆红素监测及其他临床检验结果的意义。

(1)区分生理性黄疸与病理性黄疸。

(2)溶血性黄疸表现

①黄疸:Rh 溶血比 ABO 溶血的症状严重,在出生后 24h 内进展迅速,以未结合胆红素为主,如果溶血严重,可造成胆汁淤积,结合胆红素亦升高。

②贫血:Rh 溶血者在生后即可出现严重贫血、水肿或心力衰竭。

③肝脾大：Rh 溶血者多有不同程度的肝脾增大，ABO 溶血患儿则不明显。

④胆红素脑病：一般在生后 4~7d 出现，临床分为 4 期：警告期、痉挛期、恢复期、后遗症期。约有 50% 的患儿因呼吸衰竭或 DIC 死亡，存活者多有后遗症。

（三）辅助检查

1.血型检测

检查母子 ABO 血型及 Rh 血型，证实是否存在血型不合。

2.确定有无溶血

溶血时红细胞和血红蛋白减少，早期新生儿血红蛋白 <145g/L，网织红细胞增高（>6%），有核白细胞增多（>10/100 个白细胞）。血清胆红素增高。

3.致敏红细胞和血型抗体测验

改良直接抗球蛋白试验、红细胞抗体释放试验阳性是新生儿溶血的确诊试验，而血清中游离抗体试验可提示是否继续溶血。

（四）心理-社会状况

评估家长的心理状况，对新生儿黄疸知识的了解程度；家庭经济状况；家长对患儿的照顾能力等。

五、护理诊断

(1)皮肤颜色异常：与胆红素浓度增高有关。

(2)潜在并发症：胆红素脑病。

六、预期目标

(1)患儿黄疸能得到及时处理，并逐渐消退。

(2)患儿未发生胆红素脑病。

七、护理措施

1.密切观察病情

(1)注意观察皮肤黏膜、巩膜、大小便的色泽变化，评估黄疸的进展情况。

(2)注意神经系统的表现，如患儿出现拒食、嗜睡、肌张力减退等胆红素脑病的早期表现，立即通知医生，做好抢救准备。

(3)动态观察溶血性贫血患儿实验室检查结果，观察患儿呼吸、心率、尿量及水肿、肝脾大等情况，判断有无发生心力衰竭，一旦发生遵医嘱给予洋地黄制剂、利尿剂等，并控制输液量与速度。

2.降低胆红素，防治胆红素脑病

(1)注意保暖，及早喂养，加强皮肤及口腔护理，防止低体温、低血糖和酸中毒，以利于胆红素与白蛋白的联结。

(2)遵医嘱给予酶诱导剂，如苯巴比妥钠、尼可刹米等，可增加葡萄糖醛酸转移酶的活性，加速未结合胆红素的转化和排泄;给予白蛋白或血浆,以利于胆红素和白蛋白的联结,减少胆红素脑病的发生。

(3)做好光疗期间和换血治疗的病情观察及护理。

八、健康教育

1.预防宣教

加强围生期保健,预防早产、窒息、感染及溶血。若患儿为红细胞 G-6-PD 缺陷者,指导患儿忌食蚕豆及其制品、患儿衣物保管时勿放樟脑丸,并注意药物的选用,以免诱发溶血。

2.护理指导

向家长讲解新生儿黄疸的特点,指导其观察和评估患儿黄疸进展;使家长了解患儿病情、治疗和预后,以取得配合;因并发胆红素脑病留有后遗症的患儿,指导家长早期进行正确的康复治疗和护理。

第二节　新生儿败血症的护理

一、概述

新生儿败血症指病原菌侵入新生儿血液循环并生长繁殖、产生毒素而导致的全身性炎症反应。其发病率及病死率均较高。

1.易感因素

新生儿尤其是早产儿免疫系统功能不完善,屏障功能差,血中补体少,对感染的局限能力差,细菌一旦侵入易导致全身感染。

2.病原菌

葡萄球菌多见,其次为大肠埃希菌。近年来,由于极低体重出生儿存活率的提高,各种导管、气管插管技术及广谱抗生素的广泛应用,机会致病菌、厌氧菌和耐药菌株的感染有增加趋势。

3.感染途径

(1)产前感染:孕母患菌血症时,细菌可通过胎盘感染胎儿;羊膜囊穿刺、经宫颈取绒毛标本或宫内输血等侵入性操作消毒不严时,亦可致胎儿感染。

(2)产时感染:胎膜早破及产程延长时细菌上行污染,分娩过程消毒不严也可引起感染。

(3)产后感染:最多见。细菌通过皮肤、黏膜、未愈合的脐部或呼吸道、消化道等侵入血液,以脐部感染所致者最常见。还可通过雾化器、吸痰器和各种导管传播造成医源性感染。

二、护理评估

1.健康史

产前孕母有无感染史、宫内穿刺等侵入性操作史;分娩时有无胎膜早破、产程延长及产时消毒不严等;患儿皮肤黏膜有无破损,脐部有无红肿、渗血等情况。

2.身心状况

新生儿败血症无特征性表现,主要以全身中毒症状为主。根据发病时间分为早发型和晚发型,前者出生后 7d 内起病,后者出生 7d 后起病。

(1)身体状况:早期可表现为精神萎靡、哭声低弱、体温不稳定等,继而迅速发展为嗜睡、不哭、不动、不吃、面色发灰。早产儿常体温不升。并常伴以下表现:①黄疸:有时为败血症的唯一表现。生理性黄疸消退延迟或退而复现或突然加重。②肝脾大。③出血倾向:皮肤出现瘀点、瘀斑、血液高凝或针眼处渗血,严重者出现弥散性血管内凝血(DIC)症状。④休克征象:面色苍灰、皮肤花斑、心音低钝、少尿或无尿、血压下降。⑤其他:重症患儿可出现中毒性肠麻痹、酸碱平衡紊乱、呼吸不规则或暂停等。并发症以化脓性脑膜炎最多见。

(2)心理、社会状况:由于患儿病情重、预后难以确定、治疗过程长,家长常会感到自责、焦虑。若为产时感染引起,还会对医护人员产生怀疑、抱怨、愤怒、不愿配合情绪等。应注意评估患儿家长对该病的认知程度、心理及经济承受能力。

3.辅助检查

血常规、血培养及直接涂片找细菌、病原菌的抗体检测、C 反应蛋白检测、降钙素原检测等均有助于明确诊断。

三、治疗

1.合理使用抗生素

原则为早期、联合、足疗程、静脉用药,选择敏感、杀菌、易透过血脑屏障的药物。疗程至少为 10～14d。

2.对症、支持治疗

保暖、给氧、纠正酸中毒及电解质紊乱,保证热能供应、清除局部感染病灶。

四、护理诊断

1.体温调节无效
与感染有关。

2.皮肤完整性受损
与局部感染灶有关。

3.营养失调:低于机体需要量
与拒奶、摄入不足有关。

4.潜在并发症
化脓性脑膜炎、感染性休克等。

五、护理措施

(一)维持体温正常
1.密切观察体温变化

每天监测体温 4～6 次,体温超过 38℃时,可给予物理降温,头部垫冷水枕,多喂水,松解衣被或调节温箱温度等。如果新生儿出现四肢发凉、体温不升时,应加强保暖。调节合适的室温及湿度。

2.妥善处理局部病灶

及时处理如脐部、皮肤、口腔感染病灶,避免感染加重。

(二)合理喂养

根据新生儿的消化功能情况,少量多餐,必要时给予管饲喂养、静脉营养。观察新生儿的残余奶量,有无腹胀及肠鸣音情况,早期发现坏死性小肠炎的症状。

(三)合理安排输液

注意输液速度不宜过快,并注意观察药物的毒副作用。抗生素需现配现用。及时监测血气及生化指标,合理安排输液次序,及时纠正水、电解质、酸碱平衡。

(四)密切观察病情变化

观察新生儿的面色、四肢温度、反应等,如果患儿出现高热、反应差、前囟门隆起、呕吐、肌张力高等症状,应警惕并发化脓性脑膜炎的发生。如出现脸色青灰、吃奶反应差、皮肤发花、四肢厥冷、脉搏细弱等应考虑感染性休克或 DIC 的可能,及时做好抢救准备。

(五)健康教育

向患儿家属宣教有关败血症的相关知识及预防感染的方法。指导家属识别新生儿败血症的异常表现及出院后随访等。

第三节 新生儿寒冷损伤综合征的护理

一、概述

新生儿寒冷损伤综合征简称新生儿冷伤,亦称新生儿硬肿病,是指新生儿期因寒冷或其他原因引起的低体温,皮肤硬肿,重者可发生多器官功能损害。本病多发生在冬春寒冷季节,重症感染及缺氧时四季均可发生,以早产儿、低出生体重儿多见。常见病因及发病机制如下。

1.内在因素

新生儿体温调节中枢发育不完善,皮下脂肪层薄,血管丰富,体表面积大,热量易散失;寒战反射未建立,寒冷时主要依靠棕色脂肪代谢来产热,产热量相对不足,易发生低体温;皮下脂肪中饱和脂肪酸多,熔点高,体温低时易凝固变硬。以上因素早产儿更为突出。

2.疾病因素

重症感染、心力衰竭、休克等使能量消耗增加,摄入不足而导致机体能量不足,加之缺氧又影响体温调节中枢功能与产热过程,由此出现低体温,进而皮肤变硬。

3.寒冷损伤

低体温及皮肤发硬使局部血流缓慢淤滞,引起缺氧和代谢性酸中毒,导致毛细血管壁通透性增加,出现水肿,严重时多脏器功能受损。

二、治疗要点

1.复温

若肛温＞30℃,可将患儿置于中性温度的温箱中保暖,逐渐复温,一般 6～12h 可复温。若肛温＜30℃,将患儿置于箱温比肛温高 1～2℃ 的温箱中保暖,每小时提高箱温 0.5～1℃,在 12～24h 内体温恢复正常。

2.支持疗法

补充足够的热量有助于体温恢复,喂养困难者可用胃管喂养及静脉补充营养,控制输液的量及速度,防止肾功能及心力衰竭。

3.控制感染

根据血培养结果应用抗生素治疗。

4.纠正器官功能紊乱

及时发现并处理心力衰竭、休克、DIC 等并发症。

三、护理评估

(一)健康史

评估母亲的妊娠史、健康史,患儿的胎龄、体重;分娩后儿童的吃奶状况,新生儿的体温变化情况等。

(二)身体状况

本病多发生在寒冷季节。常在出生后 1 周内发病,早产儿多见。以低体温及皮下硬肿为主要特征,严重者可出现多器官损害。

1.一般表现

反应低下,吸吮无力或拒乳,哭声弱,可出现呼吸暂停。

2.低体温

新生儿肛温＜35℃,轻症 30～35℃,重症＜30℃。末梢循环差,四肢变冷。

3.皮下硬肿

皮肤紧贴皮下组织,伴有水肿者,按压有凹陷。硬肿发生的顺序是:小腿→大腿外侧→臀部→面颊→上肢→全身。硬肿的面积计算方法:头部 20％、双上肢 18％、前胸及腹部 14％、背部及腰骶部 14％、臀部 8％、双下肢 26％。

4.多器官损害

早期可出现心率减慢,微循环障碍。严重者可出现 DIC、休克、急性肾衰竭及肺出血等。

(三)辅助检查

根据病情,进行血常规、血电解质、酸碱平衡、血糖、血生化、DIC 筛查、X 线等检查。

(四)心理-社会状况

评估家长的心理状况,对新生儿寒冷损伤综合征知识的了解程度;家庭经济状况;家长对患儿的照顾能力等。

四、护理诊断

1.体温过低

与新生儿体温调节功能低下、寒冷、早产、感染等有关。

2.营养失调:低于机体需要量

与反应差、拒奶有关。

3.有电解质失衡的危险

与酸中毒、肾衰竭等有关。

4.有皮肤完整性受损的危险

与硬肿及水肿有关。

五、预期目标

(1)患儿能维持正常体温。

(2)患儿能获得足够的营养。

(3)患儿电解质平衡。

(4)患儿皮肤保持完整。

六、护理措施

(一)复温

通过提高环境温度,减少散热,以恢复及保持正常温度。

(1)若肛温>30℃,腋温-肛温(T_{A-R})≥0,提示体温较低,但棕色脂肪产热较好,可通过减少散热复温,可将患儿置于中性温度的温箱中保暖,逐渐复温。一般6~12h可复温。

(2)若肛温<30℃,T_{A-R}<0,提示体温极低,棕色脂肪产热严重不足,将患儿置于箱温比肛温高1~2℃的温箱中保暖,每小时提高箱温0.5~1℃,在12~24h内体温恢复正常。

(3)如果无上述条件者,可采用毛毯、棉被、热水袋、电热毯等措施。不建议使用温水浴,以免造成全身血管快速扩张,引起肺出血等并发症。

(二)支持疗法

补充足够的热量有助于体温恢复,喂养困难者可用胃管喂养及静脉补充营养。补充足够的水分,有助于维持机体内环境的稳定,提高机体的新陈代谢。早期吸氧,有利于脂肪产热,促进能量代谢,有助于复温及减轻组织缺氧。

(三)合理安排输液

合理安排输液顺序及输液速度,伴有心肾功能损害者,应控制输液速度,最好使用输液泵控制速度,防止肾功能及心力衰竭。监测血气及生化结果,及时纠正电解质及酸碱平衡。

(四)皮肤护理

定时更换体位,避免硬肿、水肿部位的长时间受压,每天可使用促进局部结缔组织再生、加速水肿吸收的药物涂抹在硬肿部位,并按摩局部2~4次,以促进硬肿的消退。每天测量硬肿、水肿范围直径,了解消退情况。严格按照消毒隔离措施,接触患儿前后洗手,尽量避免肌内注射,防止皮肤损伤。

(五)密切观察病情变化

每天监测体温4～6次,注意观察心率、呼吸等的变化,观察四肢末梢循环,硬肿的消退情况。

(六)健康教育

向患者家属解释有关硬肿症的知识,做好保暖指导。指导有效的喂养方法,提供足够的热能。

第四节 新生儿肺炎的护理

新生儿肺炎是导致围产期小儿死亡的主要原因之一,可以发生在宫内、分娩过程中或出生后,病原体可为细菌、病毒或原虫等。

一、分类和发病机制

(一)吸入性肺炎

因吸入胎粪、羊水等引起继发感染,也可因吞咽反射不成熟,吞咽动作不协调,食管反流或腭裂等因素引起乳汁或分泌物吸入引起。

(二)感染性肺炎

出生前感染可因羊膜早破、孕母感染、病原体通过胎盘屏障经血行传播途径到达胎儿,或分娩过程中胎儿吸入产道中分泌物等引起。医源性感染常为出生后感染,由于医用器械如吸痰器、雾化器、供氧面罩、气管插管等消毒不严格,或使用呼吸机时间过长等引起肺炎;病房拥挤,消毒制度不严,医护人员洗手不勤等均易引起婴儿肺部感染;广谱抗生素使用过久容易发生念珠菌肺炎。

二、临床表现

临床症状常不典型,日龄在14d以内者,以呼吸急促、口周发青、口吐白沫、发热或体温不升、呛奶、吐奶等为常见症状。日龄在两周以上者,可见咳嗽、鼻翼扇动及三凹征等典型的呼吸道症状。早产儿表现为呼吸不规则或呼吸暂停。患儿精神差、烦躁、呕吐或腹泻以及出现黄疸症状。体征:双肺可闻及中、小水泡音或干性啰音;大片实变时叩诊可有浊音。严重肺炎时可并发脓胸、肺大疱及气胸等。分泌物阻塞可导致肺不张。还可发生心率增快、肝脾增大及心力衰竭,也可导致高胆红素血症。

三、实验室检查

产前感染新生儿出生时周围血白细胞可正常,或降低或增高。取血样、鼻咽、气管分泌物等进行涂片、培养、对流免疫电泳等检测,均有助于病原学诊断。

四、X线检查

X线胸片显示分散的点状、斑片状或絮状阴影。吸入性病变多见于右下肺野,大量吸入表现为肺膨胀,吸入胎粪可有节段性肺不张和肺气肿。出生前感染者,可有双侧实变影和支气管充气征。生后感染者常为弥漫性斑片影,胸膜渗出。

五、治疗

除保暖等一般护理外,重点是加强呼吸道管理、供氧、应用抗生素和对症、支持疗法等。

(一)呼吸道管理

保持呼吸道通畅;雾化吸入,体位引流,定期翻身、拍背有利于痰液排出。

(二)供氧

有低氧血症时可根据病情和血氧监测情况采用鼻导管、面罩、头罩等方法供氧;氧浓度以维持 PaO_2 在 $8\sim11kPa(60\sim80mmHg)$ 或青紫消失为宜。重症并发呼吸衰竭者,可给以正压通气治疗。

(三)抗生素疗法

所有患儿应取血样、鼻咽或气管分泌物等进行涂片、培养及药物敏感试验,针对病原用抗生素。常用抗生素为青霉素类及头孢菌素类。单纯疱疹病毒肺炎可用无环鸟苷等;呼吸道合胞病毒肺炎可用病毒唑雾化吸入 $3\sim7d$ 等;巨细胞病毒肺炎可用更昔洛韦;衣原肺炎可用红霉素等。

(四)对症及支持疗法

如积极纠正低体温、心力衰竭和体液、酸碱平衡紊乱等;必要时为保证供给充贫营养和增强免疫功能,可输给血浆、白蛋白和免疫球蛋白等。

六、常见护理诊断

1.清理呼吸道无效
与呼吸急促、呼吸道炎症分泌物排出受阻有关。
2.气体交换受损
与肺部炎症有关。
3.体温调节无效
与感染后机体免疫反应有关。
4.营养失调
与摄入困难、消耗增加有关。

七、护理措施

(一)保持呼吸道通畅,合理用氧,改善呼吸功能

(1)及时有效地清除呼吸道分泌物和吸入物。胎头娩出后立即吸净口、咽、鼻黏液;无呼吸

及疑有分泌物堵塞气道者,配合医生立即进行气管插管,通过气管内导管将黏液吸出。

(2)经常更换体位,取头高侧卧位,促进肺部分泌物的排出。若分泌物较多,可用手掌轻轻叩击患儿胸、背部使附着于管壁的痰液松动脱落。若分泌物黏稠、不易排出者可行雾化吸入,以湿化气道,稀释痰液。雾化液中常加入 α-糜蛋白酶、地塞米松及相应的抗生素,雾化吸入每次不超过 20min,以免引起肺水肿。

(3)对痰液过多、无力排痰者及时吸痰,吸痰的压力<13.3kPa(100mmHg),每次吸痰时间不能超过 15s,吸痰时要注意无菌操作和勿损伤黏膜。

(4)根据病情和血氧监测情况采用鼻导管、面罩、头罩等方法给氧,使 PaO_2 维持在 7.9～10.6kPa(60～80mmHg)。重症并发呼吸衰竭者,给予正压通气。

(5)保持空气清新,温湿度适宜,遵医嘱应用抗生素、抗病毒药物,并密切观察用药后的反应。

(二)维持正常体温

体温过高时可采取物理降温,体温过低时给予保暖。

(三)保证足够的热量、营养和水分

病情轻者可少量多次喂养,不宜过饱,防止呕吐引起窒息;病情重者可鼻饲喂养或静脉补充营养物质和液体。

(四)密切观察病情

注意观察患儿的反应、呼吸、心率等的变化,如出现烦躁不安、心率加快、呼吸急促、肝脏在短时间内迅速增大时,提示可能合并心力衰竭,应立即吸氧,遵医嘱给予强心、利尿药物;若突然出现呼吸不规则、呼吸暂停成发绀加重,可能为呼吸道梗阻,应及时吸痰。

八、保健指导

(1)向家长讲述疾病的有关知识和护理要点,及时让家长了解患儿的病情。
(2)定期进行健康检查及按时进行预防接种。

第五节 新生儿窒息的护理

一、概述

新生儿窒息是指新生儿出生后未建立正常的自主呼吸,导致低氧血症、高碳酸血症、混合性酸中毒及全身多脏器损伤。本病是新生儿伤残和死亡的重要原因之一。

(一)病因

凡是能造成胎儿和新生儿缺氧的因素均可引起窒息,因此新生儿窒息的本质是缺氧。包括以下几大因素。

1.孕母因素

孕母患有全身性疾病,如严重贫血、糖尿病、心脏病、急性传染病、妊娠期高血压病,孕母吸

毒、吸烟以及孕母年龄＞35 岁或＜16 岁等。

2.胎盘因素

前置胎盘、胎盘早剥、胎盘老化等。

3.脐带因素

脐带受压、打结、绕颈等。

4.胎儿因素

早产儿、小于胎龄儿、巨大儿、先天畸形、羊水或胎粪吸入气道、胎儿宫内感染等。

（二）发病机制

如缺氧发生在胎儿娩出前,机体中的二氧化碳刺激呼吸中枢,发生强烈呼吸动作而吸入大量羊水出现窒息,如严重缺氧导致胎儿呼吸中枢麻痹,则新生儿娩出后即无呼吸。新生儿不能建立正常呼吸时可引起缺氧,导致细胞代谢障碍、功能和结构异常、多系统器官损伤,甚至死亡,但不同细胞对缺氧的敏感性不同,以脑细胞最为敏感。

二、护理评估

（一）健康史

评估造成胎儿或新生儿缺氧的因素,包括孕母因素、胎盘因素、脐带因素、胎儿因素、分娩因素;评估患儿的 Apgar 评分及窒息程度。

（二）身心状况

1.胎儿缺氧

早期胎动增加、胎心率增快、≥160 次/min;晚期胎动减少或消失,胎心率变慢,＜100 次/min,肛门括约肌松弛,羊水被胎粪污染呈黄绿色。

2.出生后窒息表现

新生儿娩出后可根据 Apgar 评分确定窒息的程度及判断预后(表 5-5-1),出生后 1min Apgar 评分 8～10 分为正常,4～7 分为轻度窒息,0～3 分为重度窒息。出生后 5min 评分判断复苏效果,10min 评分有助于判断预后。

表 5-5-1　新生儿 Apgar 评分表

体征	评分标准		
	0 分	1 分	2 分
皮肤颜色	青紫或苍白	躯干红、四肢紫	全身红
心率	无	＜100 次/min	＞100 次/min
弹足底或插胃管反应	无反应	有些动作,如皱眉	哭、打喷嚏
肌张力	松弛	四肢略屈曲	四肢活动良好
呼吸	无	慢、不规则	正常、哭声响

3.并发症

①中枢神经系统:有缺氧缺血性脑病和颅内出血;②心血管系统:可表现为心肌受损或心

源性休克或心力衰竭、持续性肺动脉高压等；③呼吸系统：可出现吸入性肺炎、新生儿呼吸窘迫综合征、呼吸暂停或肺出血等；④泌尿系统：可有急性肾衰竭或肾静脉栓塞等；⑤代谢方面：常见低血糖、低钙血症、低钠血症、酸中毒等；⑥消化系统：可出现应激性溃疡和坏死性小肠结肠炎。

4.心理、社会状况

由于本病可导致伤残或死亡，且治疗费用昂贵，家长可有焦虑、内疚、悲伤、恐惧，甚至嫌弃心理。故应重点评估家长对该疾病的认知程度及经济、心理承受能力。

（三）辅助检查

1.血气分析

胎头露出宫口时取头皮血，出生后取动脉血进行血气分析，可有酸中毒表现，pH下降，动脉血氧分压（PaO_2）降低，动脉血二氧化碳分压（$PaCO_2$）升高。

2.血生化检查

包括血糖、电解质、血尿素氮和肌酐等指标的检测。

三、治疗

1.早期预测

有高危因素的胎儿分娩时，做好充分的抢救准备，提倡新生儿科医生陪娩，与产科医护人员共同参与抢救。

2.复苏

采用ABCDE复苏方案。A：通畅气道；B：建立呼吸；C：维持正常循环；D：药物治疗；E：评价和环境（保暖）。前3项最重要，A是根本，B是关键，评价和保暖贯穿全程。

3.复苏后的处理

评估和监测呼吸、心率、血压、尿量、肤色、经皮氧饱和度及窒息所致的神经系统症状等，注意维持内环境稳定，控制惊厥，治疗脑水肿。

四、护理诊断

1.自主呼吸障碍
与缺氧引起的呼吸中枢抑制有关。

2.气体交换受损
与羊水、气道分泌物吸入阻碍通气换气有关。

3.体温过低
与缺氧、环境温度低有关。

4.有感染的危险
与免疫功能低下有关。

5.焦虑（家长）
与患儿预后不良有关。

五、护理措施

(一)维持自主呼吸,配合医生按 ABCDE 方案进行抢救治疗

1.A 畅通气道

(1)保暖:婴儿娩出后即置于远红外线或其他方法预热的保暖台上。用温热毛巾揩干头部及全身。

(2)体位:抢救时患儿取仰卧位,肩部垫高 2~3cm,使颈部稍后伸至中枕位。

(3)清除分泌物:立即清除口、鼻、咽及气道内分泌物。多采用负压吸痰,负压≤13.3kPa(100mmHg)时,吸痰时间不超过 10~15s/次。

2.B 建立呼吸

(1)触觉刺激:拍打或弹足底和摩擦患儿背部促使患儿呼吸出现。

(2)复苏囊加压给氧:如无自主呼吸或(和)心率<100 次/min,立即用呼吸囊加压给氧。氧流量应不小于 5L/min,面罩应密闭口、鼻,通气频率为 30~40 次/min,压力大小随患儿体重和肺部情况而定,手指压与放的时间比为 1:1.5。看到胸廓起伏证明通气有效。

(3)气管插管:面罩正压给氧无效或窒息严重估计需长时间复苏的患儿需进行气管插管术,必要时生后立即进行气管插管,不必先用面罩复苏。

3.C 建立有效循环

如心率低于 80 次/min,需进行胸外心脏按压。一般采用拇指法,操作者双拇指并排或重叠于患儿胸骨体下 1/3 处,其他手指围绕胸廓托在后背;按压频率为 100~120 次/min;按压深度为胸廓下压 1~2cm;按压有效可摸到大动脉搏动,如颈动脉和股动脉。

4.D 药物治疗

建立有效的静脉通道,保证药物应用。胸外心脏按压不能恢复正常循环,可遵医嘱给予静脉和(或)气管内注入 1:10000 肾上腺素,并纠正酸中毒、低血糖、低血压。

5.E 评价

复苏过程中,每复苏一步,均要评价患儿的情况,然后再决定下一步的操作。

(二)加强监护

患儿取仰卧位,床边备吸引器等物品,遵医嘱应用止惊药物,避免外渗。监护的主要内容为神志、肌张力、体温、床温、呼吸、心率、血氧饱和度、血压、尿量和窒息所致的各系统症状,观察用药反应,认真填写护理记录单。

(三)保暖

贯穿于窒息复苏的整个过程中,可将患儿置于远红外保暖床上,病情稳定后置于温箱中保暖,维持患儿体温在 36.5℃左右,以减少氧气的消耗。

(四)预防感染

严格执行无菌操作技术,勤洗手及加强环境管理。疑有感染可能者,遵医嘱应用抗生素预防感染。

六、健康教育

(1)耐心细致地解答病情及抢救情况,介绍有关的医学基础知识,减轻家长的恐惧心理,取得家长配合。

(2)培训家长早期康复干预的方法,促进患儿早日康复。

(3)对于恢复出院的患儿,应指导定期复查。

参考文献

1.张萍,黄俊蕾,陈云荣,等.现代医学临床与护理.青岛:中国海洋大学出版社,2018.

2.高鸿翼.临床实用护理常规.上海:上海交通大学出版社,2018.

3.石翠玲.实用临床常见多发疾病护理常规.上海:上海交通大学出版社,2018.

4.曹玉英.临床实用护理常规.天津:天津科学技术出版社,2018.

5.陆静波,蔡恩丽.外科护理学.北京:中国中医药出版社,2018.

6.燕铁斌,尹安春.康复护理学.北京:人民卫生出版社,2017.

7.兰华,陈炼红,刘玲贞.护理学基础.北京:科学出版社,2017.

8.白凤霞.基础护理操作技术.兰州:兰州大学出版社,2017.

9.强万敏,姜永亲.肿瘤护理学.天津:天津科技翻译出版社,2016.

10.王欣,徐蕊凤,郑群怡.骨科护士规范操作指南.北京:中国医药科技出版社,2016.

11.王萌,张继新.外科护理.北京:科学出版社,2016.

12.唐少兰,杨建芬.外科护理(第3版).北京:科学出版社,2016.

13.李卡,许瑞华,龚姝.普外科护理手册(第2版).北京:科学出版社,2015.

14.杨玉南,杨建芬.外科护理学笔记(第3版).北京:科学出版社,2016.

15.皮红英,王建荣,郭俊艳.临床护理管理手册.北京:科学出版社,2015.

16.叶政君,雷光锋.临床护理常规.北京:科学技术文献出版社,2014.

17.施雁,朱晓萍.现代医院护理管理制度与执行流程.上海:同济大学出版社,2016.

18.田桂荣.临床常见疾病护理常规及护理规范.北京:中国科学技术出版社,2013.

19.周晓生,宋淑霞.神经内科常见病诊治与护理.北京:科学技术文献出版社,2012. 20.温贤秀,肖静蓉.常见疾病临床护理技术路径指引.成都:西南交通大学出版社.2013. 21.张瑞琴.实用骨科护理手册.北京:科学技术文献出版社,2013.

22.黄叶莉.神经疾病临床护理.北京:人民军医出版社,2014.

23.赵爱芳.实用临床全科护理学.天津:天津科学技术出版社,2013.

24.汪晖.临床护理常规.北京:人民军医出版社,2012.

25.张元云.新编临床护理实践.乌鲁木齐:新疆人民卫生出版社,2013.

26.张金英.内科疾病诊疗与护理.北京:科学技术文献出版社,2013.

27.赵晓辉,陈海花,赵毅.神经外科常见疾病护理流程.北京:军事医学科学出版社,2013.

28.梁富义.临床常见疾病诊断治疗与护理.天津:天津科学技术出版社,2013.